消毒供应中心
操作标准化手册

U0251653

主编◎黄　浩　周晓丽　张　萍

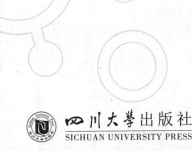

四川大学出版社
SICHUAN UNIVERSITY PRESS

图书在版编目（CIP）数据

消毒供应中心操作标准化手册 / 黄浩，周晓丽，张萍主编． 一 成都：四川大学出版社，2022.8
ISBN 978-7-5690-5621-1

Ⅰ．①消… Ⅱ．①黄… ②周… ③张… Ⅲ．①医院－消毒－技术操作规程－手册 Ⅳ．① R187-65

中国版本图书馆 CIP 数据核字（2022）第 150022 号

书　　名：	消毒供应中心操作标准化手册
	Xiaodu Gongying Zhongxin Caozuo Biaozhunhua Shouce
主　　编：	黄　浩　周晓丽　张　萍

选题策划：周　艳
责任编辑：周　艳
责任校对：韩仙玉
装帧设计：墨创文化
责任印制：王　炜

出版发行：四川大学出版社有限责任公司
　　　　　地址：成都市一环路南一段 24 号（610065）
　　　　　电话：（028）85408311（发行部）、85400276（总编室）
　　　　　电子邮箱：scupress@vip.163.com
　　　　　网址：https://press.scu.edu.cn
印前制作：四川胜翔数码印务设计有限公司
印刷装订：四川盛图彩色印刷有限公司

成品尺寸：170mm×240mm
印　　张：18
字　　数：341 千字

版　　次：2022 年 8 月 第 1 版
印　　次：2022 年 8 月 第 1 次印刷
定　　价：108.00 元

四川大学出版社
微信公众号

编委会

序

消毒供应中心是医院内承担各科室所有重复使用的诊疗器械、器具和物品清洗、消毒、灭菌及无菌物品供应的部门。随着我国医疗护理事业的发展与进步，消毒供应中心已发展成为一个独立的专业领域，其工作质量与医院感染的发生有着密切的联系。

随着医疗技术的发展，新技术、新业务在临床不断涌现，诊疗所用的重复器械、器具和物品不断更新，当中不乏一些贵重、精密的器械，这对消毒供应中心提出了新的挑战。操作流程标准化是控制院内感染的重要手段，是决定灭菌质量的基础环节。

目前，在消毒供应领域尚缺乏最新的有关重复使用的诊疗器械、器具和物品处理流程方面的规范指导用书。针对这一现状，四川大学华西医院消毒供应团队组织专业领域内经验丰富的管理者和实践操作人员编写了《消毒供应中心操作标准化手册》。该书围绕近年来高精尖诊疗手段所用的器械、器具和物品，如硬式内镜、软式内镜、眼科显微器械、达芬奇机器人、动力系统等，按照器械、器具和物品处置的十大流程：回收、分类、清洗、消毒、干燥、检查保养、包装、灭菌、储存、发放，对相关操作进行详细的描述；在充分体现专科前沿进展的基础上，对一些新仪器、新设备的标准化操作和日常管理也进行了规范和统一。该书术语规范，针对性强，更配以图片，加强读者对知识点的感知，具有较强的可读性，对消毒供应中心相关人员的标准化操作具有较强的实用性，也给医院相关部门的管理者提供了科学的借鉴。

黄 浩

前　言

随着现代医学科学技术的进步和对患者安全的重视，医院感染问题已成为业内关注的重点。消毒供应中心被喻为"医院的心脏"，是医院消毒、灭菌系统的核心科室，是重复使用的无菌物品供应周转的物流中心，是临床医疗服务的重要保障部门。为适应专业发展的需求，2016年12月国家卫生和计划生育委员会对2009年版的《医院消毒供应中心　第1部分：管理规范》《医院消毒供应中心　第2部分：清洗消毒及灭菌技术操作规范》《医院消毒供应中心　第3部分：清洗消毒及灭菌效果监测标准》进行了更新发布，于2017年6月1日正式实施，《软式内镜清洗消毒技术规范》《医疗器械监督管理条理》等也陆续出台或进行了修订。新的行业标准的颁布给消毒供应领域提供了强有力的规章依据及指导原则，极大促进了医院消毒供应中心向设备现代化、布局规范化、操作程序化、管理科学化的轨道上迈进，也对各级医院消毒供应中心管理规范化、操作标准化等提出了更高的要求。如何在符合国家行业标准的前提下细化工作流程、规范操作步骤、降低感染风险、指导一线工作人员的实际操作，成为管理者们重点关注和思考的问题。因此，有一套贴近实际工作，科学化、规范化的标准作业程序做指引，是非常必要的。

本书旨在为消毒供应中心各层次操作人员及相关管理人员提供更加翔实、贴近实际的内容，以推动新规范、新标准的全面实施和普及。本书立足于行业标准，在总结、归纳实际工作经验的基础上，系统地梳理了一系列专科实务操作常规。本书主要针对消毒供应中心的各类常规、精密器械、器具和物品的日常操作及设备、设施的故障处理和维护保养等进行了细致介绍，尤其对各标准作业程序进行了较为精准的描述，可为实践工作提供参考，具有较强的指导意义。本书格式统一，结构清晰，图文并茂，便于读者理解、掌握。

本书在编撰过程中得到了四川大学华西医院相关领导持续的支持，谨在此深表谢意！

　　鉴于本书由消毒供应中心实际管理人员和操作人员编撰，理论水平、逻辑表达等方面难免存在疏漏之处，恳请各位同行批评指正，以便再版时改进。

编　者

目　录

第一章　标准作业程序概况

消毒供应中心（Central sterile supply department，CSSD）是医院内承担各科室所有重复使用诊疗器械、器具和物品清洗、消毒、灭菌以及无菌物品供应的部门，是医院消毒、灭菌系统中的核心科室，是重复使用的无菌物品供应周转的物流中心，是临床医疗服务的重要保障部门。消毒供应中心是病原微生物最集中的地方，而作为全院无菌物品供应部门，如果流程质量控制出现问题，易造成消毒和灭菌的失败，从而形成物品间的交叉感染，并引发医院感染，严重的甚至会危及患者的生命安全。因此消毒供应中心作为一个独立的专业领域，其工作质量与医院感染的发生密切相关，直接影响医疗服务质量和患者安全。

医院消毒供应中心的工作以人工操作多、机械化和自动化程度低、工序流程长、影响因素多为主要特点。而且许多岗位的人员常会发生变动，不同人员的经验、责任心、工作方式和步骤也各不相同。如何在众多的变量中始终保证工作质量的一致性与稳定性，成为消毒供应中心管理中的一道未解的难题。因此，消毒供应中心有必要建立一套标准操作常规。标准操作常规的建立主要是基于不断的实践总结，将积累下来的技术、经验以标准的记录呈现出来。此外标准操作常规将操作中的关键点进行细化、量化、标准化，可视之为标准作业程序（Standard operation procedure，SOP），用以指导和规范日常工作。SOP可以为消毒供应中心的管理带来积极的作用。

1. SOP可被用作员工培训的教程。SOP将消毒供应中心积累下来的技术、经验，以标准的格式记录在文件中，避免了技术人员流动造成的技术流失；SOP使操作人员经过短期培训，即可快速掌握较为先进合理的操作技术；在科室内部（即使有科室内的人事变动，如离职、休假等），SOP的发展与应用可保证操作过程长期的一致性和连贯性，从而确保在提高消毒供应中心工作、管理质量的同时，不会因某个人的因素而导致业务中断或出现差错。

2. SOP建立健全岗位责任制、操作规范、消毒隔离、设备管理、器械管理、职业安全防护等管理制度和突发事件的应急预案，可降低工作难度，提高工作的可比性、可行性和理论支持性。

3. SOP 建立质量追溯制度、完善质量控制过程的相关记录，有助于保证供应物品的安全。根据 SOP 可追查不良结果产生的原因，实现管理规范化以及操作流程条理化、标准化、形象化和简单化。

4. SOP 建立量化的标准评判机制，使"好"与"坏"、"合格"与"不合格"有了明确的判断标准，让工作的质量与员工的工作量通过客观数据来反映，统一评判的尺度与标准。

第一节　标准作业程序简述

SOP 就是将某一事件的标准操作步骤和要求以统一的格式描述出来，用来指导和规范日常工作。用更通俗的话来说，SOP 就是对某一程序中的关键控制点进行细化和量化。

SOP 是近年来国内外兴起的一种管理方法，它在技术及功能管理领域的发展和应用使之成为质量管理体系的一个重要组成部分。SOP 通过将各项作业进行标准化，使业务运作自始至终处于严密的跟踪及控制之下，确保了流程的运作质量。SOP 对规范操作、简化运作流程、提高业务水准、降低运作成本、改善管理水平具有重要的意义。关于它的定义有如下说法："关于经常性或重复性工作，如各种检验、操作、业务等，为使程序一致，将其执行过程予以详细描述的一种书面文件。"其目的在于减少人为错误，降低差错率的同时建立高质量保证的管理制度。SOP 的特点是当有需要的质量检验产生时，将之并入质量保证计划书作为参考指导，进行标准化作业，或通过履行业务和产品合同，达到精密度、准确度、完整性、代表性与比较性的计量。最后，SOP 还可以用来优化业务流程，从而避免错误重复发生。

一、来源

在 18 世纪或作坊手工业时代，制作一件成品往往工序很少，或分工很粗，甚至从头至尾是一个人完成的，其人员的培训是以学徒形式通过长时间学习与实践来实现的。随着工业革命的兴起，生产规模不断扩大，产品日益复杂，分工日益明细，品质成本急剧增高，各工序的管理日益困难。如果只是依靠口头传授操作方法，已无法控制操作过程质量。采用学徒形式培训已不能适应规模化的生产要求，必须以 SOP 形式统一各工序的操作步骤及方法。SOP 是许多人多年工作经验的精髓，它以文字形式记录下每一步的操作过程，比口头传授更准确、更可靠。随着社会的发展，各个行业不仅需要对 SOP 提出要求以传授经验，还需要通过 SOP 进行管理、监督。

二、方法特征

SOP 是对过程中关键控制点进行规范的程序，针对过程而不是结果进行描述，其具体特征如图 1-1-1 所示。

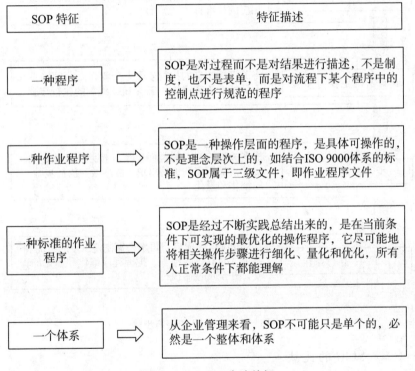

SOP 特征	特征描述
一种程序	SOP是对过程而不是对结果进行描述，不是制度，也不是表单，而是对流程下某个程序中的控制点进行规范的程序
一种作业程序	SOP是一种操作层面的程序，是具体可操作的，不是理念层次上的，如结合ISO 9000体系的标准，SOP属于三级文件，即作业程序文件
一种标准的作业程序	SOP是经过不断实践总结出来的，是在当前条件下可实现的最优化的操作程序，它尽可能地将相关操作步骤进行细化、量化和优化，所有人正常条件下都能理解
一个体系	从企业管理来看，SOP不可能只是单个的，必然是一个整体和体系

图 1-1-1　SOP 方法特征

三、适用条件

SOP 法适用条件如下：

1. 追查不合格产品产生的原因。
2. 实现生产流程的条理化、标准化、形象化和简单化。
3. 使生产流程标准、高效，获得稳定的质量控制。
4. 缩短培训周期以使新员工快速、准确地掌握标准的操作程序。

5. 将经验、技术等以标准文件的形式记录下来,以避免人员流动造成技术流失。

四、实施步骤

(一) SOP 的实施步骤

SOP 的实施步骤可分为四个部分 (图 1-1-2)。

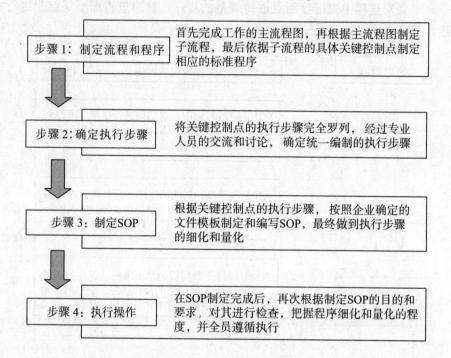

步骤 1: 制定流程和程序	首先完成工作的主流程图,再根据主流程图制定子流程,最后依据子流程的具体关键控制点制定相应的标准程序
步骤 2:确定执行步骤	将关键控制点的执行步骤完全罗列,经过专业人员的交流和讨论,确定统一编制的执行步骤
步骤 3:制定SOP	根据关键控制点的执行步骤,按照企业确定的文件模板制定和编写SOP,最终做到执行步骤的细化和量化
步骤 4:执行操作	在SOP制定完成后,再次根据制定SOP的目的和要求,对其进行检查,把握程序细化和量化的程度,并全员遵循执行

图 1-1-2 SOP 的实施步骤

(二) SOP 的优缺点

SOP 可以节省时间、节约资源,获得稳定的质量,但也可能产生相关问题阻碍目标的实现,其主要缺点如下。

1. 抗拒变迁,无法满足特殊环境需求。

2. 会延误时机,无法及时满足客户需求。

3. 往往造成"新政策"和"旧实务"之间的矛盾,无法推动改革。

五、编制说明

在制定 SOP 时,需注意以下两点。

1. 明确责任分工。需明确 SOP 各相关人员的责任，包括责任者、制定者、审定者、批准者等。

2. 格式内容要求。

（1）每页 SOP 页眉处注明"标准作业程序"字样。

（2）写明 SOP 单位全称，明确 SOP 属性的编码、总页数、所在页码、SOP 业务的具体题目、SOP 主题的关键词等。

（3）简述该份 SOP 的目的、背景知识和原理等。

（4）具体内容需要简单明确，可操作性强，以使具备专业知识和受过培训的工作人员理解和掌握为原则。

（5）列出制定该份 SOP 的主要参考文献。

第二节　标准作业程序在工业中的应用

本节以 SOP 在某印刷企业和某物流企业中的应用为例来介绍其在工业中的应用。

一、SOP 在某印刷企业中的应用

下面以卷筒纸印刷中印刷机开机作业流程的标准化为例，示意 SOP 在印刷企业中的应用。在印刷机开机作业流程中，印刷企业应该追求实现 2 个基本目标：确保开机阶段时间足够短，浪费尽可能少；确保在相对较短的时间内达到预期的印刷质量要求。在开动印刷机之前，印刷机操作人员需要对预设纸卷张力、墨区预设值等进行检查，然后才能按下启动按钮，将印刷机加速到预设值，同时调整印品颜色、套印以及其他一些设置，最终达到印刷机预设的速度，生产质量合格的印品。在印品达到客户要求之前，积累起来的资源浪费应该用某种可计量方式来度量（如本、份、张等），对于第一份达到客户质量要求的印品也应该有一个很明确的、可以测量的标准。还是以卷筒纸印刷机开机作业流程为例，在这个开机作业流程中，至少需要以下几个操作程序。

1. 开机前印刷机（机械）检查操作程序。

2. 纸卷收、放卷张力操作程序。

3. 符合印品特点的水墨平衡操作程序。

4. 对合乎要求的印品质量参数（如密度、色差等）的操作程序。

印刷企业在创建 SOP 时，应注意以下 2 个特征。

1. SOP 的量化。在创建 SOP 时，应该尽可能全面、周到，但还有一点同样非常重要，那就是 SOP 的细节量化，如收、放卷张力 SOP，应该明确规定每次调节量是多少，以免调节时过犹不及。

2. SOP 的独特性。不同的印刷企业，其设备、生产用的材料以及操作者的水平并不完全相同，因此，其 SOP 也应该有其独特性，适用于 A 印刷企业的 SOP 到 B 印刷企业中可能就行不通了。

二、SOP 在某物流企业中的应用

下面结合某物流企业储运系统短驳流程对 SOP 在物流企业中的应用进行实证分析。图 1-2-1 所示为该物流企业储运系统短驳流程之间各工序的顺序以及并行流程的情况。

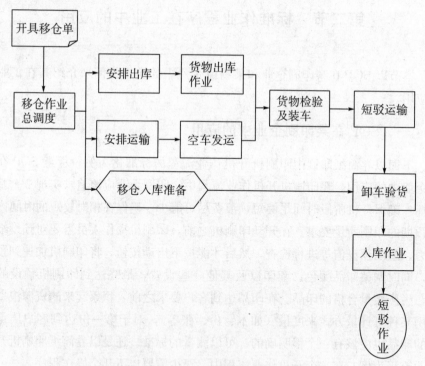

图 1-2-1 某物流企业储运系统短驳流程

根据该短驳流程的实际数据我们可以得到各个流程工序的实际前置期，然后分析各个活动或各逻辑阶段之间的相互关系（并行关系或串行关系），求出该 SOP 中关键路径上的所有工序流程的提前期。该 SOP 流程的提前期为关键路径上各个活动或各个阶段所需时间（LT）之和（表 1-2-1）。

表 1-2-1 短驳流程的 LT 计算

活动/事件	子流程：动作	LT_i（min）
1 开具移仓单	无	$LT_1=10$
2 移仓作业总调度	2.1 联系仓库调度 2.2 联系运输部门 2.3 转交移仓单	$LT_2=90$
3 安排出库	3.1 联系事业部仓库 3.2 安排出库任务	$LT_3=30$
4 货物出库作业	4.1 下达出库作业任务 4.2 根据指令理货、抄码 4.3 出库搬运操作	$LT_4=53$
5 安排运输	5.1 安排运输车辆和时间 5.2 司机接单	$LT_5=35$
6 空车发运	6.1 空车运输 6.2 领出门证	$LT_6=25$
7 货物检验及装车	7.1 货物装车前检验核对 7.2 装车并填单	$LT_7=50$
8 短驳运输	8.1 交出门证出门 8.2 运输	$LT_8=25$
9 移仓入库准备	9.1 下达入库准备作业指令 9.2 库位查询并派工	$LT_9=40$
10 卸车验货	10.1 卸车作业 10.2 盘点货物并签收	$LT_{10}=50$
11 入库作业	11.1 搬运到指定库位 11.2 填单并保存	$LT_{11}=33$

通过分析影响 SOP 提前期的因素可以找到缩短物流 SOP 提前期的办法，并为改进物流运作流程提供依据，对物流企业改善物流服务、提高物流作业效率具有重要的意义。

第三节 标准作业程序在医院中的应用

本节以医院感染暴发报告及处置 SOP 为例介绍 SOP 在医院中的应用。

一、医院感染暴发的报告

1. 出现医院感染暴发流行趋势时，临床科室经主治医师立即报告科主任，同时报告医院感染管理科，确认后及时报告分管院长，并通报相关部门。

2. 经医院调查证实出现以下情况时，医院应于12h内报告本市医院感染质量控制中心、卫生行政部门和疾病预防控制中心。

（1）5例以上疑似医院感染暴发。

（2）3例以上医院感染暴发。

3. 当地卫生行政部门接到报告后，应当于24h内逐级上报至省级卫生行政部门。

4. 省级卫生行政部门接到报告后组织专家进行调查，确认发生以下情形的，应于24h内上报至国家卫健委。

（1）5例以上医院感染暴发。

（2）医院感染暴发直接导致患者死亡。

（3）医院感染暴发导致3人以上人身损害后果。

5. 发生以下情形时应当按照《国家突发公共卫生事件相关信息报告管理工作规范（试行）》的要求进行报告。

（1）10例以上的医院感染暴发事件。

（2）发生特殊病原体或新发病原体的医院感染。

（3）可能造成重大公共影响或严重后果的医院感染。

二、医院感染暴发的处置预案

1. 临床科室发现3例或3例以上相同感染病例（包括症状相同或病原体相同等），应及时上报医院感染管理科。

2. 医院感染管理科接到报告后应立即到现场核查，在确认医院感染暴发时应立即报告院领导和上级有关部门。

3. 查找感染源及传播途径，隔离相关患者，加强消毒，必要时关闭病房。

4. 制定控制措施，分析调查资料，撰写调查报告，总结经验，制定防范措施。

三、医院感染暴发的具体调查步骤

1. 成立调查小组，调查小组由分管院长、感控人员、科室负责人、后勤保障部门相关人员等组成。

2. 对医院感染暴发病例进行查看，了解病史，核查实验室检查结果，开展相应的流行病学调查。

3. 进行核实会诊，确认是否为真正的医院感染暴发或流行存在。

4. 调查感染暴发或流行的起始时间及医院感染传播方式，列出潜在的危险因素。

5. 根据调查情况，制定临时控制措施。如隔离感染源或可疑感染源或保护性隔离其他患者等，必要时可采用停止手术或关闭病房等措施。

6. 根据感染暴发或流行的调查和控制情况，实时调整相应控制措施并及时完成调查报告。

7. 调查小组向医院感染管理委员会递交书面报告。

8. 注意事项。

（1）医院感染暴发：在医疗机构或其科室的患者中，短时间内发生3例以上同种同源感染病例的现象。

（2）疑似医院感染暴发：在医疗机构或其科室的患者中，短时间内出现3例以上临床症候群相似、怀疑有共同感染源的感染病例现象，或者3例以上怀疑有共同感染源或感染途径的感染病例现象。

（3）医院感染暴发传播方式：共同来源、带菌者传播、交叉感染、空气传播或其他方式。

第四节　消毒供应中心标准术语

一、去污区（Decontamination area）

消毒供应中心内对重复使用的诊疗器械、器具和物品，进行回收、分类、清洗、消毒（包括运送器具的清洗、消毒等）的区域，为污染区域。

二、检查、包装及灭菌区（Inspection, packing and sterilization area）

消毒供应中心内对去污后的诊疗器械、器具和物品，进行检查、装配、包装及灭菌（包括敷料制作等）的区域，为清洁区域。

三、无菌物品存放区（Sterile storage area）

消毒供应中心内存放、保管、发放无菌物品的区域，为清洁区域。

四、去污（Decontamination）

去除被处理物品上的有机物、无机物和微生物的过程。

五、外来诊疗器械（Loaner instrumentation）

由诊疗器械生产厂家、公司租借或免费提供给医院可重复使用的诊疗器械。

六、清洗（Cleaning）

去除诊疗器械、器具和物品上污染物的全过程，流程包括冲洗、洗涤、漂洗和终末漂洗。

七、冲洗（Flushing）

使用流动水去除器械、器具和物品表面污染物的过程。

八、洗涤（Washing）

使用含有化学清洁剂的清洗用水，去除器械、器具和物品上污染物的过程。

九、漂洗（Rinsing）

用流动水冲洗洗涤后器械、器具和物品上残留物的过程。

十、终末漂洗（Final rinsing）

用经纯化的水对漂洗后的器械、器具和物品进行最终的处理过程。

十一、超声波清洗器（Ultrasonic cleaner）

利用超声波在水中振荡产生"空化效应"进行清洗的设备。

十二、清洗消毒器（Washer-disinfector）

用于清洗、消毒诊疗器械、器具和物品的设备。

十三、闭合（Closure）

用于关闭包装而没有形成密封的方法。例如反复折叠，以形成一弯曲路径。

十四、密封（Sealing）

包装层间连接的结果。密封可以采用粘合剂或热熔法等。

十五、闭合完好性（Closure integrity）

闭合条件能确保该闭合至少与包装上的其他部分具有相同的阻碍微生物进入的程度。

十六、包装完好性（Package integrity）

包装未受到物理损坏的状态。

十七、植入物（Implantable medical device）

放置于外科操作形成的或者生理存在的体腔中，留存时间为 30 天或者以上的可植入性诊疗器械。

十八、湿热消毒（Moist heat disinfection）

利用湿热使菌体蛋白质变性或凝固，酶失去活性，代谢发生障碍，致使细胞死亡，包括煮沸消毒法、巴斯德消毒法和低温蒸汽消毒法。

十九、可追溯（Traceability）

对影响灭菌过程和结果的关键要素进行记录，保存备查，实现可追踪。

二十、灭菌过程验证装置（Process challenge device，PCD）

对灭菌过程具有特定抗力的装置，用于评价灭菌过程的有效性。其内部放置化学指示物时称化学 PCD，放置生物指示物时称生物 PCD。

二十一、A_0 值（A_0 value）

评价湿热消毒效果的指标，指当以 Z 值表示的微生物杀灭效果为 10 K 时，温度相当于 80℃的时间。

二十二、小型蒸汽灭菌器（Small steam sterilizer）

体积<60L 的压力蒸汽灭菌器。

二十三、快速压力蒸汽灭菌（Flash sterilization）

专门用于处理立即使用物品的压力蒸汽灭菌过程。

二十四、管腔器械（Hollow device）

含有管腔，其直径≥2mm，且其腔体中的任何一点距其与外界相通的开口处的距离≤其内直径的 1500 倍的器械。

二十五、清洗效果测试物（Test soil）

用于测试清洗效果的产品。

二十六、消毒（Disinfection）

清除或杀灭传播媒介上病原微生物，使其达到无害化的处理。

二十七、消毒剂（Disinfectant）

能杀灭传播媒介上病原微生物并达到消毒要求的制剂。

二十八、高效消毒剂（High－efficacy disinfectant）

能杀灭一切细菌繁殖体（包括分枝杆菌）、病毒、真菌及其孢子等，对细菌芽孢也有一定杀灭作用的消毒剂。

二十九、中效消毒剂（Intermediate－efficacy disinfectant）

能杀灭分枝杆菌、真菌、病毒及细菌繁殖体等微生物的消毒剂。

三十、低效消毒剂（Low－efficacy disinfectant）

能杀灭细菌繁殖体和亲脂病毒的消毒剂。

三十一、灭菌（Sterilization）

杀灭或清除诊疗器械、器具和物品上一切微生物的处理。

三十二、灭菌剂（Sterilant）

能杀灭一切微生物（包括细菌芽孢），并达到灭菌要求的制剂。

三十三、无菌保证水平（Sterility assurance level，SAL）

灭菌处理后单位产品上存在活微生物的概率。SAL 通常表示为 10^{-n}。医学灭菌一般设定 SAL 为 10^{-6}，即经灭菌处理后在一百万件物品中最多只允许一件物品存在活微生物。

三十四、斯伯尔丁分类法（E. H. Spaulding classification）

1968 年 E. H. Spaulding 根据诊疗器械污染后使用所致感染的危险性大小及在患者使用之间的消毒或灭菌要求，将诊疗器械分为三类，即高度危险性物品（Critical items）、中度危险性物品（Semi-critical items）和低度危险性物品（Non-critical items）。

三十五、高度危险性物品（Critical items）

进入人体无菌组织、器官、脉管系统，或有无菌体液从中流过的物品或接触破损皮肤、破损黏膜的物品，一旦被微生物污染，具有极高感染风险，如手术器械、穿刺针、腹腔镜、活检钳、心脏导管、植入物等。

三十六、中度危险性物品（Semi-critical items）

与完整黏膜相接触，而不进入人体无菌组织、器官和血流，也不接触破损皮肤、破损黏膜的物品，如胃肠道内镜、气管镜、喉镜、呼吸机管道、麻醉机管道、压舌板、肛门直肠压力测量导管等。

三十七、低度危险性物品（Non-critical items）

与完整皮肤接触而不与黏膜接触的物品，如听诊器、血压计袖带、病床围栏、床面以及床头柜、被褥、墙面、地面、痰盂（杯）和便器等。

三十八、灭菌水平（Sterilization level）

杀灭一切微生物（包括细菌芽孢），达到无菌保证水平。达到灭菌水平常用的方法包括热力灭菌、辐射灭菌等物理灭菌方法，以及采用环氧乙烷、过氧化氢、甲醛、戊二醛、过氧乙酸等化学灭菌剂在规定条件下，以合适的浓度和有效的作用时间进行灭菌的方法。

三十九、高水平消毒 （High level disinfection）

杀灭一切细菌繁殖体（包括分枝杆菌）、病毒、真菌及其孢子和绝大多数细菌芽孢。达到高水平消毒常用的方法包括采用含氯消毒剂、二氧化氯、邻苯二甲醛、过氧乙酸、过氧化氢、臭氧、碘酊等以及能达到灭菌水平的化学消毒剂在规定的条件下，以合适的浓度和有效的作用时间进行消毒的方法。

四十、中水平消毒 （Middle level disinfection）

杀灭除细菌芽孢以外的各种病原微生物，包括分枝杆菌。达到中水平消毒常用的方法包括采用碘类消毒剂（碘伏、氯己定碘等）、醇类和氯己定的复方、醇类和季铵盐类化合物的复方、酚类等，在规定条件下，以合适的浓度和有效的作用时间进行消毒的方法。

四十一、低水平消毒 （Low level disinfection）

杀灭细菌繁殖体（分枝杆菌除外）和亲脂病毒。达到低水平消毒常用的方法包括化学消毒法以及通风换气、冲洗等机械除菌法，如采用季铵盐类消毒剂（苯扎溴铵等）、双胍类消毒剂（氯己定）等，在规定的条件下，以合适的浓度和有效的作用时间进行消毒的方法。

四十二、有效氯 （Available chlorine）

与含氯消毒剂氧化能力相当的氯量，其单位用 mg/L 或％（g/100mL）表示。

四十三、生物指示物 （Biological indicator）

含有活微生物，为特定灭菌过程提供特定的抗力的测试系统。

四十四、中和剂 （Neutralizer）

在微生物杀灭试验中，用以消除试验微生物与消毒剂的混悬液中和微生物表面残留的消毒剂，使其失去对微生物抑制和杀灭作用的试剂。

四十五、终末消毒 （Terminal disinfection）

感染源离开疫源地后进行的彻底消毒。

四十六、暴露时间（Exposure time）

消毒或灭菌物品接触消毒或灭菌因子的作用时间。

四十七、存活时间（Survival time，ST）

在进行生物指示物抗力鉴定时，受试指示物样本经杀菌因子作用不同时间，全部样本培养均有菌生长的最长作用时间。

四十八、杀灭时间（Killing time，KT）

在进行生物指示物抗力鉴定时，受试指示物样本经杀菌因子作用不同时间，全部样本培养均无菌生长的最短作用时间。

四十九、D 值（D value）

在设定的条件下，灭活 90％的试验菌所需的时间。

五十、消毒产品（Disinfection products）

包括消毒剂、消毒器械（含生物指示物、化学指示物和灭菌物品包装物）和卫生用品。

五十一、卫生用品（Sanitary products）

为达到人体生理卫生或卫生保健目的，直接或间接与人体接触的日常生活用品。

五十二、菌落形成单位（Colony forming unit）

在活菌培养计数时，由单个菌体或聚集成团的多个菌体在固体培养基上生长繁殖所形成的集落，以其表示活菌的数量。

五十三、空气净化（Air cleaning）

减少室内空气中的微生物、颗粒物等使其达到无害化的技术或方法。

五十四、硬式内镜（Rigid endoscope）

用于疾病诊断、治疗的镜身主体不可弯曲的内镜。

【知识拓展】

消毒供应中心的管理

消毒供应中心管理第一个原则为环境控制。为了创造一个支持有效工作流程和存储需求的环境，有必要调节温度、相对湿度、空气和交通流量。在最初的规划阶段必须考虑这些因素。例如，地板、墙壁和天花板必须由易于清洁的无孔材料制成。在选择推车、架子和垃圾箱等存储单元时需要注意，这些物品也必须由易于清洁的无孔材料制成。还必须提供洗手的水槽、分解用品的区域和适当的标志牌。目标：创造一个可以常规清洁和维护的环境，以最大限度地降低细菌传播的风险。

环境控制增加了存储在该区域的物品保持无菌的机会。然而，仅有这些预防措施并不能为无菌物品提供所有必要的保护。对无菌物品威胁最大的是处理这些物品的人。因此，第二个原则就是教育。每一个能够进入无菌储存区的人都必须接受与事件相关的保质期和无菌维护的基本概念培训。换言之，所有消毒供应中心的部门成员必须了解处理无菌物品的适当程序。其他能够进入无菌储存区的人员，包括环境服务和维护人员，也必须了解保持适当环境的重要性。重点往往放在培训员工上，这些员工可能已经很好地理解了无菌物品储存和处理规程，而其他几乎或根本不理解的员工却被忽略了。每个团队都应该制定一个程序，告知所有受影响的员工在无菌储存环境中工作的具体要求。培训和教育是必要的，即使是最精心设计的环境也无法弥补员工教育的不足。所有消毒供应中心的部门成员必须了解处理和储存无菌物品的物理要求，还应该了解设定这些要求的原因。培训应包括有关细菌传播的基本信息和其他类型的隔离包装的特点。无菌的敌人是微观的（人眼无法看到），所以必须训练员工对细菌及其造成的污染有一个心理印象。每个人对这个过程了解得越多，就越能做出正确的决定，并帮助监控环境。

消毒供应中心管理者必须定期评估部门成员现有的操作方法，以寻找技术上的突破。例如，虽然可能没有人会把一杯咖啡带入无菌储存区，但有些人在制服口袋里装着钱和个人物品，然后在处理无菌物品时，经常伸手到口袋里取笔或其他物品。在无菌储存区使用专门的纸巾的制度是什么？员工每次进出该区域时是否都洗手，还是只在部分时间洗手？员工的着装（包括衣物和束发）是否始终如一地符合团队制度要求？诸如此类的问题可以帮助识别出需要关注的领域，从而明确需要额外进行的培训，以提高员工对良好技术重要性的认识。

消毒供应中心管理者也应该强调在污染发生时识别污染并立即纠正情况的重要性。在无菌储存区工作的每个人都必须了解阻隔包装的局限性：无菌物品很容易受到污染，在其生命周期的任何时候都可能受到损害。所有员工必须努力维护所有无菌包装的完整性，并在污染发生时识别出污染。为保证患者安全，在分配之前，应检查每个包装是否有可见的污染迹象，如破损、孔洞、撕裂和湿点。

员工还必须支持其工作区域的工程设计。例如，撑开门和使用便携式风扇会妨碍调节空气流动的空气处理系统的有效性。部门成员还必须按照常规的清洁和消毒计划，保持工作区的完整性。这些内务管理工作可能不是最好的工作，但它们是保持工作区清洁的重要方面。执行规定是必要的，因此，第三个原则涉及执法。虽然环境控制和教育很重要，但保障安全要求执行程序到位。

尽管大多数消毒供应中心的员工都了解他们在维护无菌存储环境中的作用，但他们可能并不总是遵循所有的感染控制程序。由于没有预防感染的"警察"，所以每个人都有责任去执行。每个在无菌储存区工作的员工都必须保持警惕，并识别由同事和自己造成的违反规程（适当程序）的情况。由于大多数污染是看不见的，因此在无菌物品周围工作的人员必须对他们的工作区域和在该区域内发生的事件保持非常清醒的认识（警惕）。

消毒供应中心管理者必须制定指导方针，以保护部门的环境和在其中处理和储存的物品。他们还必须制定和执行旨在确保工作区和流经工作区的物品的完整性的制度。此外，还需要一个有利于高效工作的工作区。

第二章　去污区标准化流程

去污区是消毒供应中心内对重复使用的诊疗器械、器具和物品，进行回收、分类、清洗、消毒（包括运送器具的清洗、消毒等）的区域，为污染区域。本章较全面地介绍了重复使用的诊疗器械、器具和物品在去污区进行回收、分类、清洗、消毒和干燥等步骤所涉及各种操作的标准作业程序，有利于消毒供应中心各级人员比较系统地了解和掌握相关知识；同时也介绍了目前国内外清洗、消毒方面的新技术及新进展，有助于促进消毒供应中心专业人员的知识拓展。

第一节　回收

一、去污区的职业防护措施及方法

消毒供应中心是病原微生物最集中的地方，去污区又是消毒供应中心处理使用后器械、器具的场所，工作人员在工作中如不注意职业防护，极易出现职业暴露并引发医院感染，严重者甚至会危害工作人员的生命安全。因此 2016 年 12 月 27 日中华人民共和国国家卫生和计划生育委员会发布的卫生行业标准《医院消毒供应中心　第 1 部分：管理规范》（WS 310.1—2016）中明确提出医院消毒供应中心根据工作岗位的不同需要，应配备相应的个人防护用品，包括圆帽、口罩、隔离衣或防水围裙、手套、专用鞋、护目镜、面罩等。去污区应配置洗眼装置。在物品的回收、清洗以及处理锐利器械和用具时，应采取有效防护措施，避免或减少利器伤的发生；液体化学消毒时应防止过敏及对皮肤、黏膜的损伤。消毒供应中心常见的职业防护操作包括穿脱隔离衣、七步洗手法、戴口罩等。

（一）一级防护

1. 概念：隔离防护级别之一，又称基本防护。

2. 适用范围：在医疗机构中从事诊疗工作的所有医、护、技人员。

3. 目的。

（1）保护患者及工作人员，避免交叉感染及自身感染。

（2）防止病原体的传播。

4. 操作流程（表2-1-1）。

表 2-1-1 一级防护操作流程

流程图	说明
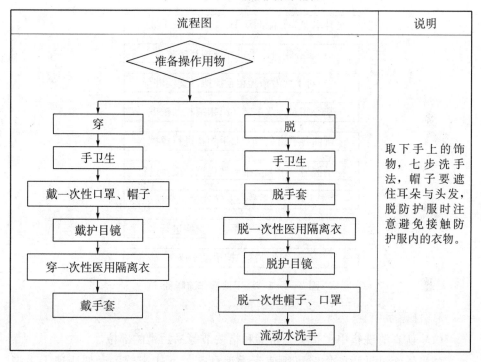	取下手上的饰物，七步洗手法，帽子要遮住耳朵与头发，脱防护服时注意避免接触防护服内的衣物。

5. 注意事项。

（1）一次性口罩的效能可持续4～6h，遇污染或潮湿应及时更换。

（2）处理一般感染物品时，隔离衣可连续应用。

（3）接触疑似患者时，应更换隔离衣。

（4）隔离衣被患者血液、体液、污染物污染时，应及时更换。

（5）戴医用口罩时应与面部贴合。

（6）应严格执行区域划分的流程，按程序做好个人防护，方可进入病区，下班前沐浴、更衣后，方可离开。

（二）洗手法

1. 概念：医务人员用肥皂（洗手液）和流动水洗手，去除手部皮肤污垢、碎屑和部分致病菌的过程。

2. 适用范围：所有医务人员进行医疗行为时的手卫生。

3. 目的：去除手部皮肤污垢、碎屑和部分致病菌。

4. 操作流程（图 2-1-1）。

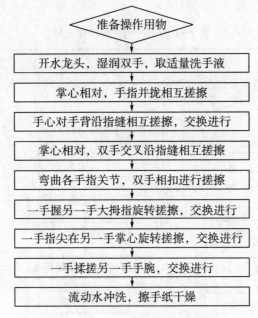

图 2-1-1　洗手法操作流程图

5. 注意事项。

（1）认真清洗指甲、指尖、指缝和指关节等易污染的部位。

（2）手无可见污染物时可用速干手消毒剂，不能戴着手套使用速干手消毒剂。

（3）手上有可见的污垢、被血液或其他体液污染以及上卫生间后应洗手。

（4）手部不佩带戒指等饰物。戒指、长指甲和人工指甲会影响手卫生的效果。

（5）应当使用一次性纸巾或者干净的小毛巾擦干双手，毛巾应当一用一消毒。

二、消毒供应中心常见回收作业程序

回收是指收集污染的可重复使用的诊疗器械、器具和物品的工作过程。回收工作是消毒供应中心的器械处理流程的起点。

（一）手术器械回收标准化流程

1. 概念：对手术室使用后的手术器械进行回收、分类、转运、数据备份的标准化流程。

2. 适用范围：手术器械回收、分类、转运、数据备份。

3. 目的。

（1）清点手术器械的数量，查看性能及规格，保证器械的正确性和完好性。

（2）对器械进行初步保护，防止损伤。

（3）集中做回收处理，避免污染扩散。

4. 操作流程（表2-1-2）。

表2-1-2 手术器械回收操作流程

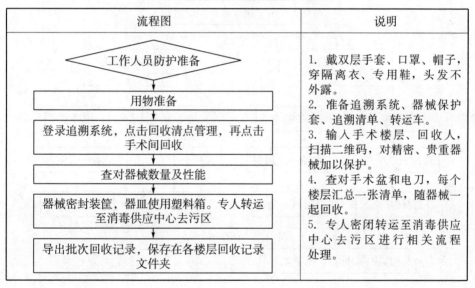

流程图	说明
工作人员防护准备 用物准备 登录追溯系统，点击回收清点管理，再点击手术间回收 查对器械数量及性能 器械密封装筐，器皿使用塑料箱。专人转运至消毒供应中心去污区 导出批次回收记录，保存在各楼层回收记录文件夹	1. 戴双层手套、口罩、帽子，穿隔离衣、专用鞋，头发不外露。 2. 准备追溯系统、器械保护套、追溯清单、转运车。 3. 输入手术楼层、回收人，扫描二维码，对精密、贵重器械加以保护。 4. 查对手术盆和电刀，每个楼层汇总一张清单，随器械一起回收。 5. 专人密闭转运至消毒供应中心去污区进行相关流程处理。

5. 注意事项。

（1）回收时严格执行查对制度，发现数量不吻合、器械性能缺失时，要及时汇报区域组长，立即与手术室相关人员沟通。

（2）转运过程中，需密闭，清污分开放置。

（3）对尖锐器械、精密器械等加以保护。

（二）临床高、低温器械、器具和物品回收标准化流程

1. 概念：回收人员对临床科室使用后的可重复使用的诊疗器械、器具和物品进行接收的标准化流程。

2. 适用范围：去污区工作人员使用追溯系统接收临床高、低温器械、器

具和物品的操作，以及日常操作中常见问题的处理。

3. 目的。

（1）清点回收临床科室器械、器具和物品的数量，查看性能及规格，保证器械、器具和物品的正确性和完好性。

（2）集中做回收处理，避免污染扩散，防止交叉感染。

（3）对器械、器具和物品进行初步筛检，及时补充报损和增基器械、器具和物品。

4. 操作流程（图2-1-2）。

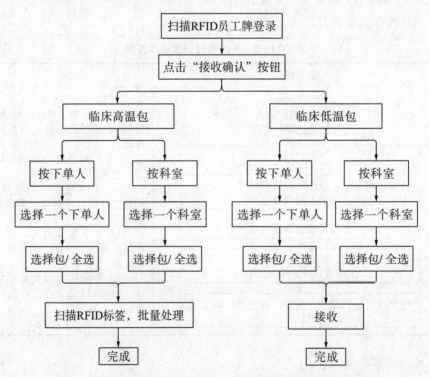

图2-1-2 临床高、低温器械、器具和物品回收操作流程图

5. 注意事项。

（1）仔细交接，发现问题应及时汇报并处理。

（2）对精密、贵重器械进行保护，防止损坏。

（3）追溯信息填写完整，高、低温器械、器具和物品分类正确。

（4）当接收工作站系统无法启动时，请检查触摸屏电脑网络连接是否正常。

（5）当扫描RFID标签系统无响应时，请检查RFID标签扫描枪连接工作站系统是否正常。

（三）对外医院高、低温器械、器具和物品回收标准化流程

1. 概念：回收人员对对外医院使用后的可重复使用的诊疗器械、器具和物品进行接收的标准化流程。

2. 适用范围：去污区工作人员使用追溯系统接收对外医院高、低温器械、器具和物品的操作，以及日常操作中常见问题的处理。

3. 目的。

（1）清点回收对外医院器械、器具和物品的数量，查看性能及规格，保证器械、器具和物品的正确性和完好性。

（2）集中做回收处理，避免污染扩散，防止交叉感染。

（3）对器械、器具和物品进行初步筛检，及时补充报损和增基器械、器具和物品。

4. 操作流程（表2-1-3）。

表2-1-3 对外医院高、低温器械、器具和物品回收操作流程

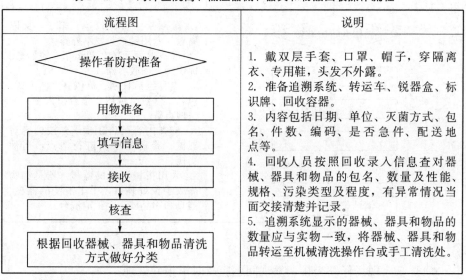

流程图	说明
操作者防护准备 用物准备 填写信息 接收 核查 根据回收器械、器具和物品清洗方式做好分类	1. 戴双层手套、口罩、帽子，穿隔离衣、专用鞋，头发不外露。 2. 准备追溯系统、转运车、锐器盒、标识牌、回收容器。 3. 内容包括日期、单位、灭菌方式、包名、件数、编码、是否急件、配送地点等。 4. 回收人员按照回收录入信息查对器械、器具和物品的包名、数量及性能、规格、污染类型及程度，有异常情况当面交接清楚并记录。 5. 追溯系统显示的器械、器具和物品的数量应与实物一致，将器械、器具和物品转运至机械清洗操作台或手工清洗处。

5. 注意事项。

（1）仔细交接，发现问题应及时汇报并处理。

（2）RFID标签应放置于器械、器具和物品筐内。

（3）查对清单信息填写是否完整、规范、正确，发现异常情况应及时汇报组长及对外管理人员。

（4）特殊的管腔器械应单独清点和放置。

（四）对外公司高、低温器械、器具和物品回收标准化流程

1. 概念：回收人员对对外公司使用后的可重复使用的诊疗器械、器具和物品进行接收的标准化流程。

2. 适用范围：去污区工作人员使用追溯系统接收对外公司高、低温器械、器具和物品的操作。

3. 目的。

（1）清点回收对外公司器械、器具和物品的数量，查看性能及规格，保证器械、器具和物品的正确性和完好性。

（2）集中做回收处理，避免污染扩散，防止交叉感染。

（3）对器械、器具和物品进行初步筛检，及时补充报损和增基器械、器具和物品。

4. 操作流程（表2-1-4）。

表 2-1-4　对外公司高、低温器械、器具和物品回收操作流程

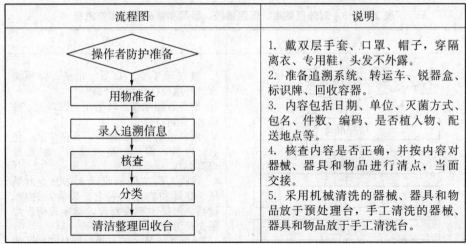

流程图	说明
操作者防护准备 用物准备 录入追溯信息 核查 分类 清洁整理回收台	1. 戴双层手套、口罩、帽子，穿隔离衣、专用鞋，头发不外露。 2. 准备追溯系统、转运车、锐器盒、标识牌、回收容器。 3. 内容包括日期、单位、灭菌方式、包名、件数、编码、是否植入物、配送地点等。 4. 核查内容是否正确，并按内容对器械、器具和物品进行清点，当面交接。 5. 采用机械清洗的器械、器具和物品放于预处理台，手工清洗的器械、器具和物品放于手工清洗台。

5. 注意事项。

（1）双人现场仔细交接，发现问题应及时汇报并处理。

（2）RFID标签应放置于器械、器具和物品筐内。

（3）查对清单信息填写是否完整、规范、正确，发现异常情况应及时汇报组长及对外管理人员。

（五）特殊感染器械、器具和物品回收标准化流程

1. 概念：对被朊病毒、气性坏疽、突发原因不明的传染病病原体污染的诊疗器械、器具和物品进行接收的标准化流程。

2. 适用范围：被朊病毒、气性坏疽、突发原因不明的传染病病原体污染的诊疗器械、器具和物品的回收。

3. 目的。

（1）集中做特殊感染回收处理，避免污染扩散，防止交叉感染。

（2）保护操作者，防止职业暴露。

4. 操作流程（表2-1-5）。

表2-1-5 特殊感染器械、器具和物品回收操作流程

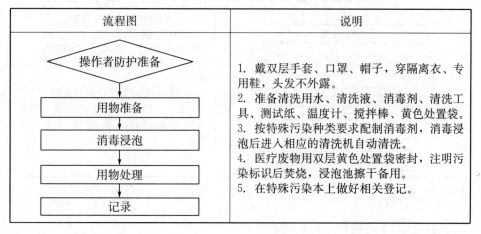

流程图	说明
操作者防护准备 → 用物准备 → 消毒浸泡 → 用物处理 → 记录	1. 戴双层手套、口罩、帽子，穿隔离衣、专用鞋，头发不外露。 2. 准备清洗用水、清洗液、消毒剂、清洗工具、测试纸、温度计、搅拌棒、黄色处置袋。 3. 按特殊污染种类要求配制消毒剂，消毒浸泡后进入相应的清洗机自动清洗。 4. 医疗废物用双层黄色处置袋密封，注明污染标识后焚烧，浸泡池擦干备用。 5. 在特殊污染本上做好相关登记。

5. 注意事项。

（1）按照标准防护要求进行操作，防止职业暴露。发生职业暴露时应立即汇报并处理。

（2）选择适宜的清洗机进行清洗，使用设置为$A_0 \geqslant 3000$的清洗机执行特殊污染的清洗程序。

（3）登记要准确完整，包括日期、感染类型和来源、消毒剂的名称和浓度、处理时间、操作人员和管理人员签名。

（4）发现异常情况应及时汇报组长并处理。

（六）精密器械回收标准化流程

1. 概念：回收人员对需要灭菌的可重复使用的精密、锐利、尖细、易损的诊疗器械进行接收、分类的标准化流程。

2. 适用范围：结构、材质特殊，昂贵、易损器械的回收。

3. 目的。

（1）清点回收精密器械的数量，查看性能及规格，保证器械的正确性和完好性。

（2）集中做回收处理，避免污染扩散，防止交叉感染。

（3）对精密器械进行初步筛检，并加以保护。

4. 操作流程（表2-1-6）。

表2-1-6　精密器械回收操作流程

流程图	说明
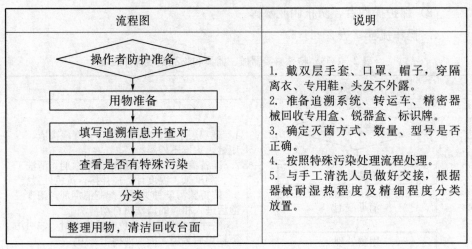	1. 戴双层手套、口罩、帽子，穿隔离衣、专用鞋，头发不外露。 2. 准备追溯系统、转运车、精密器械回收专用盒、锐器盒、标识牌。 3. 确定灭菌方式、数量、型号是否正确。 4. 按照特殊污染处理流程处理。 5. 与手工清洗人员做好交接，根据器械耐湿热程度及精细程度分类放置。

5. 注意事项。

（1）注意个人防护，防止职业暴露。

（2）注意器械是否完整，器械各组件是否齐全。

（3）使用带光源放大镜检查，特别是细小的尖端、齿牙闭合状态和张力程度。

（4）应使用带盖带卡槽或保护垫的专用盒，防止运输途中相互碰撞损坏器械。

（5）如发现缺失或损坏，应立即与使用科室相关人员联系沟通。

（七）胃肠软镜回收标准化流程

1. 概念：回收人员对胃肠软镜进行接收的流程。

2. 适用范围：需处理的胃肠软镜的回收。

3. 目的。

（1）回收清点胃肠软镜的数量，查看性能及规格，保证胃肠软镜的正确性和完好性。

（2）集中做回收处理，避免污染扩散，防止交叉感染。

4. 操作流程（表2-1-7）。

表 2-1-7　胃肠软镜回收操作流程

流程图	说明
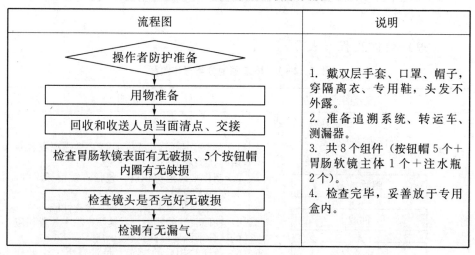	1. 戴双层手套、口罩、帽子，穿隔离衣、专用鞋，头发不外露。 2. 准备追溯系统、转运车、测漏器。 3. 共8个组件（按钮帽5个＋胃肠软镜主体1个＋注水瓶2个）。 4. 检查完毕，妥善放于专用盒内。

5. 注意事项。

（1）胃肠软镜回收时应配有专用器械盒，并带有卡槽固定。

（2）回收时应用专用测漏器监测有无漏气。

（3）回收时检查表面有无划痕及磨损，并在清单上及时注明。

第二节　分类

　　分类是将污染器械、器具及物品在清洗前按材质、结构、污染程度以及不同的清洗方式或来源地进行分类整理的过程，将回收的器械、器具及物品更准确地分类为回收之后顺利展开后续工作提供了有力的支持。

一、按来源地分类

（一）概念
将污染器械、器具及物品在清洗前按来源地进行分类的过程。

（二）适用范围
所有污染器械、器具及物品在清洗前的整理分类。

（三）目的
1. 不同来源地的器械、器具及物品分开放置，避免来源地错误。

2. 对于同一来源地的器械、器具及物品按不同科室的小来源地进行区分，避免交叉感染。

（四）操作流程（表 2-2-1）

表 2-2-1　按来源地分类操作流程

流程图	说明
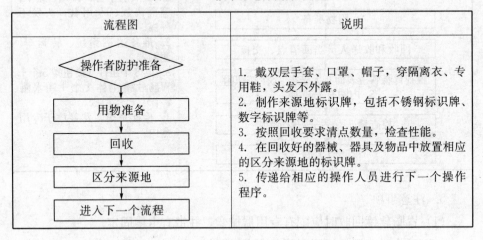	1. 戴双层手套、口罩、帽子，穿隔离衣、专用鞋，头发不外露。 2. 制作来源地标识牌，包括不锈钢标识牌、数字标识牌等。 3. 按照回收要求清点数量，检查性能。 4. 在回收好的器械、器具及物品中放置相应的区分来源地的标识牌。 5. 传递给相应的操作人员进行下一个操作程序。

（五）注意事项

1. 标识牌要放置正确，有疑问时要及时查对和确认。

2. 标识牌要定期检查和更新，避免模糊不清造成的识别差错。

二、按材质、结构分类

（一）概念

将污染器械、器具及物品在清洗前按材质、结构进行分类的过程。

（二）适用范围

所有污染器械、器具及物品在清洗前的整理分类。

（三）目的

1. 不同材质、结构的器械、器具及物品分开放置，避免物品因清洗方式错误而损坏。

2. 不同材质、结构的器械、器具及物品分开放置，避免物品因灭菌方式错误而报废。

3. 不同材质、结构的器械、器具及物品分开放置，便于合理选择清洗方式，避免耗材浪费。

（四）操作流程（表2－2－2）

表2－2－2 按材质、结构分类操作流程

流程图	说明
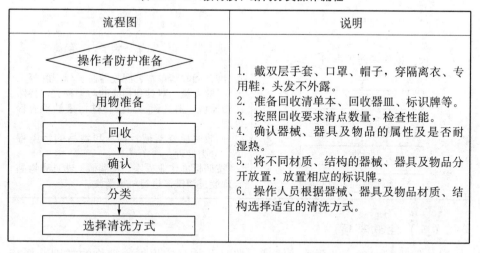	1. 戴双层手套、口罩、帽子，穿隔离衣、专用鞋，头发不外露。 2. 准备回收清单本、回收器皿、标识牌等。 3. 按照回收要求清点数量，检查性能。 4. 确认器械、器具及物品的属性及是否耐湿热。 5. 将不同材质、结构的器械、器具及物品分开放置，放置相应的标识牌。 6. 操作人员根据器械、器具及物品材质、结构选择适宜的清洗方式。

（五）注意事项

1. 正确判断器械、器具及物品的材质。对新进器械、器具及物品，必须详细阅读产品说明书。对外来器械、器具及物品或对外服务单位的器械、器具及物品，要求对方提供材质说明。

2. 严格按照厂家说明书对器械、器具及物品进行处理。

3. 外来器械、器具及物品和对外服务单位的器械、器具及物品由服务方填写回收清单，严格按照产品说明书选择灭菌方式，避免纠纷。

三、按污染程度分类

（一）概念

将污染器械、器具及物品在清洗前按污染程度进行分类的过程。

（二）适用范围

所有污染器械、器具及物品在清洗前的整理分类。

（三）目的

1. 对不同的器械、器具及物品按照污染程度进行区分，防止污染扩散。

2. 对器械、器具及物品按污染程度分别进行处理，保证清洗质量。

（四）操作流程（表 2—2—3）

表 2—2—3　按污染程度分类操作流程

流程图	说明
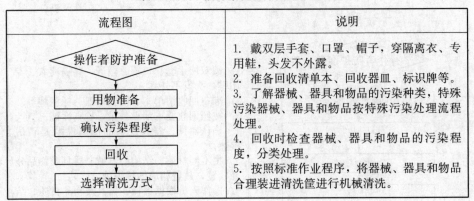	1. 戴双层手套、口罩、帽子，穿隔离衣、专用鞋，头发不外露。 2. 准备回收清单本、回收器皿、标识牌等。 3. 了解器械、器具和物品的污染种类，特殊污染器械、器具和物品按特殊污染处理流程处理。 4. 回收时检查器械、器具和物品的污染程度，分类处理。 5. 按照标准作业程序，将器械、器具和物品合理装进清洗筐进行机械清洗。

（五）注意事项

1. 回收时发现污染严重的器械、器具及物品应根据污染物的类别选择相应的清洗液，浸泡 5~10min。

2. 进行机械清洗前发现部分污染严重的器械、器具及物品也需要先放入清洗液中浸泡，用清洗刷水下刷洗去除污渍、血渍后再放回，避免器械、器具及物品混淆。

3. 被朊病毒、气性坏疽及突发原因不明的传染病病原体污染的器械、器具及物品应按照特殊污染处理流程处理。

四、按精细程度分类

（一）概念

将污染器械、器具及物品在清洗前按精细程度进行分类的过程。

（二）适用范围

所有污染器械、器具及物品在清洗前的整理分类。

（三）目的

1. 对不同的器械、器具及物品进行精细程度区分，防止器械损伤。

2. 对同一包器械、器具及物品进行精细程度区分和处理，保证清洗质量。

（四）操作流程（表2-2-4）

表2-2-4　按精细程度分类操作流程

流程图	说明
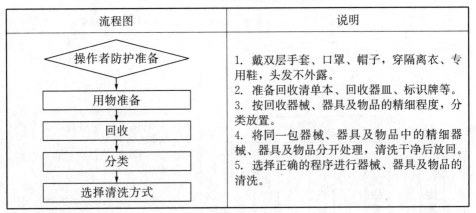	1. 戴双层手套、口罩、帽子，穿隔离衣、专用鞋，头发不外露。 2. 准备回收清单本、回收器皿、标识牌等。 3. 按回收器械、器具及物品的精细程度，分类放置。 4. 将同一包器械、器具及物品中的精细器械、器具及物品分开处理，清洗干净后放回。 5. 选择正确的程序进行器械、器具及物品的清洗。

（五）注意事项

1. 精细器械回收时要进行保护。所有的器械盒加盖，不能重叠和挤压。

2. 放置和装入器械盒都要按照要求操作。精细器械和普通器械分开放置，组合器械拆分后放置在同一清洗筐内。

3. 小物件应选择密纹清洗筐，并检查螺钉、垫圈、密封圈是否缺失或损坏；发现缺失或损坏应立即与使用科室相关人员沟通。

4. 精细器械和普通器械应选择不同的清洗方法和程序，保证清洗质量。

5. 同一包中的器械、器具和物品分开清洗后要放回该包内，避免混淆和错包。

五、医疗废物的分类

（一）概念

对医疗卫生机构在医疗、预防、保健以及其他相关活动中产生的具有直接或者间接感染性、毒性以及其他危害性的废物进行分类、封装、称重、注明标识、交接、转运、集中处理的过程。

（二）适用范围

所有医疗卫生机构中产生的医疗废物的整理分类。

（三）目的

1. 明确医疗废物的种类和处理方法，正确处理医疗废物。

2. 防止污染扩散和职业暴露。

（四）操作流程（表 2—2—5）

表 2—2—5 医疗废物的分类操作流程

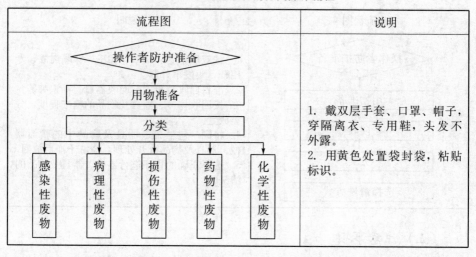

流程图	说明
操作者防护准备 ↓ 用物准备 ↓ 分类 ↓ 感染性废物　病理性废物　损伤性废物　药物性废物　化学性废物	1. 戴双层手套、口罩、帽子，穿隔离衣、专用鞋，头发不外露。 2. 用黄色处置袋封袋，粘贴标识。

（五）注意事项

1. 使用后的刀片、针头等锐器放入专门的锐器盒内，不得超过 3/4。

2. 在盛装医疗废物前，应当对医疗废物包装物或者容器进行认真检查，确保无破损、渗漏和其他缺陷；盛装的医疗废物达到包装物或者容器的 3/4 时，应当使用有效的封口方式，使包装物或者容器的封口紧实、严密。

3. 包装物或者容器的外表面被感染性废物污染时，应当对被污染处进行消毒处理或者增加 层包装。

4. 感染性废物、病理性废物、损伤性废物、药物性废物及化学性废物不能混合收放。少量的药物性废物可以混入感染性废物，但应当在标签上注明。

第三节　清洗

诊疗器械、器具和物品污染主要来自患者血液、体液、分泌物、排泄物和病原微生物等。清洗是指去除诊疗器械、器具和物品上污染物的全过程，包括冲洗、洗涤、漂洗和终末漂洗。诊疗器械、器具和物品清洗去污工作需针对器械、器具和物品的材质、污染程度来选择合适的清洗方法和清洗介质（清洁剂等），从而达到清洗的目的。

一、手工清洗的标准化流程

（一）概念

手工去除诊疗器械、器具和物品上污染物的过程，包括冲洗、洗涤、漂洗和终末漂洗。

（二）适用范围

精密、复杂器械、器具及物品，有机污染物较重和不耐湿热的器械、器具及物品的清洗。

（三）目的

1. 将所有耐湿热或不耐湿热的器械、器具或物品清洗干净。
2. 为器械、器具或物品的灭菌合格做好保障工作。

（四）操作流程（表2-3-1）

表2-3-1　手工清洗操作流程

流程图	说明
操作者防护准备 → 用物准备 耐湿热：流动水冲洗 → 清洁剂洗涤 → 漂洗 → 酸性氧化电位水消毒 → 终末纯化水漂洗 → 干燥 不耐湿热：清水擦拭 → 清洁剂擦拭 → 软水反复擦拭 → 75%乙醇消毒或酸性氧化电位水擦拭 → 纯化水擦拭 → 干燥	1. 戴双层手套、口罩、帽子，穿隔离衣、专用鞋，戴防水面屏。 2. 准备清洗池、清洗液、消毒剂、清洗工具、清洁筐、黄色处置袋。

（五）注意事项

1. 污染严重或干涸的器械、器具及物品的浸泡时间应充分。

2. 严格按照手工清洗的步骤执行。

3. 手工清洗的器械、器具和物品必须经过消毒环节才能传入检查包装区。

4. 管腔类的器械、器具及物品应使用压力气枪进行干燥。

5. 电动工具与电池应分开清洗和放置。

二、管腔器械清洗的标准化流程

（一）概念

对含有管腔，其直径≥2mm，且其腔体中的任何一点距其与外界相通的开口处的距离≤其内直径的 1500 倍的器械进行冲洗、洗涤、漂洗、终末漂洗的过程。

（二）适用范围

所有管腔器械的清洗。

（三）目的

将管腔器械清洗干净，为灭菌合格做好保障工作。

（四）操作流程（表 2-3-2）

表 2-3-2　管腔器械清洗操作流程

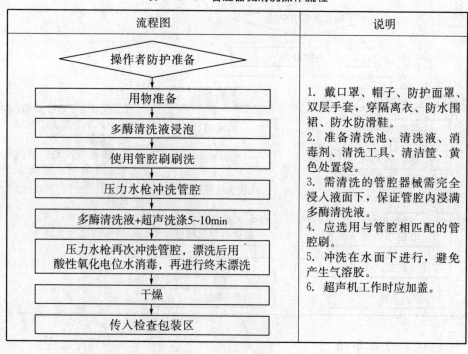

流程图	说明
操作者防护准备 用物准备 多酶清洗液浸泡 使用管腔刷刷洗 压力水枪冲洗管腔 多酶清洗液+超声洗涤5~10min 压力水枪再次冲洗管腔，漂洗后用酸性氧化电位水消毒，再进行终末漂洗 干燥 传入检查包装区	1. 戴口罩、帽子、防护面罩、双层手套，穿隔离衣、防水围裙、防水防滑鞋。 2. 准备清洗池、清洗液、消毒剂、清洗工具、清洁筐、黄色处置袋。 3. 需清洗的管腔器械需完全浸入液面下，保证管腔内浸满多酶清洗液。 4. 应选用与管腔相匹配的管腔刷。 5. 冲洗在水面下进行，避免产生气溶胶。 6. 超声机工作时应加盖。

（五）注意事项

1. 管腔器械应拆分至最小化进行清洗。

2. 拆开后的器械应配对放置，避免包装错误。

3. 清洗时避免职业暴露。

三、奶瓶清洗的标准化流程

（一）概念

手工清洗去除奶瓶上污染物的过程，包括冲洗、洗涤、漂洗和终末漂洗。

（二）适用范围

奶瓶的清洗。

（三）目的

1. 去除附着于奶瓶表面的污染物。

2. 保证奶瓶清洗的有效性，避免使用不合格奶瓶。

3. 为新生儿提供卫生清洁的奶瓶，保障喂养安全。

（四）操作流程（表2-3-3）

表2-3-3 奶瓶清洗操作流程

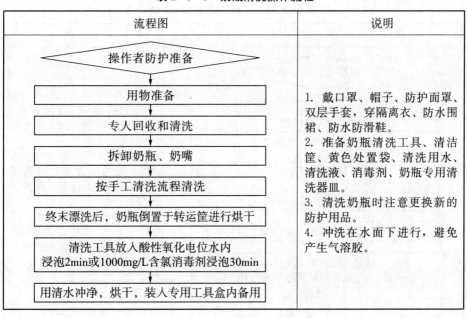

流程图	说明
操作者防护准备 → 用物准备 → 专人回收和清洗 → 拆卸奶瓶、奶嘴 → 按手工清洗流程清洗 → 终末漂洗后，奶瓶倒置于转运筐进行烘干 → 清洗工具放入酸性氧化电位水内浸泡2min或1000mg/L含氯消毒剂浸泡30min → 用清水冲净，烘干，装入专用工具盒内备用	1. 戴口罩、帽子、防护面罩、双层手套，穿隔离衣、防水围裙、防水防滑鞋。 2. 准备奶瓶清洗工具、清洁筐、黄色处置袋、清洗用水、清洗液、消毒剂、奶瓶专用清洗器皿。 3. 清洗奶瓶时注意更换新的防护用品。 4. 冲洗在水面下进行，避免产生气溶胶。

（五）注意事项

1. 做好职业防护。

2. 出现清洗刷刷毛变形的情况时，不能继续使用。

3. 消毒浸泡时间不能少于规定时间。

4. 消毒剂应现配现用。

四、穿刺针清洗的标准化流程

（一）概念

手工清洗去除穿刺针上污染物的过程，包括冲洗、洗涤、漂洗和终末漂洗。

（二）适用范围

穿刺针的清洗。

（三）目的

1. 将穿刺针清洗干净，保障灭菌质量。

2. 避免针刺伤，减少职业暴露。

（四）操作流程（表2-3-4）

表2-3-4 穿刺针清洗操作流程

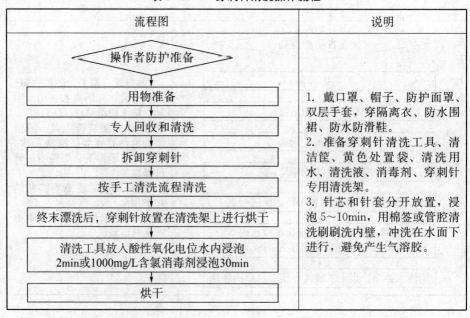

流程图	说明
操作者防护准备 用物准备 专人回收和清洗 拆卸穿刺针 按手工清洗流程清洗 终末漂洗后，穿刺针放置在清洗架上进行烘干 清洗工具放入酸性氧化电位水内浸泡2min或1000mg/L含氯消毒剂浸泡30min 烘干	1. 戴口罩、帽子、防护面罩、双层手套，穿隔离衣、防水围裙、防水防滑鞋。 2. 准备穿刺针清洗工具、清洁筐、黄色处置袋、清洗用水、清洗液、消毒剂、穿刺针专用清洗架。 3. 针芯和针套分开放置，浸泡5~10min，用棉签或管腔清洗刷刷洗内壁，冲洗在水面下进行，避免产生气溶胶。

（五）注意事项

1. 穿刺针应拆开清洗。

2. 穿刺针的针芯和针套要配对放置，减少包装错误。

3. 清洗时应注意避免针刺伤。

五、活检枪清洗的标准化流程

（一）概念

手工清洗去除活检枪上污染物的过程，包括冲洗、洗涤、漂洗和终末漂洗。

（二）适用范围

活检枪的清洗。

（三）目的

1. 将活检枪清洗干净，保障灭菌质量。

2. 保证活检枪的正常功能。

（四）操作流程（表2-3-5）

表2-3-5 活检枪清洗操作流程

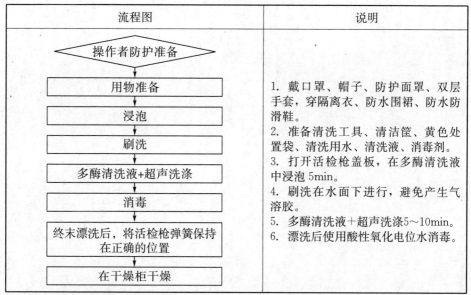

流程图	说明
操作者防护准备 ↓ 用物准备 ↓ 浸泡 ↓ 刷洗 ↓ 多酶清洗液+超声洗涤 ↓ 消毒 ↓ 终末漂洗后，将活检枪弹簧保持在正确的位置 ↓ 在干燥柜干燥	1. 戴口罩、帽子、防护面罩、双层手套，穿隔离衣、防水围裙、防水防滑鞋。 2. 准备清洗工具、清洁筐、黄色处置袋、清洗用水、清洗液、消毒剂。 3. 打开活检枪盖板，在多酶清洗液中浸泡5min。 4. 刷洗在水面下进行，避免产生气溶胶。 5. 多酶清洗液+超声洗涤5~10min。 6. 漂洗后使用酸性氧化电位水消毒。

（五）注意事项

1. 注意将关节处清洗干净。

2. 活检枪应处于弹簧松弛的位置。

六、手术动力系统清洗的标准化流程

（一）概念

对提供手术所需的动力、控制和操作的综合性能良好的动力系统进行冲洗、洗涤、漂洗、终末漂洗的过程。

（二）适用范围

所有手术动力系统的清洗。

（三）目的

1. 将手术动力系统清洗干净，保障灭菌质量。

2. 合理清洗，防止手术动力系统的损坏。

3. 延长使用寿命，节约成本。

（四）操作流程（表2-3-6）

表2-3-6 手术动力系统清洗操作流程

流程图	说明
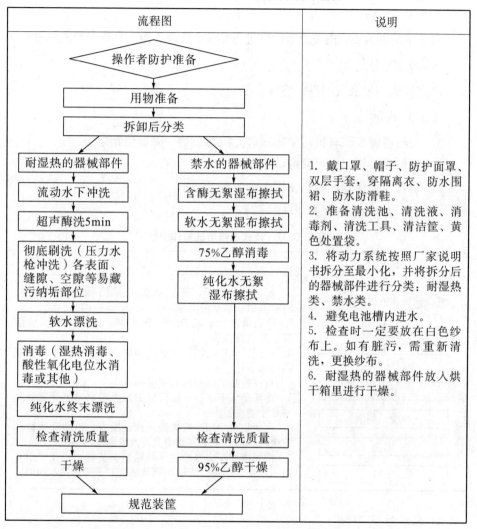	1. 戴口罩、帽子、防护面罩、双层手套，穿隔离衣、防水围裙、防水防滑鞋。 2. 准备清洗池、清洗液、消毒剂、清洗工具、清洁筐、黄色处置袋。 3. 将动力系统按照厂家说明书拆分至最小化，并将拆分后的器械部件进行分类：耐湿热类、禁水类。 4. 避免电池槽内进水。 5. 检查时一定要放在白色纱布上。如有脏污，需重新清洗，更换纱布。 6. 耐湿热的器械部件放入烘干箱里进行干燥。

（五）注意事项

1. 接触电源处不能与水接触，以防止因短路而损坏手术动力系统。

2. 严格按照厂家的指导说明进行维护、保养。

3. 器械盒应进行规范手工清洗或机洗。

七、硬式内镜清洗的标准化流程

（一）概念

对手术所需的硬式内镜及其附件进行冲洗、洗涤、漂洗、终末漂洗的过程。

（二）适用范围

所有硬式内镜及其附件的清洗。

（三）目的

1. 去除器械表面有机污染物或者无机污染物，降低生物危害。

2. 为患者提供安全可靠的诊疗器械。

3. 进行维护保养，延长使用寿命，降低成本。

（四）操作流程（表2-3-7）

表2-3-7 硬式内镜清洗操作流程

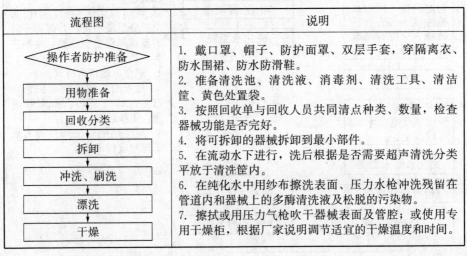

流程图	说明
操作者防护准备 用物准备 回收分类 拆卸 冲洗、刷洗 漂洗 干燥	1. 戴口罩、帽子、防护面罩、双层手套，穿隔离衣、防水围裙、防水防滑鞋。 2. 准备清洗池、清洗液、消毒剂、清洗工具、清洁筐、黄色处置袋。 3. 按照回收单与回收人员共同清点种类、数量，检查器械功能是否完好。 4. 将可拆卸的器械拆卸到最小部件。 5. 在流动水下进行，洗后根据是否需要超声清洗分类平放于清洗筐内。 6. 在纯化水中用纱布擦洗表面、压力水枪冲洗残留在管道内和器械上的多酶清洗液及松脱的污染物。 7. 擦拭或用压力气枪吹干器械表面及管腔；或使用专用干燥柜，根据厂家说明调节适宜的干燥温度和时间。

（五）注意事项

1. 硬式内镜属精密器械，价格昂贵，回收和配送时应使用减震设备，避免运送不当造成损坏。

2. 应及时清点种类、数量，检查质量，发现问题及时反馈，如存在质量问题时可立即拍照，作为解决问题的依据。

3. 贵重易损坏的光学镜头，一定要轻拿轻放，单独处理。

4. 控制好水温：手工清洗15~30℃，超声清洗≤45℃（40℃时空化效应最好）。

5. 处置过程中均应防止器械混装，以免器械不配套影响手术的进行。

6. 对于结构复杂的精密器械，在清洗时要拆卸到最小部件。拆卸下来的零配件要小心保管（清洗筐和器械盘孔径≤0.4mm），防止遗失。

7. 清洗过程中要保护功能端。

8. 刷洗器械必须在流动水液面下进行。

9. 关节部、外壁选择软毛刷、纱布或海绵球进行清洗。对于管腔器械，必须进行管腔内壁的刷洗、冲洗。彻底刷洗器械的轴节部、弯曲部、管腔内，再用压力水枪反复冲洗管腔内壁，出水口放在水面下。对于无法拆卸的物件一定要加强清洗其管道、关节和齿纹。

10. 管腔器械在多酶清洗液里浸泡时，一定要将管腔内注满清洗液。

11. 选择低泡、易冲洗、无残留的清洗液。

12. 带光源的线头和气腹管、电凝线应与其他器械分开清洗，电源插头处不能直接用水清洗，可用75%乙醇纱布擦拭以免漏电损伤。电凝线、气腹管应以大小适宜的弧度盘绕，无锐角及直角。

13. 清洗液现配现用，一洗一换。

14. 光学目镜清洗时不能用毛刷或硬性的清洗物品，只能用纱布或镜头拭纸擦洗，以免划伤镜面。不应采用机械清洗方法，禁止超声清洗。

15. 不能用钢丝球刷洗器械及物品。

16. 合理使用超声清洗，根据器械材质、性能，选择适宜的超声清洗时间和频率。

17. 如有全自动清洗消毒器，建议使用清洗消毒器进行消毒、润滑与干燥。清洗消毒器的管道冲洗系统能对管腔内壁进行彻底消毒、润滑与干燥。

18. 包装时应对器械关节、齿槽处进行润滑保养。

八、胃肠镜清洗的标准化流程

（一）概念

对胃肠镜进行冲洗、洗涤、漂洗、终末漂洗的过程。

（二）适用范围

胃肠镜的清洗。

（三）目的

1. 去除胃肠镜表面有机污染物或者无机污染物，降低生物危害。

2. 为患者提供安全可靠的诊疗器械。

3. 对胃肠镜进行维护保养，延长其使用寿命，降低成本。

（四）操作流程（表2-3-8）

表2-3-8　胃肠镜清洗操作流程

流程图	说明
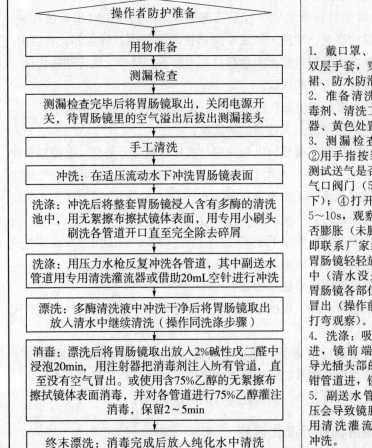	1. 戴口罩、帽子、防护面罩、双层手套，穿隔离衣、防水围裙、防水防滑鞋。 2. 准备清洗池、清洗液、消毒剂、清洗工具、空针、测漏器、黄色处置袋。 3. 测漏检查：①连接电源；②用手指按装置内的金属棒，测试送气是否正常；③连接通气口阀门（5个按钮帽均需取下）；④打开开关按钮，通气5~10s，观察镜前端弯曲部是否膨胀（未膨胀视为漏气，立即联系厂家维修）；⑤将整套胃肠镜轻轻放入准备好的清水中（清水没过胃肠镜），观察胃肠镜各部位有无持续性水泡冒出（操作前端需在水中反复打弯观察）。 4. 洗涤：吸引按钮处45°管道进，镜前端出；90°管道进，导光插头部的水通道口出；送钳管道进，镜前端出。 5. 副送水管道因口径小，水压会导致镜腔受损，故使用专用清洗灌流器或20mL空针冲洗。 6. 吹管腔内水分时，出口端下垫白色纱布观察清洗质量，若纱布视有污染物，则重复洗涤、漂洗、消毒、终末漂洗步骤直至彻底干净。 7. 收拾用物，清洁清洗工具及仪器备用。

流程图内容：操作者防护准备 → 用物准备 → 测漏检查 → 测漏检查完毕后将胃肠镜取出，关闭电源开关，待胃肠镜里的空气溢出后拔出测漏接头 → 手工清洗 → 冲洗：在适压流动水下冲洗胃肠镜表面 → 洗涤：冲洗后将整套胃肠镜浸入含有多酶的清洗池中，用无絮擦布擦拭镜体表面，用专用小刷头刷洗各管道开口直至完全除去碎屑 → 洗涤：用压力水枪反复冲洗各管道，其中副送水管道用专用清洗灌流器或借助20mL空针进行冲洗 → 漂洗：多酶清洗液中冲洗干净后将胃肠镜取出放入清水中继续清洗（操作同洗涤步骤）→ 消毒：漂洗后将胃肠镜取出放入2%碱性戊二醛中浸泡20min，用注射器把消毒剂注入所有管道，直至没有空气冒出。或使用含75%乙醇的无絮擦布擦拭镜体表面消毒，并对各管道进行75%乙醇灌注消毒，保留2~5min → 终末漂洗：消毒完成后放入纯化水中清洗（操作同洗涤步骤）后取出 → 干燥：用无絮擦布擦拭镜体表面，用适压气枪干燥各管道 → 按常规手工清洗流程处理各按钮帽、注水瓶、胃肠镜装置盒及其他附件 → 清洗完毕整套胃肠镜后，用专用篮筐盛装（注意镜前端的保护），当面清点并交于包装人员

（五）注意事项

1. 胃肠镜属于精密器械，价格昂贵，应轻拿轻放，避免损坏，发现问题要及时反馈。

2. 清洗过程中注意保护前端镜头。

3. 清洗液一洗一换，现配现用。

4. 清洗镜头时不能用毛刷或硬性的清洗物品，只能用纱布或镜头试纸擦洗。

九、软式内镜清洗的标准化流程

（一）概念

对软式内镜进行清洗的过程。

（二）适用范围

软式内镜的清洗。

（三）目的

1. 去除软式内镜表面有机污染物或者无机污染物，降低生物危害。

2. 为患者提供安全可靠的诊疗器械。

3. 对软式内镜进行维护保养，延长其使用寿命，降低成本。

（四）操作流程（表2-3-9）

表2-3-9 软式内镜清洗操作流程

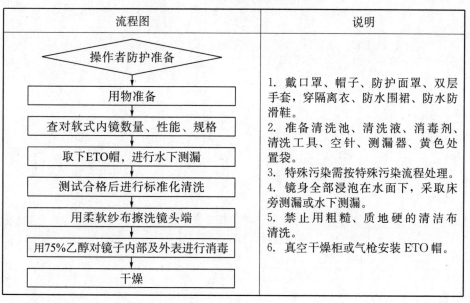

流程图	说明
操作者防护准备 → 用物准备 → 查对软式内镜数量、性能、规格 → 取下ETO帽，进行水下测漏 → 测试合格后进行标准化清洗 → 用柔软纱布擦洗镜头端 → 用75%乙醇对镜子内部及外表进行消毒 → 干燥	1. 戴口罩、帽子、防护面罩、双层手套，穿隔离衣、防水围裙、防水防滑鞋。 2. 准备清洗池、清洗液、消毒剂、清洗工具、空针、测漏器、黄色处置袋。 3. 特殊污染需按特殊污染流程处理。 4. 镜身全部浸泡在水面下，采取床旁测漏或水下测漏。 5. 禁止用粗糙、质地硬的清洁布清洗。 6. 真空干燥柜或气枪安装ETO帽。

（五）注意事项

1. 清洗浸泡时，需取下 ETO 帽。

2. 灭菌时，需盖上 ETO 帽。

3. 镜头端用柔软纱布清洗。

4. 专用盒固定转运、灭菌。

十、牙科手机清洗的标准化流程

（一）概念

对完成打磨、切割、抛光牙体的手持工具进行冲洗、洗涤、漂洗、终末漂洗的过程。

（二）适用范围

两孔（驱动气、水）、三孔（驱动气、水、雾化气）、四孔（驱动气、水、雾化气、回气）和光纤六孔（驱动气、水、雾化气、回气及两根电极柱）手机的清洗。

（三）目的

1. 去除器械表面有机污染物或者无机污染物，降低生物危害。

2. 为患者提供安全可靠的诊疗器械。

3. 对牙科手机进行维护保养，延长其使用寿命，降低成本。

（四）操作流程（表2-3-10）

表2-3-10 牙科手机清洗操作流程

流程图	说明
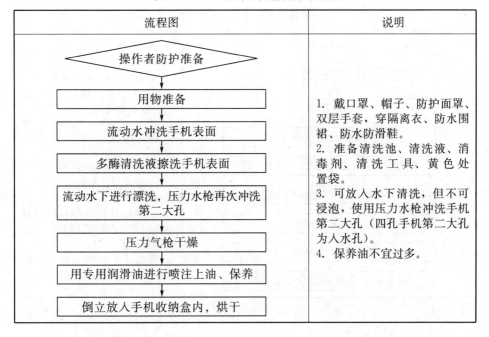	1. 戴口罩、帽子、防护面罩、双层手套，穿隔离衣、防水围裙、防水防滑鞋。 2. 准备清洗池、清洗液、消毒剂、清洗工具、黄色处置袋。 3. 可放入水下清洗，但不可浸泡，使用压力水枪冲洗手机第二大孔（四孔手机第二大孔为入水孔）。 4. 保养油不宜过多。

（五）注意事项

1. 严格按照厂家的指导说明进行维护保养。

2. 精密、贵重器械功能端有损时，要及时与使用科室沟通，妥善处理或及时更换。

3. 如器械功能损坏严重，应及时更换或报废。

十一、眼科超声乳化（I/A）手柄清洗的标准化流程

（一）概念

清洗对眼部晶体进行乳化、抽吸、灌注的器械的过程。

（二）适用范围

眼科手术精密器械的清洗。

（三）目的

1. 去除器械表面有机污染物或者无机污染物，降低生物危害。

2. 为患者提供安全可靠的手术治疗器械。

3. 维护保养，延长使用寿命，降低成本。

（四）操作流程（表2—3—11）

表2—3—11 眼科超声乳化（I/A）手柄清洗操作流程

流程图	说明
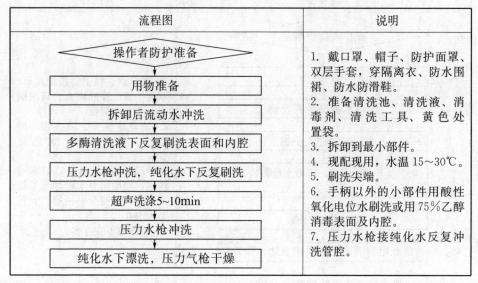	1. 戴口罩、帽子、防护面罩、双层手套，穿隔离衣、防水围裙、防水防滑鞋。 2. 准备清洗池、清洗液、消毒剂、清洗工具、黄色处置袋。 3. 拆卸到最小部件。 4. 现配现用，水温15~30℃。 5. 刷洗尖端。 6. 手柄以外的小部件用酸性氧化电位水刷洗或用75%乙醇消毒表面及内腔。 7. 压力水枪接纯化水反复冲洗管腔。

（五）注意事项

1. 清洗时，需拆卸到最小部件。

2. 水下刷洗，避免产生气溶胶。

十二、耳鼻喉科异形不可拆卸管腔器械清洗的标准化流程

（一）概念

清洗耳鼻喉科手术中用到的不可拆卸管腔器械的过程。

（二）适用范围

耳鼻喉科异形不可拆卸管腔器械的清洗。

（三）目的

1. 去除器械表面有机污染物或者无机污染物，降低生物危害。

2. 为患者提供安全可靠的手术治疗器械。

3. 维护保养，延长使用寿命，降低成本。

（四）操作流程（表2-3-12）

表2-3-12 耳鼻喉科异形不可拆卸管腔器械清洗操作流程

流程图	说明
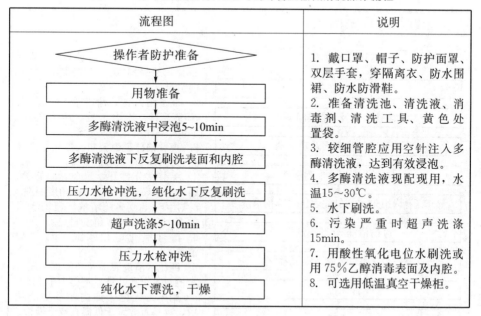	1. 戴口罩、帽子、防护面罩、双层手套，穿隔离衣、防水围裙、防水防滑鞋。 2. 准备清洗池、清洗液、消毒剂、清洗工具、黄色处置袋。 3. 较细管腔应用空针注入多酶清洗液，达到有效浸泡。 4. 多酶清洗液现配现用，水温15~30℃。 5. 水下刷洗。 6. 污染严重时超声洗涤15min。 7. 用酸性氧化电位水刷洗或用75%乙醇消毒表面及内腔。 8. 可选用低温真空干燥柜。

（五）注意事项

1. 清洗时，刷洗在水下进行，避免产生气溶胶。

2. 清洗后，去除表面多余水分后再放入低温真空干燥柜。

十三、3代达芬奇机器人（操作臂）清洗的标准化流程

（一）概念

对3代达芬奇机器人（操作臂）进行冲洗、洗涤、漂洗、终末漂洗的过程。

（二）适用范围

3代达芬奇机器人（操作臂）的清洗。

（三）目的

1. 去除操作臂表面有机污染物或者无机污染物，降低生物危害。

2. 为患者提供安全可靠的手术治疗器械。

3. 维护保养，延长使用寿命，降低成本。

（四）操作流程（表 2—3—13）

表 2—3—13　3 代达芬奇机器人（操作臂）清洗操作流程

流程图	说明
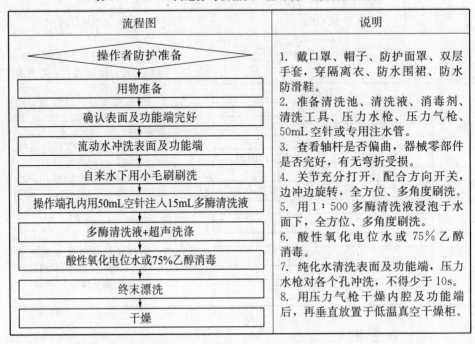	1. 戴口罩、帽子、防护面罩、双层手套，穿隔离衣、防水围裙、防水防滑鞋。 2. 准备清洗池、清洗液、消毒剂、清洗工具、压力水枪、压力气枪、50mL 空针或专用注水管。 3. 查看轴杆是否偏曲，器械零部件是否完好，有无弯折受损。 4. 关节充分打开，配合方向开关，边冲边旋转，全方位、多角度刷洗。 5. 用 1∶500 多酶清洗液浸泡于水面下，全方位、多角度刷洗。 6. 酸性氧化电位水或 75% 乙醇消毒。 7. 纯化水清洗表面及功能端，压力水枪对各个孔冲洗，不得少于 10s。 8. 用压力气枪干燥内腔及功能端后，再垂直放置于低温真空干燥柜。

流程图内容：
操作者防护准备 → 用物准备 → 确认表面及功能端完好 → 流动水冲洗表面及功能端 → 自来水下用小毛刷刷洗 → 操作端孔内用 50mL 空针注入 15mL 多酶清洗液 → 多酶清洗液+超声洗涤 → 酸性氧化电位水或 75% 乙醇消毒 → 终末漂洗 → 干燥

（五）注意事项

1. 清洗时严格检查操作端功能状态。

2. 转运过程中轻拿轻放。

3. 清洗后，去除表面多余水分后，再放入低温真空干燥柜。

4. 清洗时检查使用次数是否过期，≥10 次时，及时到设备库房更换，然后再包装。

十四、4 代达芬奇机器人（内镜）清洗的标准化流程

（一）概念

对 4 代达芬奇机器人（内镜）进行清洗的过程。

（二）适用范围

4 代达芬奇机器人（内镜）的清洗。

（三）目的

1. 去除内镜表面有机污染物或者无机污染物，降低生物危害。

2. 为患者提供安全可靠的手术治疗器械。

3. 维护保养，延长使用寿命，降低成本。

（四）操作流程（表2-3-14）

表2-3-14 4代达芬奇机器人（内镜）清洗操作流程

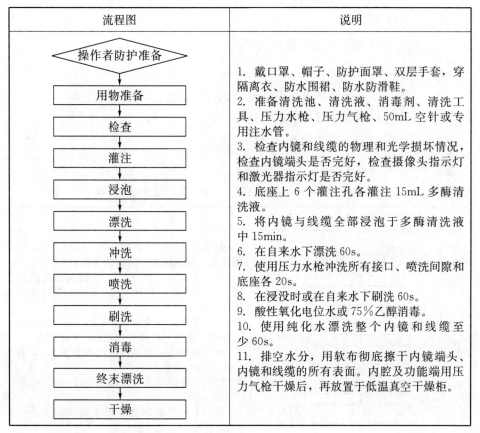

流程图	说明
操作者防护准备 ↓ 用物准备 ↓ 检查 ↓ 灌注 ↓ 浸泡 ↓ 漂洗 ↓ 冲洗 ↓ 喷洗 ↓ 刷洗 ↓ 消毒 ↓ 终末漂洗 ↓ 干燥	1. 戴口罩、帽子、防护面罩、双层手套，穿隔离衣、防水围裙、防水防滑鞋。 2. 准备清洗池、清洗液、消毒剂、清洗工具、压力水枪、压力气枪、50mL空针或专用注水管。 3. 检查内镜和线缆的物理和光学损坏情况，检查内镜端头是否完好，检查摄像头指示灯和激光器指示灯是否完好。 4. 底座上6个灌注孔各灌注15mL多酶清洗液。 5. 将内镜与线缆全部浸泡于多酶清洗液中15min。 6. 在自来水下漂洗60s。 7. 使用压力水枪冲洗所有接口、喷洗间隙和底座各20s。 8. 在浸没时或在自来水下刷洗60s。 9. 酸性氧化电位水或75％乙醇消毒。 10. 使用纯化水漂洗整个内镜和线缆至少60s。 11. 排空水分，用软布彻底擦干内镜端头、内镜和线缆的所有表面。内腔及功能端用压力气枪干燥后，再放置于低温真空干燥柜。

（五）注意事项

1. 清洗时严格检查端头功能状态。

2. 转运过程中轻拿轻放。

3. 清洗后，去除表面多余水分后，再放入低温真空干燥柜。

十五、4代达芬奇机器人(操作臂)清洗的标准化流程

(一)概念

对4代达芬奇机器人(操作臂)进行清洗的过程。

(二)适用范围

4代达芬奇机器人(操作臂)的清洗。

(三)目的

1. 去除操作臂表面有机污染物或者无机污染物,降低生物危害。

2. 为患者提供安全可靠的手术治疗器械。

3. 维护保养,延长使用寿命,降低成本。

(四)操作流程(表2-3-15)

表2-3-15 4代达芬奇机器人(操作臂)清洗操作流程

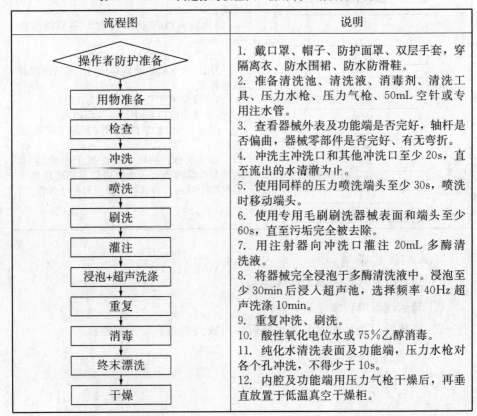

流程图	说明
操作者防护准备 → 用物准备 → 检查 → 冲洗 → 喷洗 → 刷洗 → 灌注 → 浸泡+超声洗涤 → 重复 → 消毒 → 终末漂洗 → 干燥	1. 戴口罩、帽子、防护面罩、双层手套,穿隔离衣、防水围裙、防水防滑鞋。 2. 准备清洗池、清洗液、消毒剂、清洗工具、压力水枪、压力气枪、50mL空针或专用注水管。 3. 查看器械外表及功能端是否完好,轴杆是否偏曲,器械零部件是否完好、有无弯折。 4. 冲洗主冲洗口和其他冲洗口至少20s,直至流出的水清澈为止。 5. 使用同样的压力喷洗端头至少30s,喷洗时移动端头。 6. 使用专用毛刷刷洗器械表面和端头至少60s,直至污垢完全被去除。 7. 用注射器向冲洗口灌注20mL多酶清洗液。 8. 将器械完全浸泡于多酶清洗液中。浸泡至少30min后浸入超声池,选择频率40Hz超声洗涤10min。 9. 重复冲洗、刷洗。 10. 酸性氧化电位水或75%乙醇消毒。 11. 纯化水清洗表面及功能端,压力水枪对各个孔冲洗,不得少于10s。 12. 内腔及功能端用压力气枪干燥后,再垂直放置于低温真空干燥柜。

（五）注意事项

1. 清洗时严格检查操作端功能状态。

2. 转运过程中轻拿轻放。

3. 清洗后，去除表面多余水分后，再放入低温真空干燥柜。

4. 清洗时检查使用次数是否过期，≥10 次时，及时到设备库更换。

十六、清洗工具清洗的标准化流程

（一）概念

对手工清洗过程中使用的工具进行清洗的过程。

（二）适用范围

清洗刷、管腔刷、清洗盆、清洗池等清洗工具的清洗。

（三）目的

1. 去除清洗工具上的污染物。

2. 备用。

3. 避免二次污染。

（四）操作流程（表 2－3－16）

表 2－3－16 清洗工具清洗操作流程

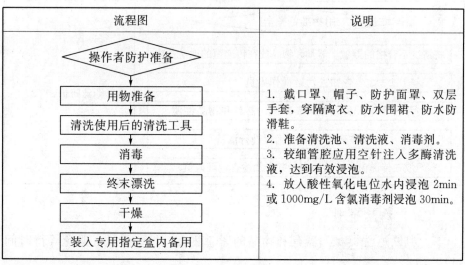

流程图	说明
操作者防护准备 → 用物准备 → 清洗使用后的清洗工具 → 消毒 → 终末漂洗 → 干燥 → 装入专用指定盒内备用	1. 戴口罩、帽子、防护面罩、双层手套，穿隔离衣、防水围裙、防水防滑鞋。 2. 准备清洗池、清洗液、消毒剂。 3. 较细管腔应用空针注入多酶清洗液，达到有效浸泡。 4. 放入酸性氧化电位水内浸泡 2min 或 1000mg/L 含氯消毒剂浸泡 30min。

（五）注意事项

1. 做好职业防护。

2. 出现清洗刷刷毛变形的情况时，及时更换。

3. 消毒浸泡时间不能少于规定时间。

4. 消毒剂应现配现用。

十七、返洗器械、器具和物品清洗的标准化流程

（一）概念

经过清洗后，仍存在污渍、血渍、锈迹等，需要返回重新清洗的器械、器具和物品进行再清洗的过程。

（二）适用范围

所有清洗后仍存在污渍、血渍、锈迹等器械、器具和物品的清洗。

（三）目的

1. 将存在清洗质量问题的器械、器具和物品重新清洗以达到清洗质量要求。

2. 清洗干燥完成才能为包装和灭菌做好准备工作。

（四）操作流程（表2—3—17）

表2—3—17　返洗器械、器具和物品清洗操作流程

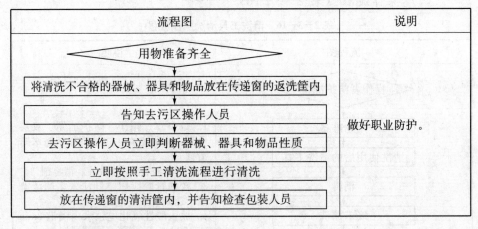

流程图	说明
用物准备齐全　　将清洗不合格的器械、器具和物品放在传递窗的返洗筐内　　告知去污区操作人员　　去污区操作人员立即判断器械、器具和物品性质　　立即按照手工清洗流程进行清洗　　放在传递窗的清洁筐内，并告知检查包装人员	做好职业防护。

（五）注意事项

1. 判断返洗器械、器具和物品的紧急程度，组织清洗，避免等待时间过长。

2. 按照手工清洗程序操作。

十八、除锈器械、器具清洗的标准化流程

（一）概念

用配制的除锈剂去除器械、器具表面的锈迹、锈渍的流程。

（二）适用范围

有锈迹、锈渍的器械、器具的清洗。

（三）目的

1. 将清洗后有锈迹、锈渍的器械、器具重新清洗以达到清洗质量要求。

2. 合理对器械、器具进行除锈和保护，有利于延长器械、器具寿命，降低成本。

（四）操作流程（表2−3−18）

表2−3−18　除锈器械、器具清洗操作流程

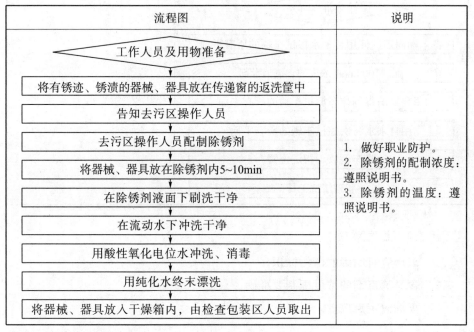

流程图	说明
工作人员及用物准备 将有锈迹、锈渍的器械、器具放在传递窗的返洗筐中 告知去污区操作人员 去污区操作人员配制除锈剂 将器械、器具放在除锈剂内5~10min 在除锈剂液面下刷洗干净 在流动水下冲洗干净 用酸性氧化电位水冲洗、消毒 用纯化水终末漂洗 将器械、器具放入干燥箱内，由检查包装区人员取出	1. 做好职业防护。 2. 除锈剂的配制浓度：遵照说明书。 3. 除锈剂的温度：遵照说明书。

（五）注意事项

1. 除锈剂的浓度应配制准确。

2. 除锈的时间要把握精确，避免时间过长造成器械、器具损伤。

3. 对于锈迹严重、无法处理的器械、器具，应更换。

十九、运送车辆清洗的标准化流程

（一）概念

对运送车辆进行有效的清洗的过程。

（二）适用范围

所有转运器械的运送车辆的清洗。

（三）目的

将车辆清洗，便于重复使用和避免交叉感染。

（四）操作流程（表2—3—19）

表2—3—19　运送车辆清洗操作流程

流程图	说明
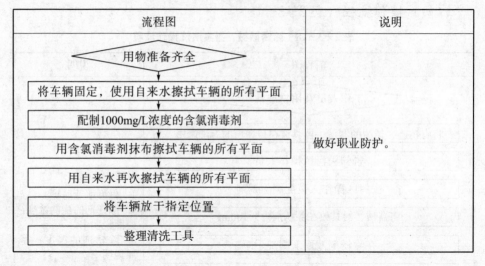	做好职业防护。

（五）注意事项

1. 车辆应有明确的清污标识。
2. 含氯消毒剂的浓度配制要准确。
3. 车辆应定点放置。

二十、器械、器具和物品装筐的标准化流程

（一）概念

将器械、器具和物品规范摆放于清洗筐内，进入全自动清洗机清洗的过程。

（二）适用范围

需全自动清洗机清洗的器械、器具和物品的装筐。

（三）目的

1. 将用后的器械、器具和物品有序地放入清洗筐内，有利于清洗，保证清洗质量。

2. 合理装筐有助于避免器械、器具和物品损伤及遗失。

（四）操作流程（表2-3-20）

表2-3-20　器械、器具和物品装筐操作流程

流程图	说明
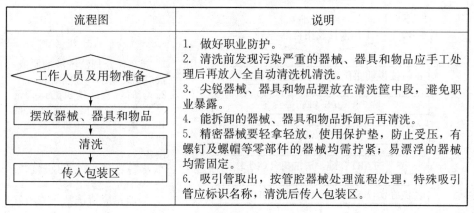	1. 做好职业防护。 2. 清洗前发现污染严重的器械、器具和物品应手工处理后再放入全自动清洗机清洗。 3. 尖锐器械、器具和物品摆放在清洗筐中段，避免职业暴露。 4. 能拆卸的器械、器具和物品拆卸后再清洗。 5. 精密器械要轻拿轻放，使用保护垫，防止受压，有螺钉及螺帽等零部件的器械均需拧紧；易漂浮的器械均需固定。 6. 吸引管取出，按管腔器械处理流程处理，特殊吸引管应标识名称，清洗后传入包装区。

（五）注意事项

1. 所有轴节均要打开，方向一致，放置于支撑架上。

2. 器械、器具和物品不能超出清洗筐，避免影响清洗。

3. 有螺钉及螺帽等零部件的器械均需拧紧。

4. 吸引管取出，按管腔器械流程处理。

5. 血管夹等应取出，手工刷洗。

6. 咬骨钳、大钢剪等复杂器械要检查咬口处，有骨渣、组织等要取出，手工刷洗。

7. 精密器械轻拿轻放，防止受压。

8. 要正确选择清洗程序。

二十一、清洗机清洗液添加的标准化流程

（一）概念

为全自动多舱清洗机添加清洗液的操作。

（二）适用范围

全自动多舱清洗机清洗液的添加。

（三）目的

正确添加全自动多舱清洗机清洗液，保证全自动多舱清洗机正常使用，延长使用寿命。

（四）操作流程（表2-3-21）

表2-3-21　清洗机清洗液添加操作流程

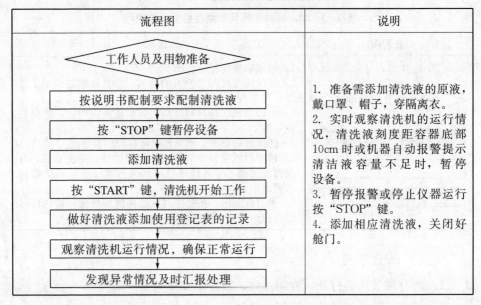

流程图	说明
工作人员及用物准备 按说明书配制要求配制清洗液 按"STOP"键暂停设备 添加清洗液 按"START"键，清洗机开始工作 做好清洗液添加使用登记表的记录 观察清洗机运行情况，确保正常运行 发现异常情况及时汇报处理	1. 准备需添加清洗液的原液，戴口罩、帽子，穿隔离衣。 2. 实时观察清洗机的运行情况，清洗液刻度距容器底部10cm时或机器自动报警提示清洁液容量不足时，暂停设备。 3. 暂停报警或停止仪器运行按"STOP"键。 4. 添加相应清洗液，关闭好舱门。

（五）注意事项

1. 做好职业防护。

2. 全自动清洗机原则上须使用与之相配套的清洗液。

3. 正确添加相应清洗液，避免添加错误，导致设备故障或清洗质量不合格。

4. 定期清洗清洗液存储罐，避免清洗液沉积，导致设备故障。

二十二、多舱清洗机操作标准化流程

（一）概念

对器械、器具和物品进行冲洗、洗涤、超声、漂洗、上油、消毒、干燥的一体式清洗设备的规范操作。

（二）适用范围

全自动多舱清洗机的操作。

（三）目的

1. 替代部分手工清洗，减小劳动强度。

2. 清洗设备循环持续工作，提高工作效率。

3. 按照设定程序运行，避免主观性程序省略，保证清洗质量。

4. 应用热力消毒，保证操作的安全性。

（四）操作流程（表2-3-22）

表2-3-22 多舱清洗机操作流程

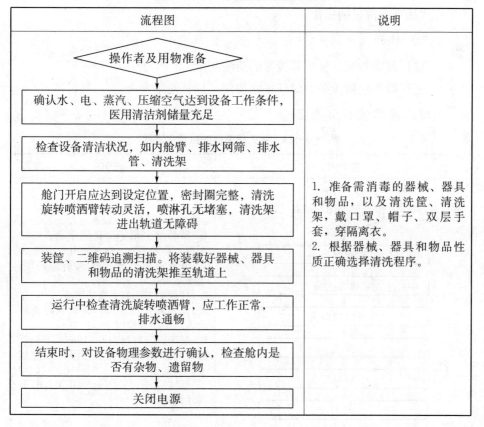

流程图	说明
操作者及用物准备 确认水、电、蒸汽、压缩空气达到设备工作条件，医用清洁剂储量充足 检查设备清洁状况，如内舱臂、排水网筛、排水管、清洗架 舱门开启应达到设定位置，密封圈完整，清洗旋转喷洒臂转动灵活，喷淋孔无堵塞，清洗架进出轨道无障碍 装筐、二维码追溯扫描。将装载好器械、器具和物品的清洗架推至轨道上 运行中检查清洗旋转喷洒臂，应工作正常，排水通畅 结束时，对设备物理参数进行确认，检查舱内是否有杂物、遗留物 关闭电源	1. 准备需消毒的器械、器具和物品，以及清洗筐、清洗架，戴口罩、帽子、双层手套，穿隔离衣。 2. 根据器械、器具和物品性质正确选择清洗程序。

（五）注意事项

1. 确认电源箱内机器的总电源及排风开关已打开。

2. 确认软化水和纯化水管路上的阀门、蒸汽管路上的阀门、压缩空气管路上的阀门均已打开。

3. 检查医用清洁剂及润滑油等的液面高度，确认有充足的剂量。

4. 运行结束后确定机器腔内清洗架均已执行完程序并已传送至清洁区后，再关闭程序，并操作面板将系统返回至待机状态。

二十三、台式超声清洗机操作标准化流程

（一）概念

对能进行空化效应清洗的器械、器具和物品使用台式超声清洗机进行清洗的规范操作。

（二）适用范围

台式超声清洗机的操作。

（三）目的

1. 保证精密器械、管腔器械等的清洗质量。

2. 正确操作仪器设备，保证正常使用，延长使用寿命。

（四）操作流程（表2-3-23）

表2-3-23 台式超声清洗机操作流程

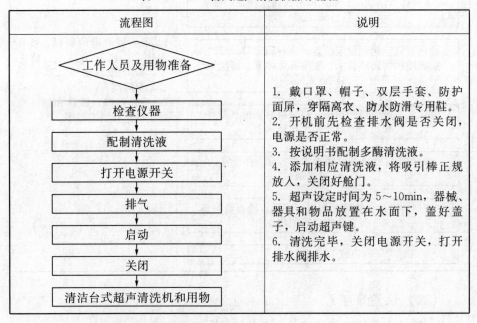

流程图	说明
工作人员及用物准备 ↓ 检查仪器 ↓ 配制清洗液 ↓ 打开电源开关 ↓ 排气 ↓ 启动 ↓ 关闭 ↓ 清洁台式超声清洗机和用物	1. 戴口罩、帽子、双层手套、防护面屏，穿隔离衣、防水防滑专用鞋。 2. 开机前先检查排水阀是否关闭，电源是否正常。 3. 按说明书配制多酶清洗液。 4. 添加相应清洗液，将吸引棒正规放入，关闭好舱门。 5. 超声设定时间为5~10min，器械、器具和物品放置在水面下，盖好盖子，启动超声键。 6. 清洗完毕，关闭电源开关，打开排水阀排水。

（五）注意事项

1. 在注水和排水时关闭电源。

2. 保持控制面板及水箱周围清洁干燥。

3. 机器运行时，勿将手伸入水箱。

4. 保持溶液在水位线上，保证仪器正常运转。

5. 将器械、器具和物品放在篮筐内，并充分浸没。

6. 程序已设定，勿擅自更改。

第四节 消毒

消毒是对细菌杀伤性较低的处理方式，器械、器具和物品消毒处理包括器械、器具和物品清洗后进行消毒处理的过程和方法。虽然消毒可以杀死大多数已知的病原微生物，但不一定能杀灭所有的微生物形式，如细菌芽孢。消毒供应中心清洗后的器械、器具和物品在包装前应进行消毒处理，以保证操作人员及患者安全。消毒供应中心清洗后的器械、器具和物品应达到高水平消毒。目前常用的消毒方法有物理消毒法（湿热消毒法和热消毒法）和化学消毒法（含氯消毒剂消毒法、酸性氧化电位水消毒法和 75％乙醇消毒法）。

一、湿热消毒

（一）概念

利用湿热使菌体蛋白质变性或凝固，酶失去活性，代谢发生障碍，致使细胞死亡，如煮沸消毒法。

（二）适用范围

耐热、耐湿器械、器具和物品的消毒。

（三）目的

使用沸水的热能杀灭一切细菌的繁殖体，达到消毒目的。

（四）操作流程（图 2-4-1）

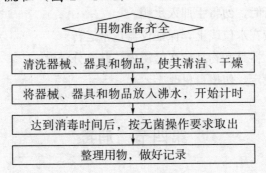

图 2-4-1　湿热消毒操作流程图

（五）注意事项

1. 易损坏的器械、器具和物品用纱布包好再放入水中，以免沸腾时互相碰撞。

2. 水要完全淹没消毒的器械、器具和物品。

3. 煮沸消毒应加盖。

4. 塑料制品要待水煮沸后再放入，控制好时间。

5. 加入 2% 碳酸钠，可防锈，并可提高沸点，加速微生物死亡。

二、含氯消毒剂的配制

（一）概念

根据器械、器具和物品污染的情况配制相应浓度的含氯消毒剂的过程。

（二）适用范围

含氯消毒剂的配制。

（三）目的

1. 检查含氯消毒剂的有效性，避免使用不合格产品。

2. 检查含氯消毒剂配制浓度的有效性，保障医疗安全。

3. 监视性监测，为追溯和记录提供数据和资料。

（四）操作流程（表2-4-1）

表2-4-1　含氯消毒剂配制流程

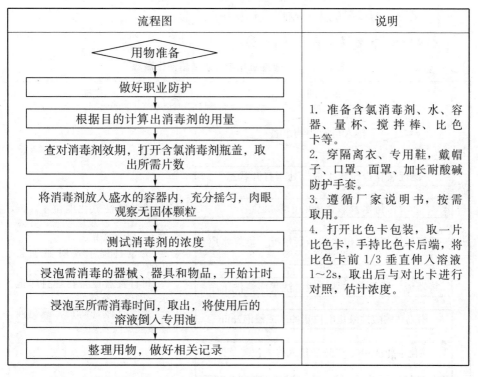

流程图	说明
用物准备 → 做好职业防护 → 根据目的计算出消毒剂的用量 → 查对消毒剂效期，打开含氯消毒剂瓶盖，取出所需片数 → 将消毒剂放入盛水的容器内，充分摇匀，肉眼观察无固体颗粒 → 测试消毒剂的浓度 → 浸泡需消毒的器械、器具和物品，开始计时 → 浸泡至所需消毒时间，取出，将使用后的溶液倒入专用池 → 整理用物，做好相关记录	1. 准备含氯消毒剂、水、容器、量杯、搅拌棒、比色卡等。 2. 穿隔离衣、专用鞋，戴帽子、口罩、面罩、加长耐酸碱防护手套。 3. 遵循厂家说明书，按需取用。 4. 打开比色卡包装，取一片比色卡，手持比色卡后端，将比色卡前1/3垂直伸入溶液1~2s，取出后与对比卡进行对照，估计浓度。

（五）注意事项

1. 做好职业防护，防止化学制剂对皮肤、黏膜的损伤。

2. 根据处理器械、器具和物品的污染程度确定配制的方法。

3. 含氯消毒剂应现配现用。

4. 做好含氯消毒剂使用情况的记录，包括时间、浓度、污染物的类型、操作人员等。

三、酸性氧化电位水消毒法

（一）概念

用有效的酸性氧化电位水对器械、器具和物品进行消毒处理的方法。

（二）适用范围

耐酸、耐腐蚀器械、器具及物品的消毒处理。

（三）目的

1. 正确操作酸性氧化电位水生成器，保证酸碱水的正常供给和使用。

2. 保障仪器设备的正常使用，延长使用寿命。

（四）操作流程（表2-4-2）

表2-4-2　酸性氧化电位水消毒操作流程

流程图	说明
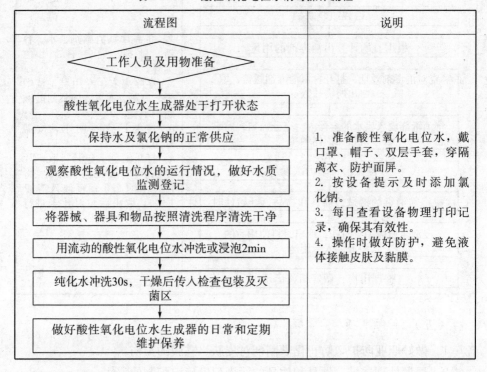	1. 准备酸性氧化电位水，戴口罩、帽子、双层手套，穿隔离衣、防护面屏。 2. 按设备提示及时添加氯化钠。 3. 每日查看设备物理打印记录，确保其有效性。 4. 操作时做好防护，避免液体接触皮肤及黏膜。

（五）注意事项

1. 做好职业防护。

2. 使用者在使用酸性氧化电位水之前，必须先确定其 pH 值及有效氯浓度。

3. 酸性氧化电位水的有效氯在短时间内就会消失，因此消毒必须在流动水状态下进行。

4. 酸性氧化电位水对不锈钢无腐蚀性，对铜、铁、铝等金属有腐蚀性，应慎用。酸性氧化电位水长时间排放可造成排水管路的腐蚀，故应每次排放后再排放少量碱性还原电位水或自来水。

四、乙醇消毒法

（一）概念

用 75% 乙醇对器械、器具和物品进行消毒处理的方法。

（二）适用范围

不耐热器械、器具和物品的消毒。

（三）目的

1. 使用化学消毒剂处理好待消毒器械、器具和物品。利用乙醇能渗入细菌体内，吸收细菌蛋白质的水分，使组成细菌的蛋白质凝固，引起蛋白质变性和沉淀的原理达到消毒的目的。

2. 符合消毒供应中心的国家规范和要求。

（四）操作流程（图 2-4-2）

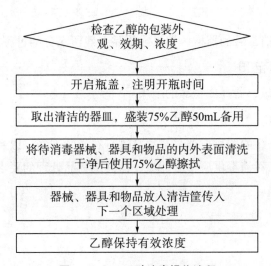

图 2-4-2　乙醇消毒操作流程

（五）注意事项

1. 保持乙醇浓度的有效性，一用一换。

2. 器械、器具和物品消毒前要清洗干净并干燥。

3. 当天的乙醇要尽量用完，倒出来未使用的乙醇第二天不能再使用。

第五节　干燥

　　器械、器具或物品经过清洗后表面仍有水分存在，而水是细菌滋生的基本条件，在有水和适宜的温度下细菌会繁殖，从而影响器械、器具或物品清洗后的消毒质量，故在包装前需将器械、器具或物品进行干燥处理。器械、器具或物品干燥是指将经过清洗、消毒后的器械、器具或物品，进一步去除残留水分的过程。器械、器具或物品干燥能防止细菌污染，确保消毒后直接使用器械、器具或物品的清洗质量，提高器械、器具或物品的灭菌质量，保护检查包装区的包装人员。

一、干燥箱干燥

（一）概念

去除清洗、消毒后的器械、器具或物品上残留水分的过程。

（二）适用范围

耐热材质器械、器具或物品的干燥。

（三）目的

1. 将清洗干净的器械、器具或物品进行有效的干燥，以利于检查和包装。
2. 符合国家对消毒供应中心器械、器具或物品处理的要求。

（四）操作流程（表2-5-1）

表2-5-1 干燥箱干燥操作流程

流程图	说明
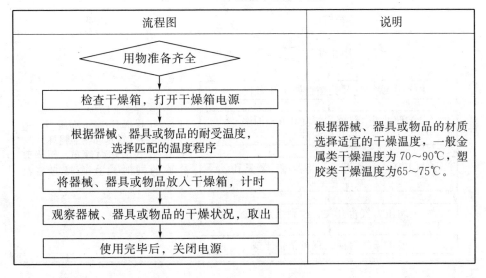	根据器械、器具或物品的材质选择适宜的干燥温度，一般金属类干燥温度为70～90℃，塑胶类干燥温度为65～75℃。

（五）注意事项

1. 应选择适宜温度程序，避免不耐高温的器械、器具或物品损坏。

2. 注意干燥的时间，不能长时间烘烤。

3. 定期做好清洁和维护保养，延长使用寿命。

4. 取放器械、器具或物品应戴好防护手套，避免烫伤。

二、压力气枪干燥

（一）概念

用压力气枪的压缩空气对不耐湿热器械、器具和物品及管腔器械内进行干燥的过程。

（二）适用范围

不耐湿热器械、器具和物品及管腔器械内的干燥。

（三）目的

1. 对不耐湿热器械、器具和物品进行有效干燥，便于检查和包装。

2. 对于管腔器械等热力干燥较困难的器械进行有效干燥，便于检查和包装。

3. 符合国家对消毒供应中心对器械处理的要求。

（四）操作流程（表 2-5-2）

表 2-5-2　压力气枪干燥操作流程

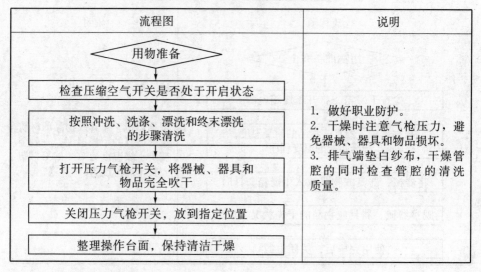

流程图	说明
用物准备 → 检查压缩空气开关是否处于开启状态 → 按照冲洗、洗涤、漂洗和终末漂洗的步骤清洗 → 打开压力气枪开关，将器械、器具和物品完全吹干 → 关闭压力气枪开关，放到指定位置 → 整理操作台面，保持清洁干燥	1. 做好职业防护。 2. 干燥时注意气枪压力，避免器械、器具和物品损坏。 3. 排气端垫白纱布，干燥管腔的同时检查管腔的清洗质量。

（五）注意事项

1. 做好职业防护，防止产生气溶胶对呼吸道造成损伤。

2. 做好压力气枪的清洁和维护保养。

3. 定期做好压缩空气压力的监测。

三、硬式腔镜的干燥

（一）概念

去除硬式腔镜残留水分的过程。

（二）适用范围

硬式腔镜的干燥。

（三）目的

宜首选烘干箱进行干燥处理。根据硬式腔镜材质选择合适的温度和时间，确保干燥效果。

（四）操作流程（表 2—5—3）

表 2—5—3　硬式腔镜的干燥操作流程

流程图	说明
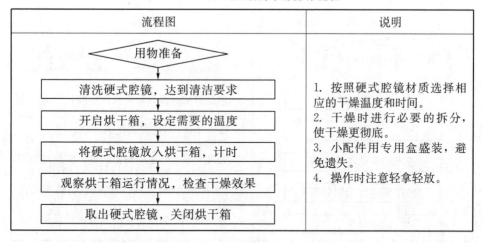	1. 按照硬式腔镜材质选择相应的干燥温度和时间。 2. 干燥时进行必要的拆分，使干燥更彻底。 3. 小配件用专用盒盛装，避免遗失。 4. 操作时注意轻拿轻放。

（五）注意事项

1. 不应使用自然干燥方法进行干燥。

2. 橡胶垫圈、密封圈等配件干燥温度不能过高。

3. 及时取出硬式腔镜，干燥时间太长会影响其使用寿命。

第六节　特殊污染器械、器具和物品的处理

一、被朊病毒污染的诊疗器械、器具和物品的处理

（一）概念

处理被朊病毒污染的诊疗器械、器具和物品的过程，使其达到无菌化。

（二）适用范围

被朊病毒污染的诊疗器械、器具和物品的处理。

（三）目的

1. 正确处理朊病毒污染的诊疗器械、器具和物品，防止病原体扩散。

2. 防止职业暴露，保护操作者的安全。

（四）操作流程（表2-6-1）

表2-6-1 被朊病毒污染的诊疗器械、器具和物品的处理

流程图	说明
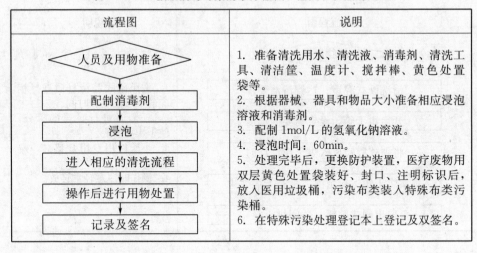	1. 准备清洗用水、清洗液、消毒剂、清洗工具、清洁筐、温度计、搅拌棒、黄色处置袋等。 2. 根据器械、器具和物品大小准备相应浸泡溶液和消毒剂。 3. 配制1mol/L的氢氧化钠溶液。 4. 浸泡时间：60min。 5. 处理完毕后，更换防护装置，医疗废物用双层黄色处置袋装好、封口、注明标识后，放入医用垃圾桶，污染布类装入特殊布类污染桶。 6. 在特殊污染处理登记本上登记及双签名。

（五）注意事项

1. 做好职业防护，操作完毕后立即更换防护用品并洗手消毒。

2. 使用的清洗液和消毒剂现配现用，每次更换。

3. 发现异常或特殊事件应及时汇报，便于处理。

二、被气性坏疽污染的诊疗器械、器具和物品的处理

（一）概念

处理被气性坏疽污染的诊疗器械、器具和物品的过程，使其达到无害化。

（二）适用范围

被气性坏疽污染的诊疗器械、器具和物品的处理。

（三）目的

1. 保护操作人员，避免和减少职业暴露。

2. 保护环境，避免污染源的扩大和传播。

3. 确保清洗质量，保障诊疗器械、器具和物品的安全性。

4. 做好登记，为追溯记录提供数据和资料。

（四）操作流程（表2-6-2）

表2-6-2　被气性坏疽污染的诊疗器械、器具和物品的处理操作流程

流程图	说明
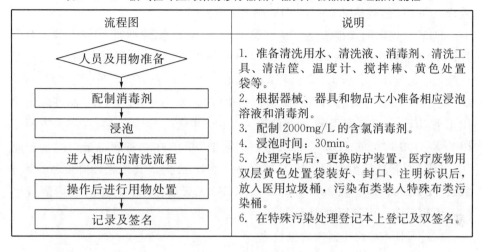	1. 准备清洗用水、清洗液、消毒剂、清洗工具、清洁筐、温度计、搅拌棒、黄色处置袋等。 2. 根据器械、器具和物品大小准备相应浸泡溶液和消毒剂。 3. 配制2000mg/L的含氯消毒剂。 4. 浸泡时间：30min。 5. 处理完毕后，更换防护装置，医疗废物用双层黄色处置袋装好、封口、注明标识后，放入医用垃圾桶，污染布类装入特殊布类污染桶。 6. 在特殊污染处理登记本上登记及双签名。

（五）注意事项

1. 做好职业防护，操作完毕后立即更换防护用品并洗手消毒。
2. 使用的清洗液和消毒剂现配现用，每次更换。
3. 发现异常或特殊事件应及时汇报，便于处理。

【知识拓展】

常见病原体灭活条件

一、HIV灭活条件

HIV一旦离开宿主，在外界干燥环境中会很快灭活，HIV对环境中的物理因素和化学因素抵抗力均较弱。

（一）HIV对温度的抵抗力

HIV对热很敏感，对低温的耐受性强于高温，因此，可以用高温灭活HIV，在低温条件下保存HIV。干燥环境中的HIV活性在几小时内降低90％～99％。在室温（22～27℃）液体环境中HIV可存活15天以上；经56℃处理30min，HIV在体外对人T细胞失去感染性，但不能完全灭活血清中的HIV；血清中HIV经过60℃ 3h或80℃ 30min作用后不能检出感染性。目前，WHO推荐的逆转录病毒灭活方法是100℃ 20min。在-70℃条件下，不加保护剂冷冻保存。若在-70℃条件下保存于35％山梨醇或50％胎牛血清中，HIV可存活3个月以上。在液氮中（-196℃）HIV可存活数年以上。

（二）HIV 对化学因素的抵抗力

HIV 耐碱不耐酸：在 pH 3.0 条件下 HIV 滴度在 10min 内可下降 4 个对数级，而 pH 值高达 9.0 时，HIV 滴度下降甚微。

HIV 对化学因素很敏感：在室温中用 0.5％次氯酸钠或 70％乙醇，只需 1min 即不能检出逆转录酶活性；0.2％次氯酸钠、0.1％家用漂白粉、0.1％戊二醛、0.5％NP40、0.5％多聚甲醇等 5min 即可灭活 HIV；30％乙醇 5min、20％乙醇 10min 可灭活 HIV。0.08％氯化铵在 10min 内可使 HIV 滴度降至检出水平以下。0.1％羟丙酸 β－丙醇、1∶1000 甲醛、50％乙醚、0.5％三硝基甲苯 X－100 均可使 HIV 全部灭活。去垢剂 NP40 在制备病毒蛋白时常规使用，HIV 对其抵抗力很弱，HIV 接触 NP40 1min 内，其传染性降低≥8 个对数级 $TCID50$。但吐温 20（2.5％）对 HIV 无灭活作用。标本经冷丙酮或甲醛及丙酮固定，可使标本中 HIV 灭活。

（三）HIV 对物理因素的抵抗力

HIV 对紫外线或 γ 射线不敏感，紫外线或 γ 射线不能灭活 HIV。

二、HBV 灭活条件

乙型肝炎病毒（简称"乙肝病毒"，HBV）在自然环境中可以存活几个到十几个小时，假如混在血液、精液、唾液中，存活的时间会更长。乙肝病毒的抵抗力较强，对热、低温、干燥、紫外线和一般消毒浓度的化学消毒剂均能耐受。一般在－20℃稳定，活性可保存 20 年，在 37℃可保存 7 天，在 56℃尚可维持 6h。反复冻融 20～40 次，或以酸、碱处理，其抗原性很少改变。乙肝病毒在细胞外有很强的存活能力，因而有很强的传染性。过去的一些研究常将乙肝病毒表面抗原活性作为考核消毒剂性能的指标，其实乙肝病毒的传染性与乙肝病毒表面抗原活性、对外界抵抗力并不一致。如 100℃加热 10min，可使乙肝病毒传染性消失，而仍保留表面抗原活性。乙肝病毒对 0.5％过氧乙酸、3％漂白粉和 0.2％苯扎溴铵敏感。用钴－60 射线照射可使病毒完全变性。

常用于杀灭乙肝病毒的化学消毒剂有以下几种。

（1）含氯消毒剂：如 3％漂白粉、氯化磷酸三钠等，室温下 15min，用于清洗器皿和餐具，消毒效果满意。

（2）氧化剂：0.2％～0.5％过氧乙酸及 15％过氧化氢，可作为外科移植物的消毒剂，在室温下作用 10～30min，用于患者餐具的浸泡，可杀灭乙肝病毒。

（3）烷化剂：2％戊二醛可用于手术器械、电镜的擦拭消毒，10％甲醛可用于血液制品中乙肝病毒的消毒。

（4）碘化剂：1％碘酊 25℃作用 15min 以上可消毒体温计、各种医用导管及牙科器械等，但应注意密闭，以免碘升华。消毒后应消除表面沾有的碘液，有条件时可选用碘伏（含有效碘 200×10⁻⁶），效果更好。与病毒性肝炎患者密切接触者，如家属及医护人员，则建议选用肥皂和流动水冲洗至少 2 遍，以尽量减少手上皮肤沾染的乙肝病毒，然后再用 0.1％～0.5％过氧乙酸或含 200×10⁻⁶有效碘的碘伏浸泡双手 1~2min。

三、梅毒灭活条件

梅毒的病原体为梅毒螺旋体（苍白螺旋体），为细长螺旋形微生物，一般长 7~14μm，宽 0.25μm，有 6~12 个螺旋。梅毒螺旋体在适当条件下进行横断分裂生殖，每 30~33h 繁殖一次，为厌氧微生物，在体外很容易死亡。梅毒螺旋体对外界的抵抗力很弱，阳光照射和干燥环境都能很快使它死亡，因此梅毒螺旋体在人体外生存时间一般不超过 2h。在潮湿的器皿和毛巾上可生存数小时，100℃立即死亡，60℃ 2~5min，40℃ 3h，39℃ 4h。对寒冷抵抗力强，0℃ 1~2 天，−78℃经数年不丧失传染性。梅毒螺旋体对化学品也很敏感，肥皂水、甲酚皂溶液（来苏水）、1∶1000 的高锰酸钾液对它都有杀灭作用，一般消毒剂如氯化汞（升汞）、苯酚、乙醇等均很容易将其杀灭。

四、HCV 灭活条件

丙型肝炎病毒（简称"丙肝病毒"，HCV）的免疫原性低于乙肝抗原，容易变异，亚型较多；对有机溶剂敏感。丙肝病毒对温度较敏感，于 4℃下易被破坏，经 1∶1000 甲醛（福尔马林）或 37℃ 96h、60℃ 10h、100℃ 5min，其传染性消失。血制品中的丙肝病毒可用干热 80℃ 72h 加变性剂灭活。值得一提的是，丙肝病毒虽然在自然环境中比较顽固，但是当它遭到紫外线曝晒时，是可以被杀灭的。

除了"看到"细菌，成功的去污专业人员还应充分了解工作时用到的产品和工具，了解可供使用的化学品之间的区别，并知道每种化学品的限制。例如，有的化学品可以用于清洗但不能用于消毒，有的化学品可以用于消毒但不能用于清洗，还有的既能用于清洗也能用于消毒。如果不了解每种化学品的作用，就会导致处理不当和去污不充分。无论使用何种化学品，所有人工处理过程都需要清洗和生物杀菌，以确保处理安全。去污区专业人员必须仔细阅读所使用的去污化学品的标签，并遵循其使用说明。消毒化学品必须按照建议的浓度配制，与每个器械、器具和物品的所有表面直接接触，并有足够的时间发挥作用。

第三章　检查包装及灭菌区标准化流程

检查包装及灭菌区是消毒供应中心内对去污后的诊疗器械、器具和物品，进行检查、装配、包装及灭菌（包括敷料制作等）的区域，为清洁区域。其工作任务是将已去除污染的干燥清洁器械、器具及物品规范包装并灭菌。因此，凡进入该区的器械、器具和物品，必须是经过去污清洗过程的清洁、消毒、干燥的器械、器具和物品。

第一节　检查与保养

器械、器具和物品清洗质量和功能状态的检查是包装前准备工作的重要组成部分，清洗质量合格是保证灭菌成功的关键。包装材料的选择与检查是器械、器具和物品灭菌后持续无菌状态的保障，器械、器具和物品保养会影响其使用寿命，因此，在器械、器具和物品包装前应对其进行清洗质量、功能状态的规范检查和科学的维护保养以及正确选择和检查包装材料。

一、器械、器具及物品清洗质量的检查

（一）概念

对器械、器具及物品的表面、关节及齿牙清洁度进行检查，以保证灭菌质量。

（二）适用范围

消毒供应中心内对去污后诊疗器械、器具和物品的检查。

（三）目的

1. 保证清洗后的器械、器具及物品的表面及关节等清洁、光亮，无残留物质和锈斑。

2. 保证灭菌效果，避免感染发生。

（四）操作流程（表3-1-1）

表3-1-1 器械、器具及物品清洗质量检查操作流程

流程图	说明
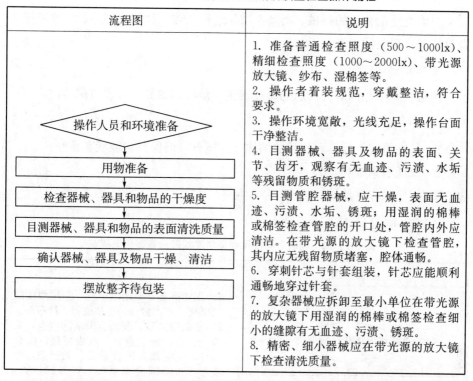	1. 准备普通检查照度（500～1000lx）、精细检查照度（1000～2000lx）、带光源放大镜、纱布、湿棉签等。 2. 操作者着装规范，穿戴整洁，符合要求。 3. 操作环境宽敞，光线充足，操作台面干净整洁。 4. 目测器械、器具及物品的表面、关节、齿牙，观察有无血迹、污渍、水垢等残留物质和锈斑。 5. 目测管腔器械，应干燥，表面无血迹、污渍、水垢、锈斑；用湿润的棉棒或棉签检查管腔的开口处，管腔内外应清洁。在带光源的放大镜下检查管腔，其内应无残留物质堵塞，腔体通畅。 6. 穿刺针芯与针套组装，针芯应能顺利通畅地穿过针套。 7. 复杂器械应拆卸至最小单位在带光源的放大镜下用湿润的棉棒或棉签检查细小的缝隙有无血迹、污渍、锈斑。 8. 精密、细小器械应在带光源的放大镜下检查清洗质量。

（五）注意事项

1. 器械、器具及物品应干燥。

2. 带关节器械、器具和物品应完全打开关节检查。

3. 清洗质量不合格的器械、器具及物品应返回去污区重新进行清洗处理。

4. 有锈迹、锈斑的器械、器具和物品应首先除锈，特殊器械、器具和物品应根据其材质特性采用适宜的除锈方法、方式，以免损坏器械、器具和物品。

5. 锈蚀严重、功能损坏的器械、器具和物品应及时维修及报废。

6. 在照度合适的环境下进行相关操作。普通检查照度为500～1000lx，精细检查照度为1000～2000lx。

二、器械、器具及物品功能状态的检查

（一）概念

对清洗质量合格的器械、器具及物品进行结构、性能完好性、无物理损害及自然老化现象的检查。

（二）适用范围

消毒供应中心内对去污后的诊疗器械、器具和物品的检查与保养。

（三）目的

1. 检查器械、器具和物品的结构、性能等，确保其功能状态良好。
2. 保证手术顺利。
3. 方便操作者使用。

（四）操作流程（表 3-1-2）

表 3-1-2 器械、器具及物品功能状态检查操作流程

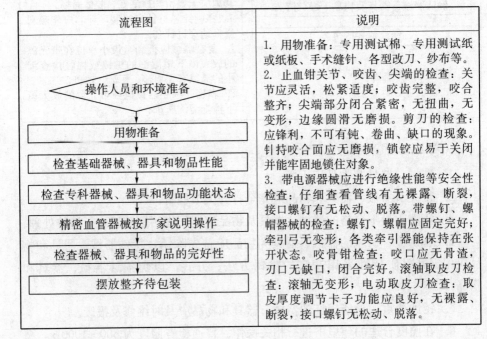

流程图	说明
操作人员和环境准备 用物准备 检查基础器械、器具和物品性能 检查专科器械、器具和物品功能状态 精密血管器械按厂家说明操作 检查器械、器具和物品的完好性 摆放整齐待包装	1. 用物准备：专用测试棉、专用测试纸或纸板、手术缝针、各型改刀、纱布等。 2. 止血钳关节、咬齿、尖端的检查：关节应灵活，松紧适度；咬齿完整，咬合整齐；尖端部分闭合紧密，无扭曲，无变形，边缘圆滑无磨损。剪刀的检查：应锋利，不可有钝、卷曲、缺口的现象。钳持咬合面应无磨损，锁铰应易于关闭并能牢固地锁住对象。 3. 带电源器械应进行绝缘性能等安全性检查：仔细查看管线有无裸露、断裂，接口螺钉有无松动、脱落。带螺钉、螺帽器械的检查：螺钉、螺帽应固定完好；牵引弓无变形；各类牵引器能保持在张开状态。咬骨钳检查：咬口应无骨渣，刃口无缺口，闭合完好。滚轴取皮刀检查：滚轴无变形；电动取皮刀检查：取皮厚度调节卡子功能应良好，无裸露、断裂，接口螺钉无松动、脱落。

（五）注意事项

1. 做好职业防护，检查器械锋利度时，禁止对针刺类器械徒手进行感觉检查。

2. 在灯光明亮的环境下进行操作。

3. 精密、贵重器械功能不良时，及时与临床科室或手术室沟通，妥善处理或及时更换。

4. 关节不灵活时要上油保养。

5. 如器械、器具和物品功能损坏严重，应及时更换或报废。

三、包装材料的检查

（一）概念

对包装材料结构、性能、整洁度及完整性进行检查，保证灭菌后不被污染。

（二）适用范围

消毒供应中心工作人员对复用器械、器具和物品进行包装所用的一切包装材料，如无纺布、纸塑袋、硬质容器盒、新型纺织品等的检查。

（三）目的

1. 检查包装材料的完好性，保证包装质量，避免破包。

2. 根据器械、器具和物品的灭菌方式，选择合适的包装材料。

3. 选择适合的包装材料包装器械、器具、物品，以利于储存。

4. 选择适宜的包装材料包装器械、器具、物品，以利于灭菌因子的穿透。

（四）操作流程（表3-1-3）

表3-1-3　包装材料的检查操作流程

流程图	说明
操作人员和环境准备　↓　用物准备　↓　验收包装材料资质　↓　检查　↓　摆放整齐，备用	1. 硬质容器：检查外观、锁扣及过滤膜的完整性。 2. 无纺布：应检查其规格质量；纸塑袋：应检查化学变色块、清洁状态；新型纺织品：应检查有无破损、污渍。

（五）注意事项

1. 医用纺织品包装材料应一用一清洗。

2. 硬质容器的使用与操作应遵循生产厂家的使用说明或指导手册。

3. 包装材料应按配送时间，先到先用，避免储存过久。

4. 包装材料质量应符合《最终灭菌医疗器械包装》（GB/T 19633—2015）。

5. 所有包装材料在第一次进货时，应向厂家索要：阻菌力测试报告、原材料技术指标（抗拉力、抗撕裂、爆破力、悬垂性、抗水性等）、CDC 综合性检测报告等。

四、器械的保养

（一）概念

复用诊疗器械清洗干燥后，对其功能部位进行上油保养，使其使用灵活，方便操作者使用。

（二）适用范围

医疗行业诊疗器械的保养。

（三）目的

1. 保证器械功能完好。

2. 延长器械使用寿命。

（四）操作流程（表 3-1-4）

表 3-1-4 器械保养操作流程

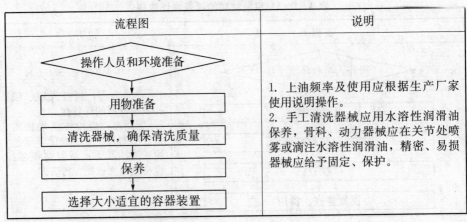

流程图	说明
操作人员和环境准备 → 用物准备 → 清洗器械，确保清洗质量 → 保养 → 选择大小适宜的容器装置	1. 上油频率及使用应根据生产厂家使用说明操作。 2. 手工清洗器械应用水溶性润滑油保养，骨科、动力器械应在关节处喷雾或滴注水溶性润滑油，精密、易损器械应给予固定、保护。

（五）注意事项

1. 应选择水溶性润滑油，不应使用石蜡油等非水溶性产品润滑器械。

2. 器械的关节应充分打开，保证能充分润滑上油。

3. 按器械的规范图示组装器械，避免器械损坏。

五、硬式内镜及相关器械的检查与保养

（一）概念

对微创手术器械硬式内镜及相关器械的功能状态进行检查与保养，保证其功能状态良好，方便使用者操作。

（二）适用范围

硬式内镜及相关器械的检查与保养。

（三）目的

1. 确保清洗后硬式内镜及相关器械表面、关节无残留物质和锈斑。

2. 保证灭菌效果，避免院内感染。

3. 方便操作者使用，保证手术顺利完成。

（四）操作流程（图 3－1－1）

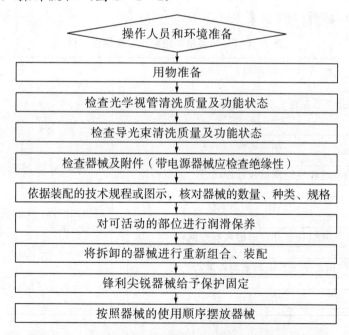

图 3-1-1　硬式内镜及相关器械的检查与保养操作流程图

（五）注意事项

1. 腔镜类器械属于广义的显微器械，其结构特点是纤长、机械强度低、

关节管腔多，部分器械甚至需要带电工作，因此在检查、保养等处理环节必须格外小心。

2. 按型号组装并试验手感，颚部压痕、腮部坠落、刃口剪切、鼠齿咬合、镊子闭合等试验均能为器械的性能检测提供依据。

3. 及时报废、淘汰功能障碍器械或部件，并进行添加补充，使器械功能得到有效利用，保证手术质量，延长使用寿命。

六、电源器械绝缘性检测

（一）概念

对手术过程中需要连接电源的动力工具在清洗、干燥后进行绝缘性测试。

（二）适用范围

电源器械绝缘性的检测。

（三）目的

保证术中安全，不发生漏电现象。

（四）操作流程（表3-1-5）

表3-1-5　电源器械绝缘性检测操作流程

流程图	说明
操作人员和环境准备 用物准备 ↓ 开机检查绝缘性能测试仪性能状态，关机备用 ↓ 连接绝缘性能测试仪 ↓ 开机，选择合适的焦耳数值 ↓ 使用电笔或其他检测配件进行检测 ↓ 结果显示	1. 检查前器械需完全干燥备用。 2. 出现报警声表示漏电，及时通知维修；无报警、无显示表示合格。

（五）注意事项

1. 应在确保器械清洁的前提下做绝缘性检测。使用绝缘性能测试仪之前需要对其性能进行评估，确保测试仪可以正常投入使用

2. 应熟悉绝缘性能测试仪和电笔的使用。测试选择的焦耳数值视情况而定，不可选择过大值，一旦测试发现漏电，应停用该器械，并及时通知相关科室或厂家维修，及时汇报并记录

3. 禁止浸泡消毒。

4. 如果需要对电池灭菌，应根据其材质和耐受温度选择适宜的灭菌方式。高、低温都不能耐受的电池即不能灭菌的电池，在包装时应将其取出。

七、成品布类包的检查

（一）概念

外单位打包好的成品布类包在消毒供应中心灭菌前进行清洗质量、胶带粘贴度、效期等的检查。

（二）适用范围

外单位布类自处理包与临床科室自打敷料包的检查。

（三）目的

1. 保证敷料包清洗质量合格，包装材料合格，包装合格。

2. 抽查成品布类包，保证灭菌质量，保障医疗安全。

（四）操作流程（表3-1-6）

表3-1-6　成品布类包检查操作流程

流程图	说明
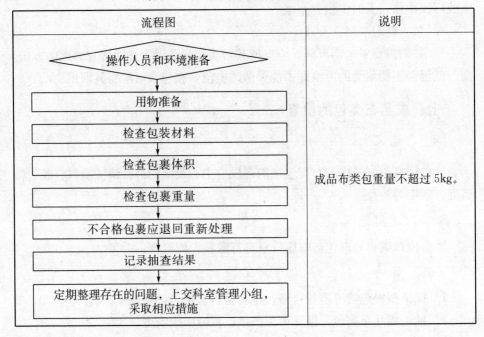	成品布类包重量不超过5kg。

（五）注意事项

1. 质控人员、回收人员、送包人员共同检查成品布类包。

2. 注意包裹大小及重量，应符合行业标准和要求。

3. 及时将检查结果通报相应部门，以及时进行相应整改。

4. 定期整理存在的问题，上交科室管理小组，采取相应措施，确保服务质量与医疗安全。

第二节　包装

一、闭合式包装

（一）概念

操作人员对清洗、消毒合格后的手术器械进行检查、装配、封包、注明标识的标准化流程。

（二）适用范围

经过清洗、消毒后合格的手术器械。

（三）目的

1. 屏蔽细菌，防止物品灭菌后的再污染。

2. 利于灭菌因子的穿透和空气的排除。

3. 利于无菌物品的储存。

4. 方便操作者使用。

5. 保证器械在运输过程中不受损。

（四）操作流程（表3-2-1）

表3-2-1 闭合式包装操作流程

流程图	说明
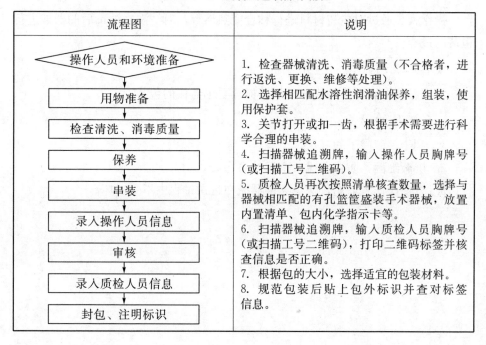	1. 检查器械清洗、消毒质量（不合格者，进行返洗、更换、维修等处理）。 2. 选择相匹配水溶性润滑油保养，组装，使用保护套。 3. 关节打开或扣一齿，根据手术需要进行科学合理的串装。 4. 扫描器械追溯牌，输入操作人员胸牌号（或扫描工号二维码）。 5. 质检人员再次按照清单核查数量，选择与器械相匹配的有孔篮筐盛装手术器械，放置内置清单、包内化学指示卡等。 6. 扫描器械追溯牌，输入质检人员胸牌号（或扫描工号二维码），打印二维码标签并核查信息是否正确。 7. 根据包的大小，选择适宜的包装材料。 8. 规范包装后贴上包外标识并查对标签信息。

（五）注意事项

1. 灭菌包体积及重量要求：下排气压力蒸汽灭菌器不宜超过 30cm×30cm×25cm，预真空压力蒸汽灭菌器不宜超过 30cm×30cm×50cm。敷料包的重量不宜超过 5kg，器械包的重量不宜超过 7kg。

2. 轴节类器械不应完全锁扣；有盖的器皿应开盖，有孔的容器应将孔打开，所有器皿的开口方向一致。

3. 盘、盆、碗叠放时均用吸湿布、纱布或医用吸水纸隔开。

4. 包内化学指示卡应放在包的中央，避免直接放入器械盘，以免影响灭菌结果的判断。

5. 管腔器械应盘绕放置，避免 90°弯曲，防止受压变形，并保持管腔通畅，精密器械、锐利器械等应采取保护措施。

6. 布类包布一用一洗，新包布脱浆后使用。

7. 无纺布、医用纸、医用纸塑袋、医用皱纹纸均应一次性使用。

8. 注意包装技巧及封口胶带的有效使用，确保闭合完好。

二、密封式包装

（一）概念

操作人员通过对包装材料进行粘合或热熔等，对清洗、消毒后的器械进行包装的过程。

（二）适用范围

清洗、消毒后合格的临床复用器械及手术器械的包装。

（三）目的

1. 利于灭菌因子的穿透。

2. 屏蔽细菌，防止器械灭菌后的再污染。

3. 方便操作者取用，保证无菌器械在运送过程中不受损坏。

（四）操作流程（表3-2-2）

表3-2-2 密封式包装操作流程

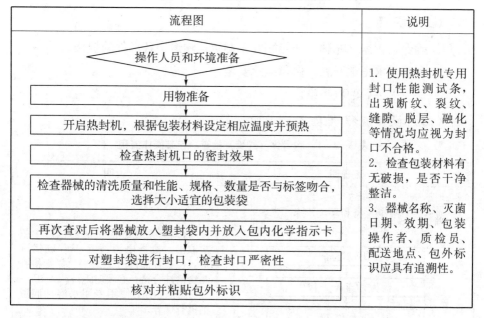

流程图	说明
操作人员和环境准备 用物准备 开启热封机，根据包装材料设定相应温度并预热 检查热封机口的密封效果 检查器械的清洗质量和性能、规格、数量是否与标签吻合，选择大小适宜的包装袋 再次查对后将器械放入塑封袋内并放入包内化学指示卡 对塑封袋进行封口，检查封口严密性 核对并粘贴包外标识	1. 使用热封机专用封口性能测试条，出现断纹、裂纹、缝隙、脱层、融化等情况均应视为封口不合格。 2. 检查包装材料有无破损，是否干净整洁。 3. 器械名称、灭菌日期、效期、包装操作者、质检员、配送地点、包外标识应具有追溯性。

（五）注意事项

1. 所有待包装器械应充分干燥。

2. 包装器械体积不超过塑封袋容积的3/4。

3. 尖锐器械应加保护套。

4. 植入物应双层包装，其内层不得折叠，纸塑同方向。

5. 使用过氧化氢低温等离子灭菌专用包装材料（特卫强包装袋）包装管腔器械时，其长度和直径的要求因过氧化氢低温等离子灭菌器型号、厂家的不同而有所差异，应严格按照厂家的指导说明选择适宜的包装材料和灭菌方式。

第三节 特殊器械的处理

一、胸骨锯（蛇牌）检查、包装标准化流程

（一）概念

操作人员对外科手术使用的胸骨锯（蛇牌）进行检查、装配、包装的过程。

（二）适用范围

外科手术中需使用的胸骨锯（蛇牌）的检查、装配和包装。

（三）目的

1. 确保胸骨锯（蛇牌）功能完好，避免运输途中各部件的损伤。

2. 利于手术正常开展，保障医疗安全。

3. 避免灭菌后的再污染。

（四）操作流程（表3-3-1）

表3-3-1 胸骨锯（蛇牌）检查、包装操作流程

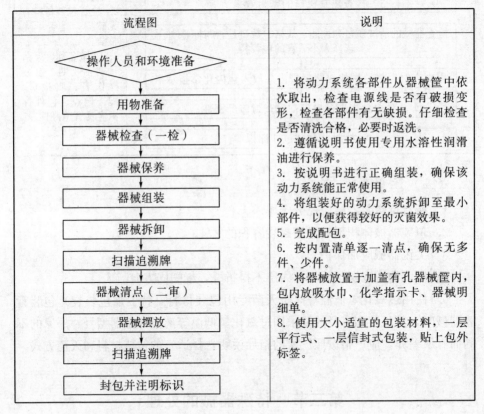

流程图	说明
操作人员和环境准备 用物准备 器械检查（一检） 器械保养 器械组装 器械拆卸 扫描追溯牌 器械清点（二审） 器械摆放 扫描追溯牌 封包并注明标识	1. 将动力系统各部件从器械筐中依次取出，检查电源线是否有破损变形，检查各部件有无缺损。仔细检查是否清洗合格，必要时返洗。 2. 遵循说明书使用专用水溶性润滑油进行保养。 3. 按说明书进行正确组装，确保该动力系统能正常使用。 4. 将组装好的动力系统拆卸至最小部件，以便获得较好的灭菌效果。 5. 完成配包。 6. 按内置清单逐一清点，确保无多件、少件。 7. 将器械放置于加盖有孔器械筐内，包内放吸水巾、化学指示卡、器械明细单。 8. 使用大小适宜的包装材料，一层平行式、一层信封式包装，贴上包外标签。

（五）注意事项

1. 着装规范，洗手，环境整洁，光线充足。

2. 胸骨锯（蛇牌）清洗、消毒后应充分干燥，检查手柄内部有无电池存留（取出）。

3. 检查手柄、锯片、保护鞘、电池安全通道及手柄底座的清洗质量及性

能规格。

4. 各部件夹缝及旋钮处应上油保养。

5. 将装配完好的胸骨锯（蛇牌）拆卸至最小部件，质检人员按内标签核对其品名、数量、规格，再次查对。

6. 按相关要求包装，特殊事项应及时汇报、交班。

二、骨科电动锯（Zimmer）检查、包装标准化流程

（一）概念

操作人员对外科手术中使用的骨科电动锯（Zimmer）进行检查、装配、包装的标准化流程。

（二）适用范围

外科手术中使用的骨科电动锯（Zimmer）的检查、装配和包装。

（三）目的

1. 确保骨科电动锯（Zimmer）功能的完好性，避免运输途中各部件的损伤。

2. 利于手术正常开展，保障医疗安全。

3. 避免灭菌后的再污染。

（四）操作流程（表3-3-2）

表3-3-2　骨科电动锯（Zimmer）检查、包装操作流程

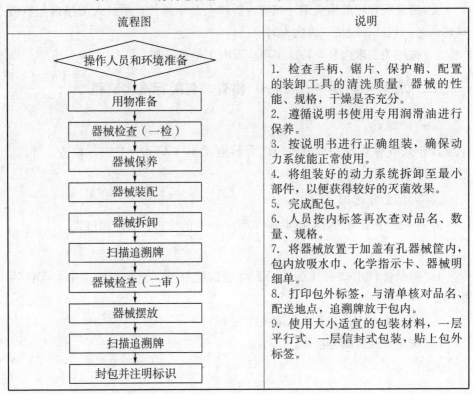

流程图	说明
操作人员和环境准备 用物准备 器械检查（一检） 器械保养 器械装配 器械拆卸 扫描追溯牌 器械检查（二审） 器械摆放 扫描追溯牌 封包并注明标识	1. 检查手柄、锯片、保护鞘、配置的装卸工具的清洗质量，器械的性能、规格，干燥是否充分。 2. 遵循说明书使用专用润滑油进行保养。 3. 按说明书进行正确组装，确保动力系统能正常使用。 4. 将组装好的动力系统拆卸至最小部件，以便获得较好的灭菌效果。 5. 完成配包。 6. 人员按内标签再次查对品名、数量、规格。 7. 将器械放置于加盖有孔器械筐内，包内放吸水巾、化学指示卡、器械明细单。 8. 打印包外标签，与清单核对品名、配送地点，追溯牌放于包内。 9. 使用大小适宜的包装材料，一层平行式、一层信封式包装，贴上包外标签。

（五）注意事项

1. 着装规范，洗手，环境整洁，光线充足。

2. 骨科电动锯（Zimmer）清洗、消毒后应充分干燥。

3. 检查手柄、锯片、保护鞘、配置的装卸工具的清洗质量，器械的性能、规格。

4. 双人查对，按相关要求包装，特殊事项应及时汇报、交班。

三、电钻（美敦力）检查、包装标准化流程

（一）概念

操作人员对电钻（美敦力）进行检查、装配、包装的标准化流程。

（二）适用范围

神经外科手术使用的电钻（美敦力）的检查、装配和包装。

（三）目的

1. 确保电钻（美敦力）功能的完好性，避免运输途中各部件的损伤。
2. 利于手术正常开展，保障医疗安全。
3. 避免灭菌后的再污染。

（四）操作流程（表3-3-3）

表3-3-3 电钻（美敦力）检查、包装操作流程

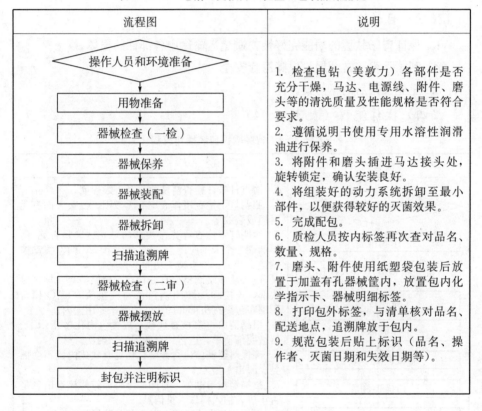

流程图	说明
操作人员和环境准备 ↓ 用物准备 ↓ 器械检查（一检） ↓ 器械保养 ↓ 器械装配 ↓ 器械拆卸 ↓ 扫描追溯牌 ↓ 器械检查（二审） ↓ 器械摆放 ↓ 扫描追溯牌 ↓ 封包并注明标识	1. 检查电钻（美敦力）各部件是否充分干燥，马达、电源线、附件、磨头等的清洗质量及性能规格是否符合要求。 2. 遵循说明书使用专用水溶性润滑油进行保养。 3. 将附件和磨头插进马达接头处，旋转锁定，确认安装良好。 4. 将组装好的动力系统拆卸至最小部件，以便获得较好的灭菌效果。 5. 完成配包。 6. 质检人员按内标签再次查对品名、数量、规格。 7. 磨头、附件使用纸塑袋包装后放置于加盖有孔器械筐内，放置包内化学指示卡、器械明细标签。 8. 打印包外标签，与清单核对品名、配送地点，追溯牌放于包内。 9. 规范包装后贴上标识（品名、操作者、灭菌日期和失效日期等）。

（五）注意事项

1. 着装规范，洗手，环境整洁，光线充足。
2. 电钻清洗、消毒后应充分干燥。
3. 检查马达、电源线、附件、磨头等的清洗质量及性能规格是否符合要求。
4. 马达、电源线应盘旋放置于器械盒内，避免90°折叠。
5. 双人查对，按相关要求包装，特殊事项应及时汇报、交班。

四、胃肠软镜包装标准化流程

(一) 概念

在检查包装区对胃肠软镜进行装配、包装、封包、注明标识的过程。

(二) 适用范围

胃肠软镜的包装。

(三) 目的

1. 保证胃肠软镜的功能完好性，避免运输途中各部件的损坏。
2. 利于手术正常开展，保障医疗安全。
3. 避免灭菌后的再污染。

(四) 操作流程 (表3-3-4)

表3-3-4　胃肠软镜包装操作流程

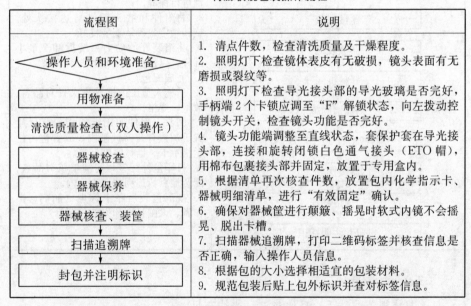

流程图	说明
操作人员和环境准备 ↓ 用物准备 ↓ 清洗质量检查（双人操作） ↓ 器械检查 ↓ 器械保养 ↓ 器械核查、装筐 ↓ 扫描追溯牌 ↓ 封包并注明标识	1. 清点件数，检查清洗质量及干燥程度。 2. 照明灯下检查镜体表皮有无破损，镜头表面有无磨损或裂纹等。 3. 照明灯下检查导光接头部的导光玻璃是否完好，手柄端2个卡锁应调至"F"解锁状态，向左拨动控制镜头开关，检查镜头功能是否完好。 4. 镜头功能端调整至直线状态，套保护套在导光接头部，连接和旋转闭锁白色通气接头（ETO帽），用棉布包裹接头部并固定，放置于专用盒内。 5. 根据清单再次核查件数，放置包内化学指示卡、器械明细清单，进行"有效固定"确认。 6. 确保对器械筐进行颠簸、摇晃时软式内镜不会摇晃、脱出卡槽。 7. 扫描器械追溯牌，打印二维码标签并核查信息是否正确，输入操作人员信息。 8. 根据包的大小选择相适宜的包装材料。 9. 规范包装后贴上包外标识并查对标签信息。

(五) 注意事项

1. 所有带通气帽（ETO帽）的软式内镜，都需要将通气帽进行有效安装。

2. 检查软式内镜弯曲部性能时，需要严格按照说明书参数进行检查；有异常应及时汇报、沟通、登记、备忘。

3. 软式内镜包装后，需要对固定效果进行确认，避免在运输途中软式内镜脱出卡槽，导致损毁，造成损失。

五、神经内镜显微器械包装标准化流程

（一）概念

在检查包装区对神经内镜显微器械进行装配、包装、封包、注明标识的过程。

（二）适用范围

神经内镜显微器械的包装。

（三）目的

1. 保证清洗后的器械表面及关节清洁、光亮，无残留物质和锈斑。保证灭菌效果，避免感染发生。

2. 保证运输途中器械不受损坏，保证手术安全。

3. 避免灭菌后的再污染。

（四）操作流程（表3-3-5）

表3-3-5　神经内镜显微器械包装操作流程

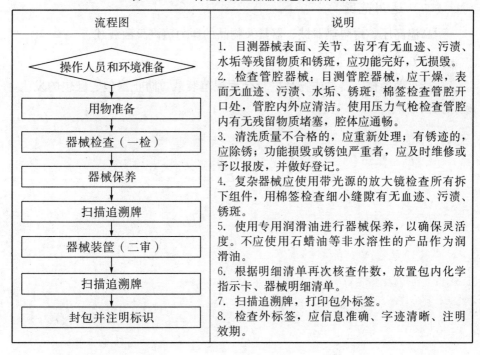

流程图	说明
操作人员和环境准备 ↓ 用物准备 ↓ 器械检查（一检） ↓ 器械保养 ↓ 扫描追溯牌 ↓ 器械装筐（二审） ↓ 扫描追溯牌 ↓ 封包并注明标识	1. 目测器械表面、关节、齿牙有无血迹、污渍、水垢等残留物质和锈斑，应功能完好，无损毁。 2. 检查管腔器械：目测管腔器械，应干燥，表面无血迹、污渍、水垢、锈斑；棉签检查管腔开口处，管腔内外应清洁。使用压力气枪检查管腔内有无残留物质堵塞，腔体应通畅。 3. 清洗质量不合格的，应重新处理；有锈迹的，应除锈；功能损毁或锈蚀严重者，应及时维修或予以报废，并做好登记。 4. 复杂器械应使用带光源的放大镜检查所有拆下组件，用棉签检查细小缝隙有无血迹、污渍、锈斑。 5. 使用专用润滑油进行器械保养，以确保灵活度。不应使用石蜡油等非水溶性的产品作为润滑油。 6. 根据明细清单再次核查件数，放置包内化学指示卡、器械明细清单。 7. 扫描追溯牌，打印包外标签。 8. 检查外标签，应信息准确、字迹清晰、注明效期。

（五）注意事项

1. 精密器械的检查需在带光源的放大镜下进行，有损伤及损毁需及时向使用科室反馈。

2. 器械需充分干燥后进行检查、保养、包装。

3. 器械装筐需有专用卡槽及硅胶垫对器械进行固定，避免运输途中造成损坏，影响手术使用。

第四节　待灭菌器械、器具及物品的装载

一、压力蒸汽灭菌器械、器具及物品的装载

（一）概念

对包装完毕的耐高温高压、耐湿热器械、器具及物品进行压力蒸汽灭菌规范装载的过程。

（二）适用范围

耐高温高压、耐湿热器械、器具及物品的压力蒸汽灭菌装载。

（三）目的

对待灭菌器械、器具或物品进行合理规范装载，防止湿包、破包的发生，确保灭菌效果。

（四）操作流程（表3－4－1）

表3-4-1 压力蒸汽灭菌器械、器具及物品的装载操作流程

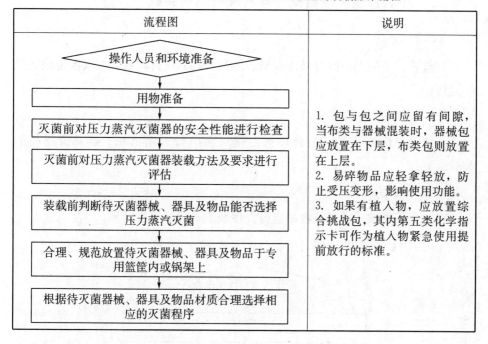

流程图	说明
操作人员和环境准备 → 用物准备 → 灭菌前对压力蒸汽灭菌器的安全性能进行检查 → 灭菌前对压力蒸汽灭菌器装载方法及要求进行评估 → 装载前判断待灭菌器械、器具及物品能否选择压力蒸汽灭菌 → 合理、规范放置待灭菌器械、器具及物品于专用篮筐内或锅架上 → 根据待灭菌器械、器具及物品材质合理选择相应的灭菌程序	1. 包与包之间应留有间隙，当布类与器械混装时，器械包应放置在下层，布类包则放置在上层。 2. 易碎物品应轻拿轻放，防止受压变形，影响使用功能。 3. 如果有植入物，应放置综合挑战包，其内第五类化学指示卡可作为植入物紧急使用提前放行的标准。

（五）注意事项

1. 包装应松紧适度，过紧时蒸汽不易穿透，会影响灭菌效果，过松易发生散开造成污染。包外应粘贴化学指示胶带，其长度与灭菌包体积、重量相适应。封包应严密，保持闭合的完好性。

2. 下排气压力蒸汽灭菌器在装载待灭菌器械、器具及物品时体积不宜超过 30cm×30cm×25cm，预真空压力蒸汽灭菌器不宜超过 30cm×30cm×50cm。敷料包重量不宜超过 5kg，器械包重量不宜超过 7kg。

3. 装载硬质容器时应检查安全闭锁装置的完好性，当无菌屏障完整性被破坏时可识别。

4. 装载器械、器具及物品时禁止堆放，应使用专用灭菌架或篮筐。

5. 器械、器具及物品不应接触灭菌器的内壁及舱门，以防止吸入冷凝水。

6. 橡胶类制品、导管、塑料制品等不能弯折或重叠放置。

7. 滑石粉、石蜡油、凡士林油纱不可用预真空压力蒸汽灭菌器进行灭菌。

8. 在装锅前应检查灭菌器密封圈和与之衔接的密封凹槽内有无污垢和积尘。如果有，应用湿润软布轻轻擦拭，切勿损伤密封圈，以防漏气。

9. 每日操作前应注意清洁灭菌器舱体排气口的过滤网。

二、环氧乙烷灭菌器械、器具及物品的装载

（一）概念

对包装完毕的不耐高温高压器械、器具及物品进行环氧乙烷灭菌规范装载的过程。

（二）适用范围

不耐受高温高压的、适合环氧乙烷灭菌的待灭菌器械、器具及物品的装载。

（三）目的

对待灭菌器械、器具及物品进行合理装载，确保灭菌效果。

（四）操作流程（图 3-4-1）

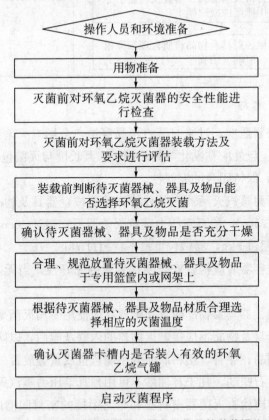

图 3-4-1　环氧乙烷灭菌器械、器具及物品的装载操作流程图

（五）注意事项

1. 液体、油剂、粉剂和具有潜在易燃性物品均不能采用此灭菌方式，因为环氧乙烷遇水后会形成有毒的乙二醇，也不能用于食品的灭菌。

2. 灭菌器周围禁止火源，因环氧乙烷是易燃易爆的有毒气体，在4℃时相对密度为0.884g/cm³，当达到沸点10.8℃时，相对密度为1.520g/cm³，故而在室温条件下，极易挥发成气体，当浓度过高时可引起爆炸。

3. 待灭菌器械、器具及物品需去除水分并烘干。

4. 器械、器具及物品间应留有空隙，纸塑包装袋纸塑同方向。

5. 安装气罐时应检查卡槽内有无异物，气管是否通畅无堵塞。

6. 消毒人员应在环氧乙烷灭菌过程中随时观察灭菌器运行状态并记录。

三、过氧化氢低温等离子灭菌器械、器具及物品的装载

（一）概念

对包装完毕的不耐高温高压的器械、器具及物品进行过氧化氢低温等离子灭菌规范装载的过程。

（二）适用范围

不耐高温高压、适合过氧化氢低温等离子灭菌的待灭菌器械、器具及物品的装载。

（三）目的

对待灭菌器械、器具及物品进行合理装载，保证灭菌效果。

（四）操作流程（表3-4-2）

表3-4-2 过氧化氢低温等离子灭菌器械、器具及物品的装载操作流程

流程图	说明
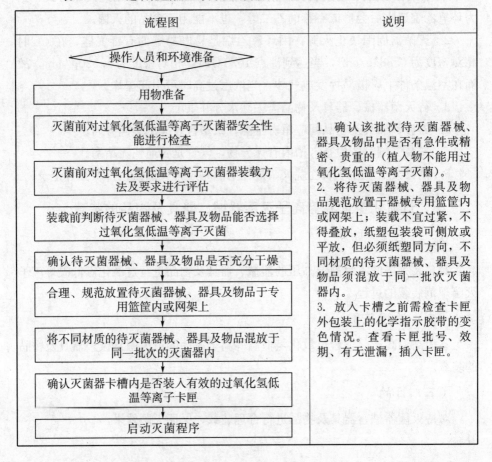	1. 确认该批次待灭菌器械、器具及物品中是否有急件或精密、贵重的（植入物不能用过氧化氢低温等离子灭菌）。 2. 将待灭菌器械、器具及物品规范放置于器械专用篮筐内或网架上；装载不宜过紧，不得叠放，纸塑包装袋可侧放或平放，但必须纸塑同方向，不同材质的待灭菌器械、器具及物品须混放于同一批次灭菌器内。 3. 放入卡槽之前需检查卡匣外包装上的化学指示胶带的变色情况。查看卡匣批号、效期、有无泄漏，插入卡匣。

（五）注意事项

1. 应采用特卫强专用灭菌袋和无纺布作为包装材料，按照要求规范包装。

2. 待灭菌器械、器具及物品不得超出网架范围，且不能碰触舱门、舱底部、等离子电极网，勿遮挡过氧化氢监测灯。

3. 应将不同材质待灭菌器械、器具及物品混放于同一批次灭菌器内。

4. 器械盒应平放于网架上，不得重叠，保证器械、器具及物品间留有缝隙，便于过氧化氢低温等离子的均匀扩散注入。

5. 禁止用器械、器具及物品或外力强压舱门。

6. 装载量以60%～70%为宜，无最小量限制，不应大于80%。

7. 应严格检查待灭菌器械、器具及物品是否与灭菌器兼容，因不同厂家、

不同型号的灭菌器对管腔器械的要求均有所差异，如有管腔器械还应对其材质、管径及长度进行判断，以符合过氧化氢低温等离子灭菌器要求。

第五节　灭菌

一、B-D测试操作

（一）概念

B-D测试，全称为布维-狄克试验（Bowie-Dictest），是用于检测预真空压力蒸汽灭菌器的冷空气排出效果的试验，是考核预真空压力蒸汽灭菌器是否可以正常工作的重要检测手段。

（二）适用范围

检测预真空压力蒸汽灭菌器是否可以正常工作。

（三）目的

检查预真空压力蒸汽灭菌器内蒸汽饱和度和冷空气排出情况。

（四）操作流程（表 3-5-1）

表 3-5-1　B-D 测试操作流程

流程图	说明
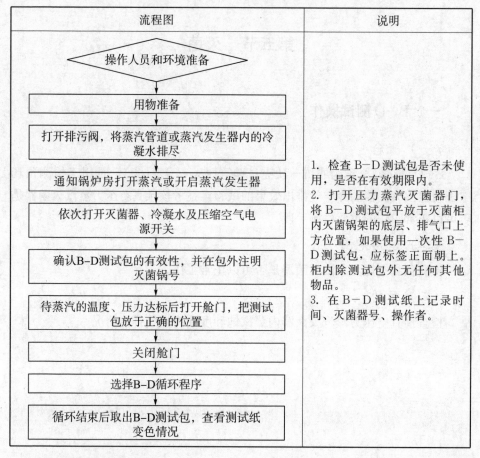	1. 检查 B-D 测试包是否未使用，是否在有效期限内。 2. 打开压力蒸汽灭菌器门，将 B-D 测试包平放于灭菌柜内灭菌锅架的底层、排气口上方位置，如果使用一次性 B-D 测试包，应标签正面朝上。柜内除测试包外无任何其他物品。 3. 在 B-D 测试纸上记录时间、灭菌器号、操作者。

（五）注意事项

1. 预真空（包括脉动真空）压力蒸汽灭菌器每日灭菌循环运行前应进行 B-D 测试，B-D 测试合格后，灭菌器方可使用。B-D 测试如果失败，应立即停止使用该灭菌器进行灭菌，及时查找原因，进行整改，合格后，灭菌器方可使用。

2. 每次做 B-D 测试时，只能放置一个 B-D 测试包。

3. 灭菌时间不能超过 3.5min。

4. 使用灭菌器前要将管道中的冷凝水排尽。

5. 程序结束后打开灭菌器门时应注意防止蒸汽烫伤。

6. 在放置 B-D 测试包时，标签正面朝上。

7. B-D 测试不适用于下排式压力蒸汽灭菌器。

二、压力蒸汽灭菌操作

(一)概念

利用高温、高压对包装后器械、器具及物品进行灭菌的过程。

(二)适用范围

耐高温高压、湿热器械、器具及物品的灭菌。

(三)目的

正确使用压力蒸汽灭菌器,完成器械、器具及物品的灭菌工作,判断识别灭菌的有效性,确保灭菌质量。

(四)操作流程(表3-5-2)

表3-5-2 压力蒸汽灭菌操作流程

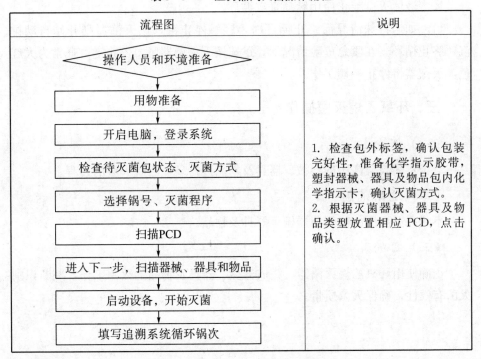

流程图	说明
操作人员和环境准备 → 用物准备 → 开启电脑,登录系统 → 检查待灭菌包状态、灭菌方式 → 选择锅号、灭菌程序 → 扫描PCD → 进入下一步,扫描器械、器具和物品 → 启动设备,开始灭菌 → 填写追溯系统循环锅次	1. 检查包外标签,确认包装完好性,准备化学指示胶带,塑封器械、器具及物品包内化学指示卡,确认灭菌方式。 2. 根据灭菌器械、器具及物品类型放置相应 PCD,点击确认。

(五)注意事项

1. 每日操作前应注意清扫灭菌器柜内的排气口过滤网。

2. 每日启动灭菌器前要将蒸汽管路中的冷凝水排尽。

3. 启动循环前查看压力表是否正常。

4. 每日灭菌前必须进行 B-D 测试。

5. 在装锅前应检查灭菌器密封圈和与之衔接的密封凹槽有无污垢和积尘。如果有,应用湿润软布轻轻擦拭,勿损伤密封圈,以防漏气。

6. 灭菌器械、器具及物品体积应与灭菌程序一致。应尽量将同类器械、器具及物品放在同批次灭菌。

7. 避免小装量效应,即灭菌器械、器具及物品放得过少,灭菌效果反而较差。小装量效应的发生主要是由于器械、器具及物品体积越小,柜内残留空气越多,对蒸汽接触器械、器具及物品的阻隔作用越大。

8. 装载器械、器具及物品时,包与包之间应留间隙,保证蒸汽能对流,易于渗透到包裹中央。器械、器具及物品不得触及灭菌器内壁和舱门。

9. 布类物品应放在金属类物品之上,避免蒸汽遇冷凝聚成水珠,使包布受潮,从而阻碍蒸汽进入包裹中央,导致灭菌失败。

10. 液体灭菌禁止使用脉动真空循环。

11. 如遇特殊情况需终止循环时,轻触停止键,该灭菌器则开始自动排汽,终止循环。在紧急危险情况下,迅速按下灭菌器紧急停止键,通常为大红色,灭菌器将停止一切工作。

三、环氧乙烷灭菌操作

(一)概念

对于不耐高温高压的器械、器具及物品进行环氧乙烷灭菌的过程。

(二)适用范围

不耐高温高压的待灭菌器械、器具及物品。

(三)目的

正确使用环氧乙烷灭菌器,完成器械、器具及物品的灭菌工作,判断识别灭菌有效性,确保灭菌质量。

（四）操作流程（表3-5-3）

表3-5-3 环氧乙烷灭菌操作流程

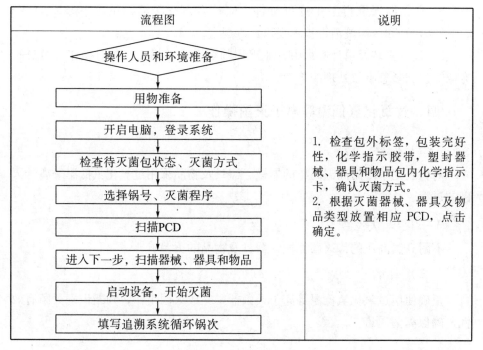

流程图	说明
操作人员和环境准备 用物准备 开启电脑，登录系统 检查待灭菌包状态、灭菌方式 选择锅号、灭菌程序 扫描PCD 进入下一步，扫描器械、器具和物品 启动设备，开始灭菌 填写追溯系统循环锅次	1. 检查包外标签，包装完好性，化学指示胶带，塑封器械、器具和物品包内化学指示卡，确认灭菌方式。 2. 根据灭菌器械、器具及物品类型放置相应PCD，点击确定。

（五）注意事项

1. 环氧乙烷灭菌器及环氧乙烷气罐应远离火源并防止静电。气罐也不应存放于冰箱。

2. 环氧乙烷气罐的存放处理应严格按照国家有关易燃易爆物品储存的要求。

3. 定期对灭菌设备进行清洁保养和维修调试。

4. PCD应放在待灭菌器械、器具及物品最难灭菌的位置。

5. 环氧乙烷残留浓度在灭菌器械、器具及物品中应低于 $15.2mg/m^3$，在灭菌环境中应低于 $2mg/m^3$。每年应对灭菌环境中环氧乙烷气体残留浓度进行监测。

6. 每台环氧乙烷灭菌器必须安装排气管道系统。灭菌器必须连接在独立的排气管路上，排气管材料应选环氧乙烷不能穿透的材料。排气管牵至室外无人流量的地方，排气口向下，距排气口 7.6m 范围内不应有任何易燃易爆物质和建筑物的入风口，如门或窗等。排气管的垂直部分长度超过 3m 时应加辅助排气设施。

7. 严格掌握环氧乙烷通风要求,聚氯乙烯材料物品解析,60℃时需 8h,50℃时需 12h。

8. 灭菌器须取得卫生许可批件,应符合《医院消毒供应中心》 (WS 310—2016)和《医院消毒技术规范》等规定。

9. 设备安装及设计必须由专业工程师等人员承担,并应对操作人员进行专业知识和紧急事故处理的培训。

四、过氧化氢低温等离子灭菌操作

(一)概念

对包装完毕不耐高温高压的器械、器具及物品采用过氧化氢低温等离子灭菌的过程。

(二)适用范围

不耐高温高压的待灭菌器械、器具及物品的灭菌。

(三)目的

正确使用过氧化氢低温等离子灭菌器,完成灭菌工作,判断识别灭菌有效性,确保灭菌质量。

（四）操作流程（表3-5-4）

表3-5-4 过氧低氢低温等离子灭菌操作流程

流程图	说明
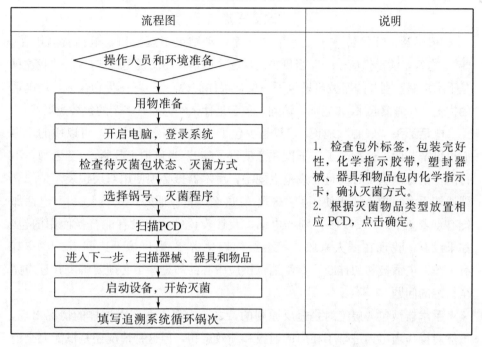	1. 检查包外标签，包装完好性，化学指示胶带，塑封器械、器具和物品包内化学指示卡，确认灭菌方式。 2. 根据灭菌物品类型放置相应PCD，点击确定。

（五）注意事项

1. 适用于不耐热、不耐湿的医疗用品，如各种内镜、电子电源器材、金属器材、导线及光学设备、陶瓷制品等的灭菌，不适用于植物性纤维材质，包括纸、海绵、棉布、木质类、油类、粉剂等的灭菌。

2. 待灭菌器械、器具及物品必须充分干燥。

3. PCD应放在待灭菌器械、器具及物品最难灭菌的位置（灭菌架四角的内侧）。

4. 管腔器械的材质和规格应与该灭菌器兼容。不同厂家、型号、规格的灭菌器对管腔器械的要求均有所差异，应严格按照厂家说明书进行操作，确保灭菌成功。

5. 装载时塑胶面须朝一个方向，灭菌器械、器具及物品不得接触灭菌腔内壁，灭菌器械、器具及物品装载高度距腔体顶端8cm。

6. 过氧化氢具有较大刺激性，尤其在浓度较高时。按照美国职业安全与健康协会（OSHA）的规定：过氧化氢8h加权平均暴露浓度≤1ppm。如果灭菌后器械、器具及物品中的过氧化氢没有彻底分解和排除，残留在包裹外或器械、器具及物品上，将对医务工作者造成职业暴露和直接危害健康。

【案例分享】

改变一点点

"叮铃铃，叮铃铃……"上午 8 点半，刚结束了晨交班，电话铃就响了。"喂，您好，消毒供应……"当班护士接起了电话，还没说完就被打断。"我这里是手术室啊，刚开的器械包只包了一层，跟你们说一下。"一听到这话，接电话的护士立马谨慎起来："老师，请问，包名是什么？你们有多余的包替换吗？"

电话那头"好心"地说："只是少包了一层，不影响什么，可以用的，你们也挺辛苦的，这次忘了，下次注意就行了嘛。"当班护士赶紧说："老师，不行的，消毒供应中心的行业规范上规定，手术器械必须使用双层包装。请您立即通知手术间护士停止使用。""啊？有这么严重？那好，我马上去！"电话那端有点着急了。"哎哎哎，别挂电话，我还没说完，有没有能替换使用的包？如果没有，我现在派人来收，等会给你们急送。"当班护士追问道。"有有有……"电话被匆匆挂断，留给消毒供应中心的却是一个必须要解决并且应完全杜绝的问题。

手术器械包一层绝对是违反原则的，之前也偶有两三次这样的情况出现，虽然对操作当事人进行了相应的通报和绩效惩罚，但这种情况还是没能完全消除。如何才能从根本上解决这一问题呢？

通过仔细阅读并参悟国家规范和标准，护士长终于想出了一个办法，从操作方法上改变，即手术器械由之前的两层均采用信封式包装改为内层用平行式包装、外层用信封式包装的方法。同时规定：不论以前的个人习惯和操作严谨度是怎样的，所有人员必须严格执行现在的操作流程。

更改流程之后，再没有出现手术器械包装单层的事件。

核心词：规范。

思考与启示：在消毒供应中心，所有的改变应立足于规范，领会国家规范的精髓，做一些适当的改变和调整，可以通过优化操作流程并且被认可的方式来解决一些问题，严格遵行，就能够完全杜绝。

有图有真相

早上晨交班刚要结束，包装区组长陈老师拿着一本厚厚的册子，走到示教室前面，对大家说："各位老师，请稍微停留一下，给大家说一下，我们包装区制作了一本临床图谱全集，不但我院所有的临床物品和器械包都可以在里面找到明细，如何摆放也有很明确的图片做指引。图谱前面两页是目录，什么包在第几页都注明得很清楚，总之是非常方便。"

要说这本图谱的诞生，还要先提一下上两次的"少件"事件。

事件一：门诊电话投诉"换药碗里少小棉签"，于是找到该批换药碗的包装操作者，是刚进行换岗轮转的新员工，护士小朱。

事件二：耳鼻喉科电话投诉"两个喉包里少压舌板，一个喉包里少小棉签"，查到了该批喉包的包装操作者，是周末值班临时指派人员，护士小刘。

新进的轮岗人员和周末值班人员由于对临床物品、器械熟识度不够，影响了临床科室的工作开展，给科室造成了不好的影响，也在一定程度上造成了人力、财力和物力的浪费。而加强培训，只是治标不治本的办法。制作图谱，可以增加操作者的视觉印象，不但有明细和包装前所有物品准备状态的散在图片，还有所有物品待包装时标准放置的状态图片，让人一目了然。有这么一本临床图谱做指引，供操作人员随时翻阅，很大程度上降低了错包的发生率。

核心词：器械包配置图谱。

思考与启示：在工作中，只要用心，做个有心人，发现问题找出根本原因，解决它，你就是强者！

【知识拓展】

医用包装材料的分类及简介

医用包装材料可以分作两类：重复用包装材料和一次性包装材料。重复用包装材料包括纺织品（棉布）和硬质容器，根据我国卫生行业标准的规定，开放式的储槽不应用于灭菌物品的包装。

一、纺织品（棉布）

棉布在 20 世纪 80 年代以前一直作为最常用的医用包装材料，具有以下优点：（1）容易获得并在医院长期使用。（2）牢固。（3）顺应性好，使用方便。（4）可重复使用。然而棉布易吸水，棉线孔隙较大，棉布的微生物屏障效能较差。随着反复使用，棉线孔隙会扩大，造成微生物屏障效能进一步下降。棉纤维破裂产生的棉尘也是医源性感染的重要原因。因此，国内外许多文献不推荐将棉布单独作为包装材料，而仅作为外包装材料或者额外附加的防尘罩。

按照我国卫生行业规范，棉布作为包装材料时，除应符合《最终灭菌医疗器械包装》（GB/T 19633—2015）的要求之外，还必须为非漂白织物；包布除四边外不应有缝线，不应缝补；初次使用前应高温洗涤，脱脂去浆、去色；应有使用次数的记录。纺织品包装材料还应一用一清洗，无污渍，照明光检查无破损。

二、硬质容器

硬质容器通常由铝合金、不锈钢或者塑料制成，并带有可拆卸、可密封的容器盖。通过容器盖上的过滤器，硬质容器可实现灭菌因子的穿透和微生物的屏障功能。硬质容器作为医用包装材料主要有以下优点：（1）提供绝佳的微生物屏障。（2）使用方便，节省劳动力。（3）免除包装材料破损的风险。（4）储存和运输过程中保护器械不受损坏。（5）长期使用成本较低。

硬质容器也存在一些局限性：（1）容器较重，不当搬运可能带来人体工学上的伤害。（2）需要延长干燥时间以避免"湿包"现象。（3）锁扣系统和过滤器在使用前需要检查。（4）初次购置成本较高。

三、无纺布

无纺布由一定量的人造纤维（如聚烯烃纤维），也包括其他添加材料，通过高温压制技术而制成。最常见的医用无纺布为纺粘−熔喷−纺粘（SMS）无纺布，是专为医疗灭菌设计的一次性无纺布，它集合了很多其他包装材料的优势：（1）强度高。（2）悬垂性好。（3）允许空气的排出和水蒸汽等灭菌因子的穿透。（4）孔径非常小，从而构成了良好的微生物屏障。（5）不产生尘屑与破碎纤维，杜绝医源性感染。（6）疏水性能好，能避免包装材料对液体的吸收。（7）品种较多，满足医院的不同需要。

四、医用皱纹纸

医用皱纹纸是最早出现的棉布替代品。由于孔径较小，医用皱纹纸有比棉布更好的微生物屏障性能，可直接作为包装材料或用于硬质容器的内包装材料。根据我国卫生行业规范，医用一次性纸袋包装的无菌物品，有效期宜为 1 个月，使用一次性医用皱纹纸包装的无菌物品，有效期宜为 6 个月。纸质包装材料的包装机械性能较差，因此：（1）包装时不宜过紧或过松。（2）不应拖拉灭菌纸质包装的灭菌包。（3）变湿后机械性能进一步下降，避免灭菌包沾染液体。（4）灭菌时应充分干燥。

五、纸塑/聚烯烃塑包装袋/卷材

以下复合包装材料适用于小件且重量较轻的灭菌器械、器具及物品的包装，使用者可通过透明塑料面直接看到灭菌包内的器械、器具及物品，其在使用上有所区别。

（1）纸塑包装袋/卷材：适用于压力蒸汽灭菌和环氧乙烷灭菌，但不适用于干热灭菌和等离子灭菌。

（2）聚烯烃塑包装袋/卷材：通常也被称为特卫强产品，由于不含纤维素而适用于等离子灭菌，但是不能耐受压力蒸汽的高温高压。

（3）纸塑/聚烯烃塑包装袋/卷材：有以下优势，①正确使用可确保手术时的无菌打开。②符合"撕毁无效"原则。③可看见灭菌包内的物品。④如附带染料块，可分辨是否经过灭菌处理。

第四章　无菌物品存放区标准化流程

　　无菌物品存放区是消毒供应中心内存放、保管、发放无菌物品的区域，为清洁区域。无菌物品存放区的温度要求低于24℃，相对湿度低于70%，换气为每小时4~10次，应保持环境清洁整齐，内部通风良好，无灰尘。禁止将无菌物品放置在无菌物品存放区以外的地方，防止污染。应根据临床工作量建立各类无菌物品、抢救物品名目和数量清单。认真执行灭菌物品卸载、存放的操作流程。接触无菌物品前应洗手或手消毒。按照"先进先出"的原则进行储存或周转，避免产生过期物品。灭菌物品一旦失效，必须重新进行清洗、包装、灭菌处理。各类无菌物品每日清点，及时补充，保证储备充足。重复使用器械的备量不低于1∶2，即用1份备2份物品量。一次性物品采购流程的周期较长，一般储量不低于10天量。急救物品的储备根据医院规模和承担急救任务量定额。物品摆放位置应固定，存取方便，可设柜架号、层次号、位置号。依据物品分类目录、储备量定额以及物品物理、化学等自然属性，或根据备用性质进行位置规划。各类物品均应分架或分开摆放，不应堆放或混放。较小、不规则的无菌包应分类放置在固定的容器中储存。各类无菌包按照灭菌日期先后顺序排放，一次性使用无菌物品应去除外包装后，再存放于无菌物品存放区，避免外包装污染储存环境。无菌物品进入储存区应进行质量确认、数量记录等工作。储存中应保护无菌物品不受污染和损坏，周转使用率低和急救物品有防尘措施。搬运无菌物品须借助专用的篮筐、车、架。无菌物品放在不洁的位置或掉落地上应视为污染包，不得使用。

　　本章将介绍消毒供应中心常见灭菌器械、器具和物品的卸载、储存、灭菌质量监测以及发放的标准作业程序。

第一节　灭菌后器械、器具和物品的卸载

经过灭菌循环后，需将无菌器械、器具和物品从灭菌器中取出，放于无菌物品存放区。压力蒸汽灭菌的器械、器具和物品应进行冷却，并设置"冷却"字样的标示牌，冷却时间应>30min，待降至室温时方可移动。对于低温灭菌器械、器具及物品的卸载，应注意化学药物排残通风的要求和实践以及个人防护措施。同时应避免卸载和搬运过程中无菌器械、器具及物品包装的损坏。从灭菌器架上取下已冷却器械、器具及物品时，应进行灭菌质量确认。

一、压力蒸汽灭菌后器械、器具及物品的卸载

（一）概念

压力蒸汽灭菌程序完成后，对已灭菌的器械、器具及物品进行卸载的过程。

（二）适用范围

压力蒸汽灭菌的器械、器具及物品的卸载。

（三）目的

1. 检查灭菌程序的完整性，确认灭菌质量。
2. 通过合理规范的卸载操作，避免湿包及灭菌包的二次污染。

（四）操作流程（表 4-1-1）

表 4-1-1　压力蒸汽灭菌后器械、器具及物品的卸载操作流程

流程图	说明
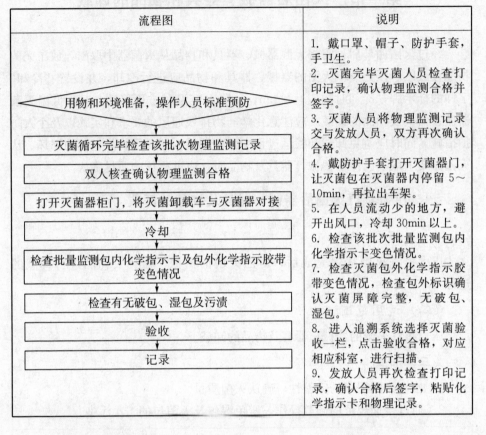	1. 戴口罩、帽子、防护手套，手卫生。 2. 灭菌完毕灭菌人员检查打印记录，确认物理监测合格并签字。 3. 灭菌人员将物理监测记录交与发放人员，双方再次确认合格。 4. 戴防护手套打开灭菌器门，让灭菌包在灭菌器内停留 5～10min，再拉出车架。 5. 在人员流动少的地方，避开出风口，冷却 30min 以上。 6. 检查该批次批量监测包内化学指示卡变色情况。 7. 检查灭菌包外化学指示胶带变色情况，检查包外标识确认灭菌屏障完整，无破包、湿包。 8. 进入追溯系统选择灭菌验收一栏，点击验收合格，对应相应科室，进行扫描。 9. 发放人员再次检查打印记录，确认合格后签字，粘贴化学指示卡和物理记录。

流程图内容：
用物和环境准备，操作人员标准预防
↓
灭菌循环完毕检查该批次物理监测记录
↓
双人核查确认物理监测合格
↓
打开灭菌器柜门，将灭菌卸载车与灭菌器对接
↓
冷却
↓
检查批量监测包内化学指示卡及包外化学指示胶带变色情况
↓
检查有无破包、湿包及污渍
↓
验收
↓
记录

（五）注意事项

1. 卸载前清洁洗手并做好职业防护。

2. 卸载时应保证灭菌物品在灭菌器内停留一定时间。

3. 出灭菌器后保证灭菌器械、器具及物品避开出风口并冷却 30min 以上，接近室温后再发放。

4. 卸载时灭菌包掉落地上或误放到不洁处应视为被污染，应重新处理。

5. 湿包、破包、标识不清的灭菌包应重新处理。

二、环氧乙烷灭菌后器械、器具及物品的卸载

(一) 概念

环氧乙烷灭菌程序完成后,对灭菌后的器械、器具、物品进行卸载的过程。

(二) 适用范围

环氧乙烷灭菌后的器械、器具及物品的卸载。

(三) 目的

1. 检查灭菌程序的完整性,确认灭菌质量。

2. 通过合理规范的卸载操作,避免灭菌包二次污染。

(四) 操作流程 (表4-1-2)

表4-1-2 环氧乙烷灭菌后器械、器具及物品的卸载操作流程

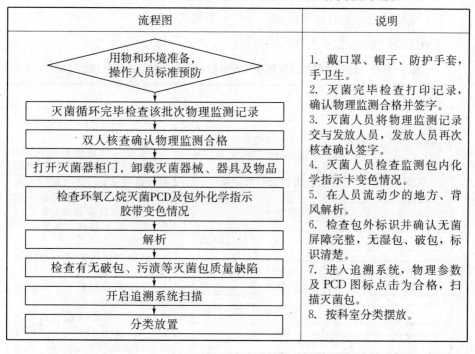

流程图	说明
用物和环境准备,操作人员标准预防 → 灭菌循环完毕检查该批次物理监测记录 → 双人核查确认物理监测合格 → 打开灭菌器柜门,卸载灭菌器械、器具及物品 → 检查环氧乙烷灭菌PCD及包外化学指示胶带变色情况 → 解析 → 检查有无破包、污渍等灭菌包质量缺陷 → 开启追溯系统扫描 → 分类放置	1. 戴口罩、帽子、防护手套,手卫生。 2. 灭菌完毕检查打印记录,确认物理监测合格并签字。 3. 灭菌人员将物理监测记录交与发放人员,发放人员再次核查确认签字。 4. 灭菌人员检查监测包内化学指示卡变色情况。 5. 在人员流动少的地方、背风解析。 6. 检查包外标识并确认无菌屏障完整,无湿包、破包,标识清楚。 7. 进入追溯系统,物理参数及PCD图标点击为合格,扫描灭菌包。 8. 按科室分类摆放。

(五) 注意事项

1. 卸载前清洁洗手并做好职业防护。

2. 应始终依据设备及灭菌器/通风装置厂家说明执行有关卸载要求,卸载前应充分检查灭菌关键参数,包括时间、温度、相对湿度、通风时间等。

3. 卸载操作人员应具备判断及处理环氧乙烷灭菌紧急事故的能力。

4. 卸载时灭菌包掉落地上或误放到不洁处应视为被污染，应重新处理。

5. 湿包、破包、标识不清的灭菌包应重新处理。

三、过氧化氢低温等离子灭菌器械、器具及物品的卸载

（一）概念

过氧化氢低温等离子灭菌程序完成后，对灭菌后的器械、器具、物品进行卸载的过程。

（二）适用范围

过氧化氢低温等离子灭菌后的器械、器具及物品的卸载。

（三）目的

1. 检查灭菌程序的完整性，确认灭菌质量。

2. 通过合理规范的卸载操作，避免灭菌包二次污染。

（四）操作流程（表4-1-3）

表4-1-3　过氧化氢低温等离子灭菌器械、器具及物品的卸载操作流程

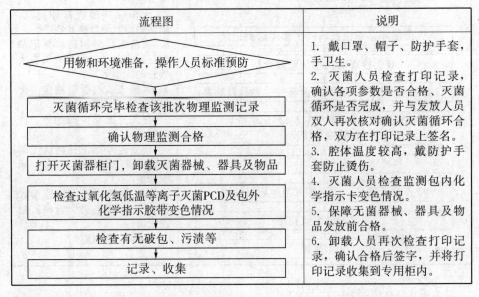

流程图	说明
用物和环境准备，操作人员标准预防 灭菌循环完毕检查该批次物理监测记录 确认物理监测合格 打开灭菌器柜门，卸载灭菌器械、器具及物品 检查过氧化氢低温等离子灭菌PCD及包外化学指示胶带变色情况 检查有无破包、污渍等 记录、收集	1. 戴口罩、帽子、防护手套，手卫生。 2. 灭菌人员检查打印记录，确认各项参数是否合格、灭菌循环是否完成，并与发放人员双人再次核对确认灭菌循环合格，双方在打印记录上签名。 3. 腔体温度较高，戴防护手套防止烫伤。 4. 灭菌人员检查监测包内化学指示卡变色情况。 5. 保障无菌器械、器具及物品发放前合格。 6. 卸载人员再次检查打印记录，确认合格后签字，并将打印记录收集到专用柜内。

（五）注意事项

1. 卸载前清洁洗手并做好职业防护。

2. 卸载时灭菌包掉落地上或误放到不洁处应视为被污染，应重新处理。

3. 湿包、破包、标识不清的灭菌包应重新处理。

四、干热灭菌器械、器具及物品的卸载

（一）概念

在干燥环境进行灭菌的技术一般有火焰灭菌法和干热空气灭菌法，以干热方法杀死细菌而达到灭菌的目的。干热灭菌器械、器具及物品的卸载是干热灭菌完成后，对灭菌后的器械、器具及物品进行卸载的过程。

（二）适用范围

灭菌后干燥粉末、凡士林、油脂、玻璃器皿和金属器具等的卸载。

（三）目的

1. 检查灭菌程序的完整性，确认灭菌质量。

2. 通过合理规范的卸载操作，避免灭菌包二次污染。

（四）操作流程（表4-1-4）

表4-1-4　干热灭菌器械、器具及物品的卸载操作流程

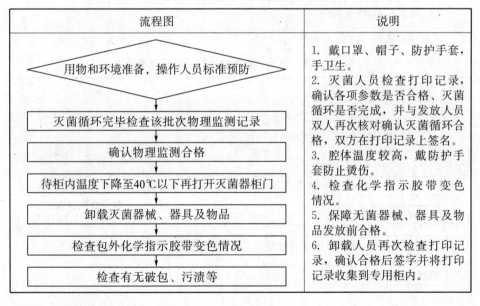

流程图	说明
用物和环境准备，操作人员标准预防 灭菌循环完毕检查该批次物理监测记录 确认物理监测合格 待柜内温度下降至40℃以下再打开灭菌器柜门 卸载灭菌器械、器具及物品 检查包外化学指示胶带变色情况 检查有无破包、污渍等	1. 戴口罩、帽子、防护手套，手卫生。 2. 灭菌人员检查打印记录，确认各项参数是否合格、灭菌循环是否完成，并与发放人员双人再次核对确认灭菌循环合格，双方在打印记录上签名。 3. 腔体温度较高，戴防护手套防止烫伤。 4. 检查化学指示胶带变色情况。 5. 保障无菌器械、器具及物品发放前合格。 6. 卸载人员再次检查打印记录，确认合格后签字并将打印记录收集到专用柜内。

（五）注意事项

1. 卸载时注意职业防护。

2. 卸载时应待柜内温度下降至40℃以下时再打开柜门。

3. 卸载时灭菌包掉落地上或误放到不洁处应视为被污染，应重新处理。

4. 湿包、破包、标识不清的灭菌包应重新处理。

第二节　物品的储存

一、清洗、消毒物品的储存

（一）概念

只需清洗、消毒处理而不需灭菌处理的物品，存放保管于一定的特殊环境中，以保证不受污染的过程。

（二）适用范围

临床消毒类物品（如压脉带、持针器、输液网兜）的储存。

（三）目的

1. 确保清洗、消毒物品的质量，避免再次污染。

2. 保证临床科室使用。

（四）操作流程（表 4－2－1）

表 4－2－1　清洗、消毒物品的储存操作流程

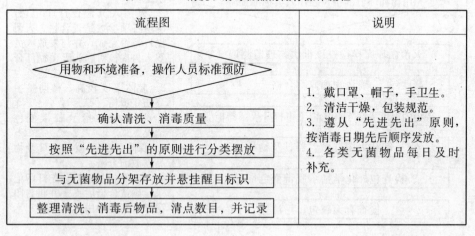

流程图	说明
用物和环境准备，操作人员标准预防　↓　确认清洗、消毒质量　↓　按照"先进先出"的原则进行分类摆放　↓　与无菌物品分架存放并悬挂醒目标识　↓　整理清洗、消毒后物品，清点数目，并记录	1. 戴口罩、帽子，手卫生。 2. 清洁干燥，包装规范。 3. 遵从"先进先出"原则，按消毒日期先后顺序发放。 4. 各类无菌物品每日及时补充。

（五）注意事项

1. 清洗、消毒物品应设专架存放，且与无菌物品分开放置，并设置标识，标识应醒目清楚。

2. 清洗、消毒后物品在清洁区储存保管，按照"先进先出"的原则进行

储存或周转。

3. 储存中应保护清洗、消毒物品不受污染和损坏，搬运清洗、消毒物品须使用专用篮筐、车、架。

4. 清洗、消毒物品储存环境保持清洁整齐，内部通风、采光良好，无可见的灰尘，定时清扫。

5. 清洗、消毒物品存放架或柜应距地面≥20cm。与地面保持一定的高度，可降低灰尘的污染，易于清洁整理。离墙≥5cm，避免清洗、消毒物品接触墙被污染，因墙面材料易受湿度和温度的影响，产生霉菌等微生物。与天花板保持≥50cm的距离。

二、无菌物品的储存

（一）概念

将备用的无菌物品存放、保管于一定的特殊环境中，以保证其不受任何污染保持无菌状态的过程。

（二）适用范围

所有压力蒸汽灭菌后的无菌物品和低温灭菌后的无菌物品的储存。

（三）目的

1. 确保无菌物品的质量及有效性。

2. 保证临床科室无菌物品的使用。

（四）操作流程（表4-2-2）

表4-2-2 无菌物品的储存操作流程

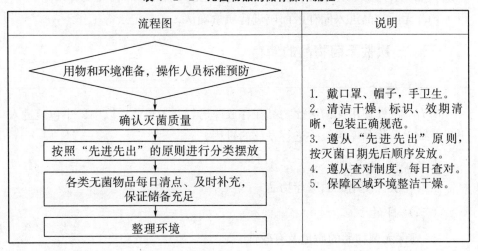

流程图	说明
用物和环境准备，操作人员标准预防 确认灭菌质量 按照"先进先出"的原则进行分类摆放 各类无菌物品每日清点、及时补充，保证储备充足 整理环境	1. 戴口罩、帽子，手卫生。 2. 清洁干燥，标识、效期清晰，包装正确规范。 3. 遵从"先进先出"原则，按灭菌日期先后顺序发放。 4. 遵从查对制度，每日查对。 5. 保障区域环境整洁干燥。

（五）注意事项

1. 无菌物品应设专架存放，并设置标识，标识应醒目清楚。

2. 无菌物品储存环境保持清洁整齐，内部通风、采光良好，无可见的灰尘。每日定时清洁整理地面、台面 2～3 次，专用无菌电梯清洁至少 1 次。至少每月 1 次以上，定时清洁天花板、墙面等。无菌物品存放区温度低于 24℃，相对湿度小于 70%。根据管理需要进行环境卫生监测和评价，其环境卫生标准应符合《医院消毒卫生标准》(GB 15982—2012) 相关条款。

3. 注意手卫生，取放无菌物品前后均应洗手，手部不佩戴戒指等饰物，防止划破物品外包装。

4. 保证足够的冷却时间，防止产生湿包。无菌包潮湿、包装破损、字迹不清、误放于不洁处或掉落地面，均应视为污染，须重新处理和灭菌。

5. 手术器械、敷料包的搬运应使用器械车。器械筐或手术器械箱在搬运中应平移，防止器械碰撞和磨损。

6. 物品分类放置。各类物品均应分架或分开摆放，不应堆放或混放，物品摆放位置应固定，存取方便，可设柜架号、层次号、位置号。

7. 无菌物品存放架或柜应距地面≥20cm。与地面保持一定的高度，可降低灰尘的污染，易于清洁整理。离墙≥5cm，避免无菌物品接触墙被污染，因墙面材料易受湿度和温度，产生霉菌等微生物。与天花板应保持≥50cm 的距离。

8. 各类无菌包按照灭菌日期先后顺序摆放，发放时遵循"先进先出"原则。一次性使用无菌器材应去除外包装后，再存放于无菌物品存放区，避免外包装污染储存环境。

9. 发现存在灭菌质量问题时应及时反馈给灭菌人员和相关负责人。

10. 无菌物品进入储存区前应进行质量确认、数量记录等工作。

三、一次性无菌物品的储存

（一）概念

所有一次性使用无菌医疗物品在存放库房打开大包装，以中、小包装进入下送车或无菌物品库房统一进行发放的过程。

（二）适用范围

所有一次性使用无菌医疗物品。

（三）目的

1. 确保无菌物品的质量及有效性。

2. 保证临床科室无菌物品的使用。

（四）操作流程（表4-2-3）

表4-2-3 一次性无菌物品的储存操作流程

流程图	说明
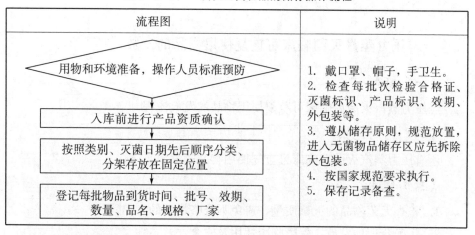	1. 戴口罩、帽子，手卫生。 2. 检查每批次检验合格证、灭菌标识、产品标识、效期、外包装等。 3. 遵从储存原则，规范放置，进入无菌物品储存区应先拆除大包装。 4. 按国家规范要求执行。 5. 保存记录备查。

（五）注意事项

1. 按照"先进先出"原则进行储存或周转，定时核查掌握各类、各型号物品基数和效期，合理安排供应，避免超量储存或过期，造成浪费。

2. 专职人员负责一次性无菌物品的验收入库。

3. 一次性无菌物品存放架或柜应距地面≥20cm。与地面保持一定的高度，可降低灰尘的污染，易于清洁整理。离墙≥5cm，避免无菌物品接触墙被污染，因墙面材料易受湿度和温度的影响，产生霉菌等微生物。与天花板应保持≥50cm距离。

4. 储存环境保持清洁整齐，内部通风、采光良好，无可见的灰尘。每日定时清洁整理地面、台面2~3次。每日用空气消毒剂消毒1次，专用无菌电梯清洁至少1次。至少每月1次以上，定时清洁天花板、墙面等。

5. 各类物品均应分架或分开摆放，不应堆放或混放。

第三节 无菌物品的发放

一、压力蒸汽灭菌临床可重复使用物品的发放

(一) 概念

经压力蒸汽灭菌后临床可重复使用物品的发放流程。

(二) 适用范围

所有压力蒸汽灭菌后临床可重复使用物品的发放。

(三) 目的

1. 检查无菌物品的灭菌质量，避免不合格物品的发出。

2. 正确合理地发放，保障临床使用及安全。

(四) 操作流程 (表 4-3-1)

表 4-3-1　压力蒸汽灭菌临床可重复使用物品发放操作流程

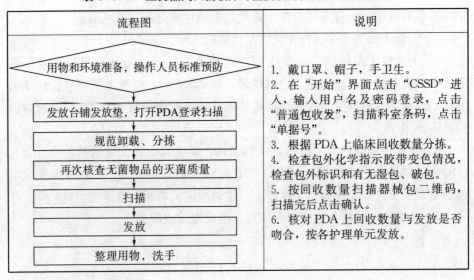

流程图	说明
用物和环境准备，操作人员标准预防 发放台铺发放垫，打开PDA登录扫描 规范卸载、分拣 再次核查无菌物品的灭菌质量 扫描 发放 整理用物，洗手	1. 戴口罩、帽子，手卫生。 2. 在"开始"界面点击"CSSD"进入，输入用户名及密码登录，点击"普通包收发"，扫描科室条码，点击"单据号"。 3. 根据 PDA 上临床回收数量分拣。 4. 检查包外化学指示胶带变色情况，检查包外标识和有无湿包、破包。 5. 按回收数量扫描器械包二维码，扫描完后点击确认。 6. 核对 PDA 上回收数量与发放是否吻合，按各护理单元发放。

(五) 注意事项

1. 无菌物品发放时，应遵循"先进先出"原则。

2. 发放前应清洁双手；禁止佩戴饰品，以免划破无菌包装。

3. 发放时严格执行消毒隔离及查对制度。

4. 无菌物品一经发出，即使未使用，一律不得返回无菌物品存放区。

5. 灭菌包掉在地上视为污染重新处理。

6. 湿包、破包、脏包、标识不清，返回包装区。

7. 应实行专人专车制，运送车辆应及时清洁、消毒处理，干燥备用。

8. 发现异常情况要及时汇报，以便处理。

二、压力蒸汽灭菌手术室布类灭菌包、临床敷料灭菌包的发放

（一）概念

手术衣、桌单、长口等布类，擦手巾、治疗巾等敷料包经过压力蒸汽灭菌后的发放流程。

（二）适用范围

压力蒸汽灭菌的手术室布类灭菌包和临床敷料灭菌包的发放。

（三）目的

1. 保证无菌物品的灭菌质量，避免不合格物品的发出。

2. 正确合理地发放，保障临床使用及安全。

（四）操作流程（表4-3-2）

表4-3-2　压力蒸汽灭菌手术室布类灭菌包、临床敷料灭菌包发放操作流程

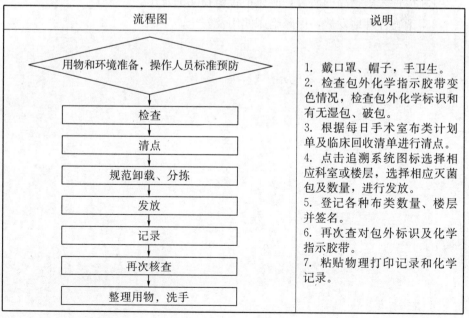

流程图	说明
用物和环境准备，操作人员标准预防 检查 清点 规范卸载、分拣 发放 记录 再次核查 整理用物，洗手	1. 戴口罩、帽子，手卫生。 2. 检查包外化学指示胶带变色情况，检查包外化学标识和有无湿包、破包。 3. 根据每日手术室布类计划单及临床回收清单进行清点。 4. 点击追溯系统图标选择相应科室或楼层，选择相应灭菌包及数量，进行发放。 5. 登记各种布类数量、楼层并签名。 6. 再次查对包外标识及化学指示胶带。 7. 粘贴物理打印记录和化学记录。

（五）注意事项

1. 无菌物品发放时，应遵循"先进先出"原则。
2. 发放前应清洁双手；禁止佩戴饰品，以免划破无菌包装。
3. 发放时严格执行消毒隔离及查对制度。
4. 无菌物品一经发出，即使未使用过，一律不得返回无菌物品存放区。
5. 灭菌包掉在地上视为污染重新处理。
6. 湿包、破包、脏包、标识不清，返回包装区。
7. 应实行专人专车制，运送车辆应及时清洁、消毒处理，干燥备用。
8. 发现异常情况要及时汇报，以便处理。

三、压力蒸汽灭菌手术室器械灭菌包的发放

（一）概念

手术室器械包经过压力蒸汽灭菌后的发放流程。

（二）适用范围

采用压力蒸汽灭菌的手术室器械包的发放。

（三）目的

1. 检查无菌物品的质量，避免不合格物品的发出。
2. 正确合理地发放，保障临床使用及安全。

（四）操作流程（表 4-3-3）

表4-3-3　压力蒸汽灭菌手术室器械灭菌包的发放操作流程

流程图	说明
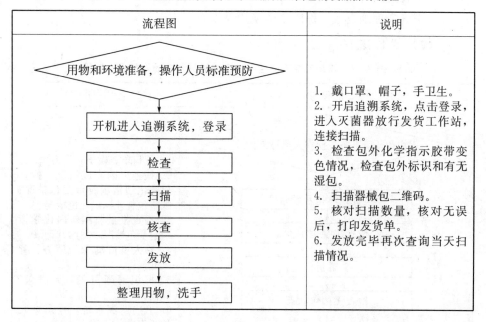	1. 戴口罩、帽子，手卫生。 2. 开启追溯系统，点击登录，进入灭菌器放行发货工作站，连接扫描。 3. 检查包外化学指示胶带变色情况，检查包外标识和有无湿包。 4. 扫描器械包二维码。 5. 核对扫描数量，核对无误后，打印发货单。 6. 发放完毕再次查询当天扫描情况。

（五）注意事项

1. 无菌物品发放时，应遵循"先进先出"原则。

2. 发放前应清洁双手；禁止佩戴饰品，以免划破无菌包装。

3. 发放时严格执行消毒隔离及查对制度。

4. 无菌物品一经发出，即使未使用过，一律不得返回无菌物品存放区。

5. 灭菌包掉在地上视为污染重新处理。

6. 湿包、破包、脏包、标识不清，返回包装区。

7. 应实行专人专车制，运送车辆应及时清洁、消毒处理，干燥备用。

8. 发现异常情况要及时汇报，以便处理。

四、环氧乙烷灭菌后手术室器械灭菌包的发放

（一）概念

手术室器械包采用环氧乙烷灭菌后的发放流程。

（二）适用范围

采用环氧乙烷灭菌的手术室器械包的发放。

（三）目的

1. 检查无菌物品的质量，避免不合格物品的发出。

2. 正确合理地发放，保障临床使用及安全。

（四）操作流程（表4-3-4）

表4-3-4　环氧乙烷灭菌后手术室器械灭菌包的发放操作流程

流程图	说明
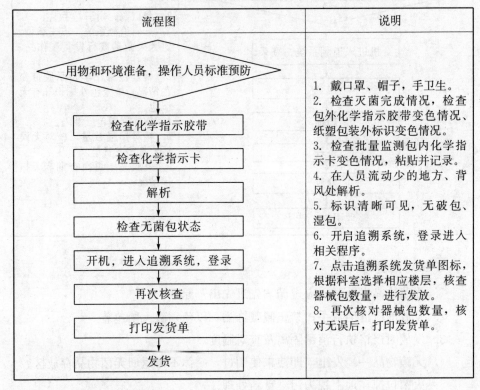	1. 戴口罩、帽子，手卫生。 2. 检查灭菌完成情况，检查包外化学指示胶带变色情况、纸塑包装外标识变色情况。 3. 检查批量监测包内化学指示卡变色情况，粘贴并记录。 4. 在人员流动少的地方、背风处解析。 5. 标识清晰可见，无破包、湿包。 6. 开启追溯系统，登录进入相关程序。 7. 点击追溯系统发货单图标，根据科室选择相应楼层，核查器械包数量，进行发放。 8. 再次核对器械包数量，核对无误后，打印发货单。

（五）注意事项

1. 无菌物品发放时，应遵循"先进先出"原则。

2. 发放前应清洁双手；禁止佩戴饰品，以免划破无菌包装。

3. 发放时严格执行消毒隔离及查对制度。

4. 无菌物品一经发出，即使未使用过，一律不得返回无菌物品存放区。

5. 灭菌包掉在地上视为污染重新处理。

6. 湿包、破包、脏包、标识不清，返回包装区。

7. 应实行专人专车制，运送车辆应及时清洁、消毒处理，干燥备用。

8. 发现异常情况要及时汇报，以便处理。

五、过氧化氢低温等离子灭菌后手术室器械灭菌包的发放

（一）概念

采用过氧化氢低温等离子灭菌的手术室器械包的发放流程。

（二）适用范围

过氧化氢低温等离子灭菌的手术室器械包的发放。

（三）目的

1. 检查无菌物品的质量，避免不合格物品的发出。
2. 正确合理地发放，保障临床使用及安全。

（四）操作流程（表4-3-5）

表4-3-5　过氧化氢低温等离子灭菌后手术室器械灭菌包发放操作流程

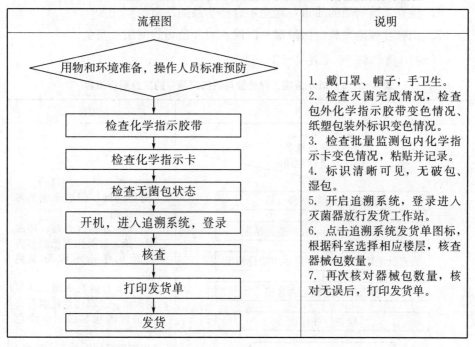

流程图	说明
用物和环境准备，操作人员标准预防 检查化学指示胶带 检查化学指示卡 检查无菌包状态 开机，进入追溯系统，登录 核查 打印发货单 发货	1. 戴口罩、帽子，手卫生。 2. 检查灭菌完成情况，检查包外化学指示胶带变色情况、纸塑包装外标识变色情况。 3. 检查批量监测包内化学指示卡变色情况，粘贴并记录。 4. 标识清晰可见，无破包、湿包。 5. 开启追溯系统，登录进入灭菌器放行发货工作站。 6. 点击追溯系统发货单图标，根据科室选择相应楼层，核查器械包数量。 7. 再次核对器械包数量，核对无误后，打印发货单。

（五）注意事项

1. 无菌物品发放时，应遵循"先进先出"原则。
2. 发放前应清洁双手；禁止佩戴饰品，以免划破无菌包装。
3. 发放时严格执行消毒隔离及查对制度。
4. 无菌物品一经发出，即使未使用过，一律不得返回无菌物品存放区。

5. 灭菌包掉在地上视为污染重新处理。

6. 湿包、破包、脏包、标识不清，返回包装区。

7. 应实行专人专车制，运送车辆应及时清洁、消毒处理，干燥备用。

8. 发现异常情况要及时汇报，以便处理。

六、对外医院、对外公司器械灭菌包的发放

（一）概念

灭菌后的对外医院、对外公司器械包的发放流程。

（二）适用范围

灭菌后的对外医院、对外公司器械包的发放。

（三）目的

1. 检查无菌物品的质量，避免不合格物品的发出。

2. 正确合理地发放，保障对外医院、对外公司的使用及安全。

（四）操作流程（表4-3-6）

表4-3-6 对外医院、对外公司器械灭菌包的发放操作流程

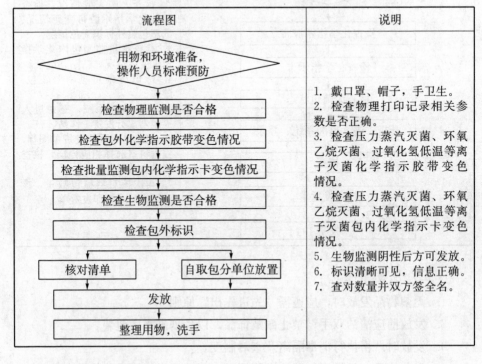

流程图	说明
用物和环境准备，操作人员标准预防 ↓ 检查物理监测是否合格 ↓ 检查包外化学指示胶带变色情况 ↓ 检查批量监测包内化学指示卡变色情况 ↓ 检查生物监测是否合格 ↓ 检查包外标识 ↓ 核对清单　自取包分单位放置 ↓ 发放 ↓ 整理用物，洗手	1. 戴口罩、帽子，手卫生。 2. 检查物理打印记录相关参数是否正确。 3. 检查压力蒸汽灭菌、环氧乙烷灭菌、过氧化氢低温等离子灭菌化学指示胶带变色情况。 4. 检查压力蒸汽灭菌、环氧乙烷灭菌、过氧化氢低温等离子灭菌包内化学指示卡变色情况。 5. 生物监测阴性后方可发放。 6. 标识清晰可见，信息正确。 7. 查对数量并双方签全名。

（五）注意事项

1. 灭菌包掉在地上视为污染重新处理。
2. 湿包、破包、脏包、标识不清，返回包装区。
3. 对外自取无清单不予发包。
4. 公司取包需见密闭转运箱，无箱不予发放。
5. 数量不吻合时，仔细查对后方可发放。

【知识拓展】

影响消毒、灭菌的因素

有许多因素可影响消毒、灭菌的效果。

一、微生物

（一）种类

微生物对消毒、灭菌的敏感性从高到低排序大致如下：亲脂病毒、细菌繁殖体、真菌、亲水病毒、分歧杆菌、细菌芽孢、朊病毒。然而不同种或者同种不同株间微生物内在的抗性相差也很大，如在肠杆菌科，60℃时，D 值可从几分钟到 1h。金黄色葡萄球菌在 70℃时 D 值一般小于 1min，相比之下，表皮葡萄球菌为 3min，曾分离过一株金黄色葡萄球菌在 70℃时 D 值竟高达 14min。因此，从一种微生物灭活得到的灭活数据不能推导到另一种微生物，一种可杀灭细菌的消毒剂不一定能灭活病毒。灭活朊病毒需要的能量是正常热力灭菌的 6 倍，由于直接接触脑组织、神经组织（包括视网膜）和扁桃体的器材为传播朊病毒的高危器材，消毒、灭菌时应考虑到这一点。肝炎病毒，特别是乙型肝炎病毒也比其他病毒和大多数细菌繁殖体对热和消毒剂的抗性强。

（二）物理状态

消毒、灭菌前微生物的生长情况显著影响它们的抵抗力。在营养缺陷下生长的微生物比在营养丰富的情况下生长的微生物具有更强的抵抗力。细菌繁殖体的抵抗力从开始直到对数期的后期通常较强，自稳定期才开始不规则地下降。

（三）数量

微生物最初的数量越大，所需消毒的时间越长。消毒、灭菌前严格的清洗是保证消毒、灭菌成功的基本步骤。

二、消毒剂

各种消毒剂的理化性质不同，对微生物的作用大小各异。例如，表面活性剂对革兰阳性菌的杀灭效果比革兰阴性菌好，而且表面活性剂一般只对细菌繁殖体有作用，不能杀灭细菌芽孢和真菌；氧化剂中的过氧乙酸和含氯化合物对环境和空气中的病毒作用效果好。同一种消毒剂的浓度不同，其消毒效果也不同。绝大多数消毒剂在高浓度时杀菌作用强，当降低至一定浓度时只有抑菌作用，但醇类例外，70％～75％乙醇或50％～80％异丙醇的消毒效果最好，再高浓度的醇类会使菌体蛋白质迅速脱水凝固，影响醇类继续向内部渗入，降低了杀菌效果。

三、温度

消毒剂的杀菌作用实质上是化学反应，其反应速度随温度升高而加快。因此，温度提高有助于提高消毒效果。

四、酸碱度

消毒剂的杀菌作用受酸碱度的影响。例如，戊二醇本身呈酸性，其水溶液呈弱酸性，不具有杀死芽孢的作用，只有在加入碳酸氢钠后才发挥杀菌作用。含氯消毒剂在酸性时，杀菌活性较高。

五、有机物

环境中有机物的存在，能够显著影响消毒剂的效果。病原菌常与排泄物、分泌物一起存在，这些物质如脓痰、血液和尿可阻碍消毒剂与病原菌的接触，并消耗药品，从而减弱消毒效果。此外，肥皂、去垢剂或者其他消毒剂也会减弱消毒剂的灭菌效果。

第五章 清洗、消毒及灭菌效果监测标准化流程

第一节 清洗效果测试

器械、器具和物品清洗质量检查是器械、器具和物品包装前必不可少的操作程序，器械、器具和物品清洗彻底是保障灭菌质量的基础，《医院消毒供应中心 第3部分：清洗消毒及灭菌效果监测标准》（WS 310.3—2016）中提出器械、器具和物品包装前应对清洗后的器械、器具和物品进行日常监测和定期抽查，还应对清洗消毒器的清洗效果进行监测，目前常用的器械、器具和物品清洗质量检测和清洗消毒器检测方法有如下几种。

一、ATP荧光检测仪法

（一）概念

所有活的微生物都富含ATP，故检测ATP可反映微生物的多少。样品中微生物所含的ATP被提取出来后，与荧光素酶和荧光素作用产生光。光量与ATP成正比，而该光量可被荧光检测仪检测出来。活的微生物越多，则ATP越多，产生的光量越大。由于所有生物活细胞中含有相对固定的ATP，所以ATP含量可以清晰地反映样品中微生物与其他生物残余的多少。

（二）适用范围

消毒供应中心可使用ATP生物荧光检测仪对清洗后的器械、器具和物品的清洗质量进行检测。

（三）目的

用于器械、器具和物品清洗质量的检测，是一种客观量化检测。

（四）操作流程（表 5-1-1）

表 5-1-1　ATP 生物荧光检测仪操作流程

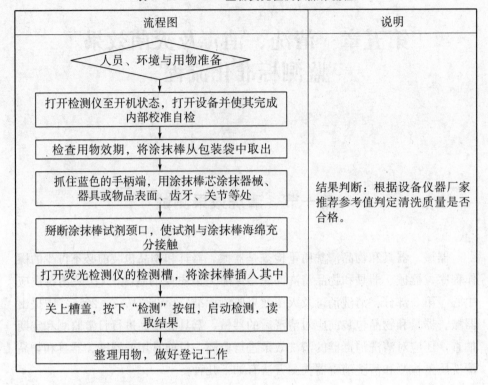

流程图	说明
人员、环境与用物准备 打开检测仪至开机状态，打开设备并使其完成内部校准自检 检查用物效期，将涂抹棒从包装袋中取出 抓住蓝色的手柄端，用涂抹棒芯涂抹器械、器具或物品表面、齿牙、关节等处 掰断涂抹棒试剂颈口，使试剂与涂抹棒海绵充分接触 打开荧光检测仪的检测槽，将涂抹棒插入其中 关上槽盖，按下"检测"按钮，启动检测，读取结果 整理用物，做好登记工作	结果判断：根据设备仪器厂家推荐参考值判定清洗质量是否合格。

（五）注意事项

1. 对于待检器械、器具和物品的表面，尤其是难清洗部位（如关节、齿牙等部位），涂抹棒应该在采样区域来回涂抹，并且在涂抹过程中转动。

2. 涂抹时需要向下轻压涂抹棒使其弯曲，这样可以确保良好的表面接触和采样具有代表性。

3. 记录清洗合格与否时要注意设备仪器厂家推荐的参考值。

4. 被检测器械、器具和物品表面的性质也将影响最终检测结果，如老化的或有严重划痕的表面往往会检测到更高的结果。

5. 涂抹棒注意冷藏，2~8℃保存 12 个月，21℃室温下保存 4 周。

二、潜血试验（隐血试验）法

（一）概念

在清洗干燥后的器械上滴联苯胺、3%过氧化氢观察显色情况以判断器械清洗质量的一种方法。

（二）适用范围

消毒供应中心检测清洗后的器械残留血现状，以了解器械清洗质量。

（三）目的

1. 了解重复使用诊疗器械清洗后残留血现状，探讨实用可靠的器械残留血清洗方法。

2. 作为清洗质量检测的手段之一，保证清洗质量。

（四）操作流程（表5-1-2）

表5-1-2 潜血试验（隐血试验）法操作流程

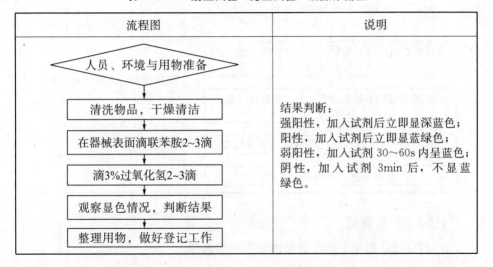

流程图	说明
人员、环境与用物准备 清洗物品，干燥清洁 在器械表面滴联苯胺2~3滴 滴3%过氧化氢2~3滴 观察显色情况，判断结果 整理用物，做好登记工作	结果判断： 强阳性，加入试剂后立即显深蓝色； 阳性，加入试剂后立即显蓝绿色； 弱阳性，加入试剂30~60s内呈蓝色； 阴性，加入试剂3min后，不显蓝绿色。

（五）注意事项

1. 加强防护意识，做好职业防护，保护皮肤、黏膜。

2. 联苯胺避光冷藏，盖紧过氧化氢瓶盖，以免挥发而影响试验的准确性。

3. 做好记录，便于追溯。

三、TOSI指示卡测试法

（一）概念

TOSI是一个评估自动清洗设备清洗效力的工具。经过自动清洗设备清洗程序后，目测TOSI指示卡的清洁状况，排查清洗过程中影响清洗效果的因素，进而协助改善自动清洗设备效能。

（二）适用范围

使用 TOSI 指示卡对自动清洗设备的清洗效果进行测定。

（三）目的

1. 判断自动清洗设备对手术器械的清洗效果。

2. 作为清洗质量检测的手段之一，保证清洗质量。

（四）操作流程（表 5－1－3）

表 5－1－3 TOSI 指示卡测试法操作流程

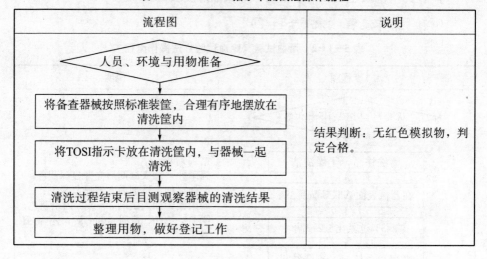

流程图	说明
人员、环境与用物准备 → 将备查器械按照标准装筐，合理有序地摆放在清洗筐内 → 将TOSI指示卡放在清洗筐内，与器械一起清洗 → 清洗过程结束后目测观察器械的清洗结果 → 整理用物，做好登记工作	结果判断：无红色模拟物，判定合格。

（五）注意事项

1. 将 TOSI 指示卡放在最易清洗干净的部位。

2. 注意 TOSI 指示卡的效期。

3. 判断 TOSI 指示卡显示结果与器械实际清洗效果之间的差距，做好原因分析。

四、STF 检测卡测试法

（一）概念

STF 模拟污染测试物，避免了污染和使用不便。STF 检测卡不含血液制品，故而使用安全。STF 检测卡适用于每个清洗过程。将指示卡放入自动清洗设备与器械一起清洗，执行日常使用程序，结束后，目测检测结果。

（二）适用范围

使用 STF 检测卡对自动清洗设备的清洗效果进行测定。

（三）目的

1. 检测自动清洗设备的清洗性能。

2. 保证器械清洗质量，为灭菌合格做好保障工作。

（四）操作流程（表5-1-4）

表5-1-4 STF检测卡测试法操作流程

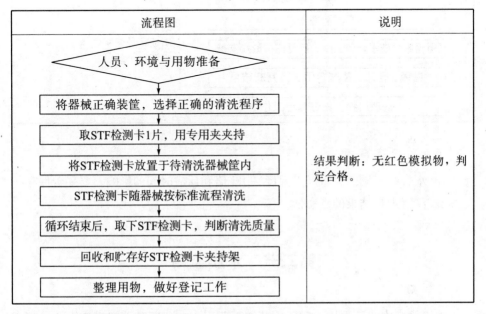

流程图	说明
人员、环境与用物准备 将器械正确装筐，选择正确的清洗程序 取STF检测卡1片，用专用夹夹持 将STF检测卡放置于待清洗器械筐内 STF检测卡随器械按标准流程清洗 循环结束后，取下STF检测卡，判断清洗质量 回收和贮存好STF检测卡夹持架 整理用物，做好登记工作	结果判断：无红色模拟物，判定合格。

（五）注意事项

1. STF检测卡应在有效期内使用。

2. 注意摆放位置和方向，应于清洗筐角落处俯卧摆放，避免垂直摆放。

3. 结果判定不合格时，器械应重新清洗，并及时查找原因，妥善处理。

五、茚三酮测试法

（一）概念

一种使用水合茚三酮判定诊疗器械清洗效果的方法。

（二）适用范围

诊疗器械清洗效果的判断。

（三）目的

研究水合茚三酮测试法，用于监测诊疗器械的清洗效果。

（四）操作流程（表5-1-5）

表5-1-5 茚三酮测试法操作流程

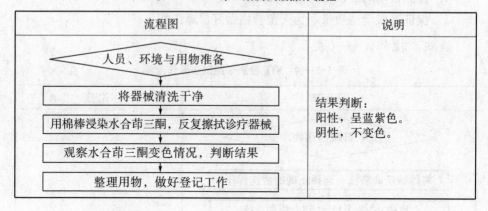

流程图	说明
人员、环境与用物准备 将器械清洗干净 用棉棒浸染水合茚三酮，反复擦拭诊疗器械 观察水合茚三酮变色情况，判断结果 整理用物，做好登记工作	结果判断： 阳性，呈蓝紫色。 阴性，不变色。

（五）注意事项

1. 水合茚三酮的灵敏度受温度、pH值和反应时间的影响，要妥善保存。
2. 注意观察结果的真实性。

第二节　水质监测

消毒供应中心清洗用水和压力蒸汽灭菌用水在《医院消毒供应中心　第1部分：管理规范》（WS 310.1—2016）中有明确规定。消毒供应中心应有自来水、热水、软水、纯化水等洗涤用水，消毒供应中心的制水设备产生的纯化水电导率应≤15μS/cm（25℃），软水应符合使用标准。消毒供应中心常见的水质监测方法有软水监测法、纯化水监测法等。

一、软水监测法

（一）概念

软水指的是不含或含较少可溶性钙、镁化合物的水。软水监测法是一种使用铬黑T试剂、水硬度测试纸等对软水设备产出的软水进行检测的方法。

（二）适用范围

使用铬黑T试剂对水质的硬度进行检测，从而判定软水是否符合要求的监测。

（三）目的

1. 保证软水符合标准，使仪器设备能正常使用。

2. 保证软水符合标准，保障诊疗器械和用品的安全。

3. 监视性监测，为追溯和记录提供数据和资料。

（四）操作流程（表5-2-1）

表5-2-1 软水监测法操作流程

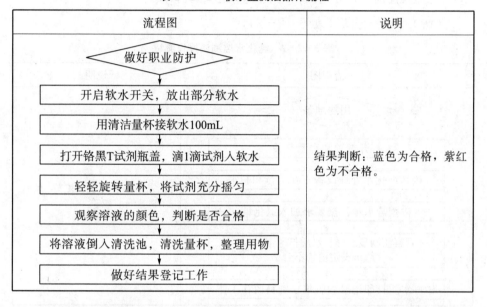

流程图	说明
做好职业防护 开启软水开关，放出部分软水 用清洁量杯接软水100mL 打开铬黑T试剂瓶盖，滴1滴试剂入软水 轻轻旋转量杯，将试剂充分摇匀 观察溶液的颜色，判断是否合格 将溶液倒入清洗池，清洗量杯，整理用物 做好结果登记工作	结果判断：蓝色为合格，紫红色为不合格。

（五）注意事项

1. 在软水生成时进行检测。

2. 检测时先放出一部分管内残留的软水。

3. 应平视量杯刻度观察水量。

4. 发现异常应及时汇报，便于处理。

二、纯化水监测法

（一）概念

消毒供应中心通过纯化水处理设备产水打印记录进行日常监测。厂家工程师需定期通过电导率检测仪器对制水设备产出的纯化水进行电导率检查，评估设备是否处于正常产水状态。

（二）适用范围

纯化水处理设备的日常维护与水质的日常监测。

（三）目的

1. 保证纯化水符合标准，使仪器设备能正常使用。

2. 保证纯化水符合标准，保障诊疗器械和用品的安全。

3. 监视性监测，为追溯和记录提供数据和资料。

（四）操作流程（表5-2-2）

表5-2-2　纯化水监测法操作流程

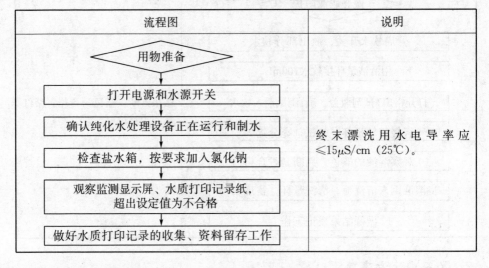

流程图	说明
用物准备 打开电源和水源开关 确认纯化水处理设备正在运行和制水 检查盐水箱，按要求加入氯化钠 观察监测显示屏、水质打印记录纸，超出设定值为不合格 做好水质打印记录的收集、资料留存工作	终末漂洗用水电导率应≤15μS/cm（25℃）。

（五）注意事项

1. 定时添加氯化钠，确保阳离子交换树脂的及时再生。

2. 观察设备运行情况，参数不合格时，要及时汇报和处理。

3. 做好设备的维护保养，及时更换老化的配件。

第三节　清洁剂检测

清洗是去除诊疗器械、器具和物品上污染物的全过程，使用正确的清洁剂可有效去除附着在器械、器具和物品表面的顽固性污渍、油渍、蛋白质等。《医院消毒供应中心　第1部分：管理规范》（WS 310.1—2016）中提出：医用清洁剂应符合国家相关标准和规定。根据器械的材质、污染物种类，选择适宜的清洁剂，使用遵循厂家产品说明书。《医院消毒供应中心第 3 部分：清洗消毒及灭菌效果监测标准》（WS 310.3—2016）中提出：应定期对医用清洁剂等进行质量检查，检查结果应符合《医院消毒供应中心第 1 部分：管理规范》（WS 310.1—2016）的有关要求。目前常用清洁剂包括碱性清洁剂、中性清洁剂、酸性清洁剂、酶清洁剂。清洁剂的检验内容包括感官、杂质限量、金属腐蚀性、硬度、稳定性、酶活力、清洗效果、表面活性剂生物降解度等。本节主要介绍医用清洁剂对金属腐蚀性和对部分污染物清洗效果的测定。

一、医用清洁剂对金属腐蚀性的测定

（一）概念

通过检测医用清洁剂对金属腐蚀性，评估医用清洁剂是否符合国家有关要求，是评估医用清洁剂是否合格的一种方式。

（二）适用范围

各厂家生产的医用清洁剂对各种金属的腐蚀性的测定。

（三）目的

测定医用清洁剂对各种金属的腐蚀性。

（四）操作流程（表5－3－1）

表5－3－1　医用清洁剂对金属腐蚀性的测定操作流程

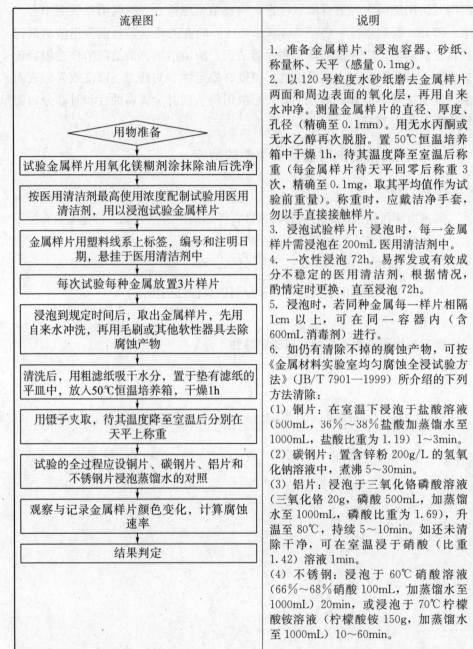

流程图	说明
用物准备 试验金属样片用氧化镁糊剂涂抹除油后洗净 按医用清洁剂最高使用浓度配制试验用医用清洁剂，用以浸泡试验金属样片 金属样片用塑料线系上标签，编号和注明日期，悬挂于医用清洁剂中 每次试验每种金属放置3片样片 浸泡到规定时间后，取出金属样片，先用自来水冲洗，再用毛刷或其他软性器具去除腐蚀产物 清洗后，用粗滤纸吸干水分，置于垫有滤纸的平皿中，放入50℃恒温培养箱，干燥1h 用镊子夹取，待其温度降至室温后分别在天平上称重 试验的全过程应设铜片、碳钢片、铝片和不锈钢片浸泡蒸馏水的对照 观察与记录金属样片颜色变化，计算腐蚀速率 结果判定	1. 准备金属样片、浸泡容器、砂纸、称量杯、天平（感量0.1mg）。 2. 以120号粒度水砂纸磨去金属样片两面和周边表面的氧化层，再用自来水冲净。测量金属样片的直径、厚度、孔径（精确至0.1mm）。用无水丙酮或无水乙醇再次脱脂。置50℃恒温培养箱中干燥1h，待其温度降至室温后称重（每金属样片待天平回零后称重3次，精确至0.1mg，取其平均值作为试验前重量）。称重时，应戴洁净手套，勿以手直接接触样片。 3. 浸泡试验样片：浸泡时，每一金属样片需浸泡在200mL医用清洁剂中。 4. 一次性浸泡72h。易挥发或有效成分不稳定的医用清洁剂，根据情况，酌情定时更换，直至浸泡72h。 5. 浸泡时，若同种金属每一样片相隔1cm以上，可在同一容器内（含600mL消毒剂）进行。 6. 如仍有清除不掉的腐蚀产物，可按《金属材料实验室均匀腐蚀全浸试验方法》（JB/T 7901—1999）所介绍的下列方法清除： （1）铜片：在室温下浸泡于盐酸溶液（500mL，36%～38%盐酸加蒸馏水至1000mL，盐酸比重为1.19）1～3min。 （2）碳钢片：置含锌粉200g/L的氢氧化钠溶液中，煮沸5～30min。 （3）铝片：浸泡于三氧化铬磷酸溶液（三氧化铬20g，磷酸500mL，加蒸馏水至1000mL，磷酸比重为1.69），升温至80℃，持续5～10min。如还未清除干净，可在室温浸于硝酸（比重1.42）溶液1min。 （4）不锈钢：浸泡于60℃硝酸溶液（66%～68%硝酸100mL，加蒸馏水至1000mL）20min，或浸泡于70℃柠檬酸铵溶液（柠檬酸铵150g，加蒸馏水至1000mL）10～60min。

流程图	说明
	7. 称重：天平回零后称 3 次，以其平均值作为试验后重量。称重时，与试验前相同，应戴洁净手套，勿以手直接接触样片。 8. 样片在用化学法去除腐蚀产物时，需设相应空白对照以校正误差。空白对照样片与试验组样片同样进行表面处理、洗净和称重，但不用医用清洁剂浸泡。同试验组样片用相同方法进行化学处理、水冲洗、干燥、称重，并计算其平均失重值。 9. 设立对照：不锈钢片浸泡前后的重量差应＜0.3mg，否则，在找出原因后，应重做全部试验。 10. 腐蚀速率：以金属腐蚀速率（R）平均值表达，在计算时应减去空白对照组样片的失重值。计算公式如下： $$R=\frac{8760\times10^4\times(m-m_1-m_k)}{Std}$$ 式中： 8760——一年中的小时数（h）； 10^4——单位换算值； R——腐蚀速率（mm/a）； m——试验前金属样片重量（g）； m_1——试验后金属样片重量（g）； m_k——化学处理去除腐蚀产物样片失重值（g），若试验中未进行化学清除处理，计算时在公式中删去 m_k 值； S——金属样片的总表面积（cm²）； t——试验时间（h）； d——金属材料密度（kg/m³）。 11. 腐蚀性分级标准见下表： 腐蚀性分级标准 | 腐蚀速率（mm/a）	级别
＜0.01	基本无腐蚀
0.01～0.10	轻度腐蚀
0.10～1.00	中度腐蚀
≥1.00	重度腐蚀	

（五）注意事项

1. 每张砂纸只能磨一种金属材料。一个容器盛的医用清洁剂只能浸泡同一种金属。

2. 称重关系到结果的准确性，应认真进行，接触样片的器具不得带有油垢。

3. 所用金属样片大小、厚薄应严格一致，表面需磨光。

4. 试验期间，需换医用清洁剂时，操作应迅速，勿使样片暴露在空气中过久。

5. 金属样片仅可使用一次，否则会影响试验的准确性。

6. 试验在 20～25℃条件下进行。

7. 在报告结果时，应对试验后金属样片的外观变化等现象进行描述。

二、医用清洁剂对血液和细菌混合物的去除效果的测定

（一）概念

通过检测医用清洁剂对血液和细菌混合物的去除效果，评估医用清洁剂是否符合国家相关要求，是评估医用清洁剂是否合格的一种方式。

（二）适用范围

医用清洁剂对有抗热能力的肠球菌和血液混合污染物的去除效果的检测。

（三）目的

测定医用清洁剂对有抗热能力的肠球菌和血液混合污染物的去除效果。

（四）操作流程（表 5-3-2）

表 5-3-2　医用清洁剂对血液和细菌混合物的去除效果的测定操作流程

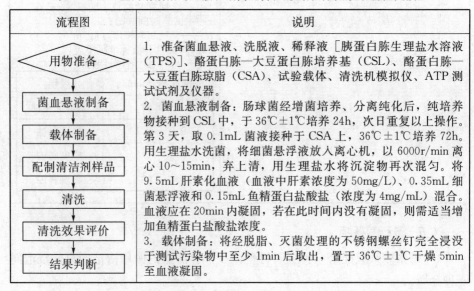

流程图	说明
用物准备 ↓ 菌血悬液制备 ↓ 载体制备 ↓ 配制清洁剂样品 ↓ 清洗 ↓ 清洗效果评价 ↓ 结果判断	1. 准备菌血悬液、洗脱液、稀释液〔胰蛋白胨生理盐水溶液（TPS）〕、酪蛋白胨—大豆蛋白胨培养基（CSL）、酪蛋白胨—大豆蛋白胨琼脂（CSA）、试验载体、清洗机模拟仪、ATP 测试试剂及仪器。 2. 菌血悬液制备：肠球菌经增菌培养、分离纯化后，纯培养物接种到 CSL 中，于 36℃±1℃ 培养 24h，次日重复以上操作。第 3 天，取 0.1mL 菌液接种于 CSA 上，36℃±1℃ 培养 72h。用生理盐水洗菌，将细菌悬浮液放入离心机，以 6000r/min 离心 10～15min，弃上清，用生理盐水将沉淀物再次混匀。将 9.5mL 肝素化血液（血液中肝素浓度为 50mg/L）、0.35mL 细菌悬浮液和 0.15mL 鱼精蛋白盐酸盐（浓度为 4mg/mL）混合。血液应在 20min 内凝固，若在此时间内没有凝固，则需适当增加鱼精蛋白盐酸盐浓度。 3. 载体制备：将经脱脂、灭菌处理的不锈钢螺丝钉完全浸没于测试污染物中至少 1min 后取出，置于 36℃±1℃ 干燥 5min 至血液凝固。

流程图	说明
	4. 配制清洁剂样品：在试验开始前 20min，将盛有 300mL 按产品说明书配制好的待测医用清洁剂的玻璃罐，在水浴中恒温至 40℃（或者为产品说明书所规定的温度的最低值）。 5. 清洗：取 2 个污染螺丝钉放入盛有 300mL 待测医用清洁剂的玻璃罐中，加盖，以 45~60r/min 的转动速度旋转洗涤 3~5min，取下玻璃罐，取出螺丝钉，放入含 10mL 洗脱液（或中和剂）的试管中，充分敲打洗脱后，进行细菌计数和 ATP 含量测定。 6. 清洗效果评价。 (1) 细菌计数法：用稀释液对洗脱液做 10 倍系列稀释，选适宜稀释度悬液，分别吸取 1.0mL 接种于 CSA 平皿，每份样本接种 2 个 CSA 平皿。 (2) ATP 含量测定：用移液枪吸取洗脱液 50μL，加入 50μL 裂解液，振荡混合，作用 30s 后加入 400μL 荧光素酶，进行 RLU 测定，然后加入 10μL 标准品溶液，读取其 RLU 及 ATP 含量。同时，用无菌镊子取未经任何处理的污染螺丝钉，放入含 10mL 洗脱液（或中和剂）的试管中，分别按上述方法进行细菌计数和 ATP 含量测定，作为阳性对照。试验结束后，将用过的同批次洗脱液、稀释液各 1mL 接种于培养基，作为阴性对照组样本。试验重复 3 次。 7. 结果判断：3 次试验结果，对细菌的去除率≥99%，且 ATP 含量下降率≥99%，可判定该医用清洁剂对血液和细菌混合污染物的清洗有效。

（五）注意事项

1. 洗脱液、TPS 均由蒸馏水配制而成，调节 pH 值在 7.0±0.2，经 121℃压力蒸汽灭菌后使用。

2. CSL、CSA 均由蒸馏水配制而成，调节 pH 值在 7.3±0.1，经 121℃压力蒸汽灭菌后使用。

三、医用清洁剂对人工模拟污染物去除效果的测定

（一）概念

通过检测医用清洁剂对人工模拟污染物的去除效果，评估医用清洁剂是否符合国家相关要求，是评估医用清洁剂是否合格的一种方式。

（二）适用范围

医用清洁剂对符合 ISO 15883 标准的人工模拟污染物的去除效果的测定。

（三）目的

测定医用清洁剂对符合 ISO 15883 标准的人工模拟污染物的去除效果，判定其清洗效果。

（四）操作流程（表 5-3-3）

表 5-3-3　医用清洁剂对人工模拟污染物去除效果的测定操作流程

流程图	说明
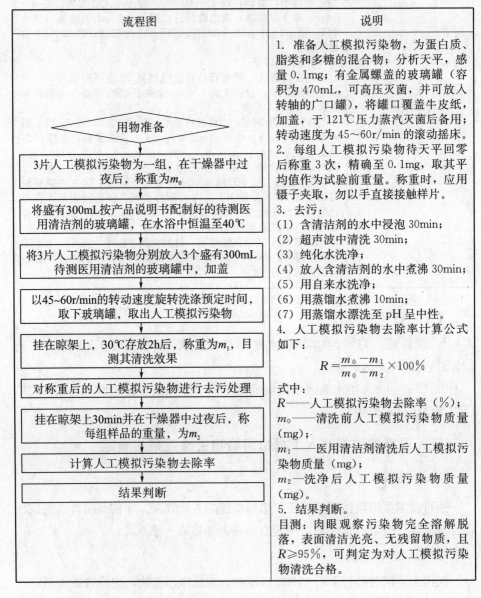	1. 准备人工模拟污染物，为蛋白质、脂类和多糖的混合物；分析天平，感量 0.1mg；有金属螺盖的玻璃罐（容积为 470mL，可高压灭菌，并可放入转轴的广口罐），将罐口覆盖牛皮纸，加盖，于 121℃ 压力蒸汽灭菌后备用；转动速度为 45~60r/min 的滚动摇床。 2. 每组人工模拟污染物待天平回零后称重 3 次，精确至 0.1mg，取其平均值作为试验前重量。称重时，应用镊子夹取，勿以手直接接触样片。 3. 去污： （1）含清洁剂的水中浸泡 30min； （2）超声波中清洗 30min； （3）纯化水洗净； （4）放入含清洁剂的水中煮沸 30min； （5）用自来水洗净； （6）用蒸馏水煮沸 10min； （7）用蒸馏水漂洗至 pH 呈中性。 4. 人工模拟污染物去除率计算公式如下： $$R = \frac{m_0 - m_1}{m_0 - m_2} \times 100\%$$ 式中： R——人工模拟污染物去除率（%）； m_0——清洗前人工模拟污染物质量（mg）； m_1——医用清洁剂清洗后人工模拟污染物质量（mg）； m_2——洗净后人工模拟污染物质量（mg）。 5. 结果判断。 目测：肉眼观察污染物完全溶解脱落，表面清洁光亮、无残留物质，且 $R \geqslant 95\%$，可判定为对人工模拟污染物清洗合格。

（流程图内容：用物准备 → 3片人工模拟污染物为一组，在干燥器中过夜后，称重为 m_0 → 将盛有 300mL 按产品说明书配制好的待测医用清洁剂的玻璃罐，在水浴中恒温至 40℃ → 将 3 片人工模拟污染物分别放入 3 个盛有 300mL 待测医用清洁剂的玻璃罐中，加盖 → 以 45~60r/min 的转动速度旋转洗涤预定时间，取下玻璃罐，取出人工模拟污染物 → 挂在晾架上，30℃存放 2h 后，称重为 m_1，目测其清洗效果 → 对称重后的人工模拟污染物进行去污处理 → 挂在晾架上 30min 并在干燥器中过夜后，称每组样品的重量，为 m_2 → 计算人工模拟污染物去除率 → 结果判断）

（五）注意事项

1. 每种待测样品均需要准备 3 组人工模拟污染物。

2. 称重时，应用镊子夹取，勿以手直接接触样片。

四、医用清洁剂对脂肪、蛋白质和淀粉的去除效果的测定

（一）概念

通过检测医用清洁剂对脂肪、蛋白质和淀粉的去除效果，评估医用清洁剂是否符合国家相关要求，是评估医用清洁剂是否合格的一种方式。

（二）适用范围

医用清洁剂对脂肪、蛋白质、淀粉的去除效果的测定。

（三）目的

检测医用清洁剂对特定污染物的去除效果。

（四）操作流程（表5-3-4）

表5-3-4　医用清洁剂对脂肪、蛋白质和淀粉的去除效果的测定操作流程

流程图	说明
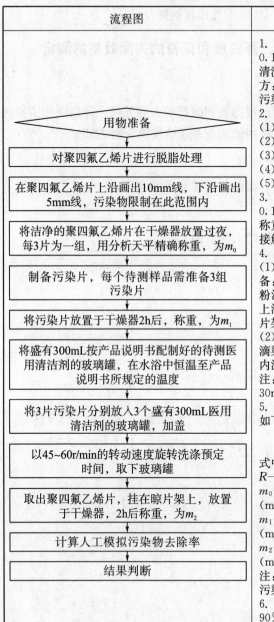	1. 准备载体片、分析天平（感量0.1mg）、超声波清洗器、恒温水浴箱、清洗机模拟仪、人工模拟污染物（配方：淀粉污染物、蛋白质污染物、脂肪污染物）等。 2. 脱脂方法： （1）放在含洗涤剂的水中煮沸30min； （2）以自来水洗净； （3）用蒸馏水煮沸10min； （4）用蒸馏水漂洗至pH呈中性； （5）晾干。 3. 待天平回零后称重3次，精确至0.1mg，取其平均值作为试验前重量。称重时，应用镊子夹取，勿以手直接接触样片。 4. 污染片制备方法。 （1）淀粉污染片或蛋白质污染片的制备：手持夹子将聚四氟乙烯片放入淀粉污染物或蛋白质污染物中至10mm上沿线1~2s，缓缓取出，挂回原来晾片架上，依次制备污染片。 （2）脂肪污染片的制备：取20μL猪油滴染于聚四氟乙烯片，在标定的区域内涂匀。 注：每组污染片上污染物总量应为30mg±5mg。 5. 计算人工模拟污染物去除率，公式如下： $$R=\frac{m_1-m_2}{m_1-m_0}\times100\%$$ 式中： R——人工模拟污染物去除率（%）； m_0——涂污前聚四氟乙烯片质量（mg）； m_1——涂污后聚四氟乙烯片质量（mg）； m_2——洗涤后聚四氟乙烯片质量（mg）。 注：每个待测样品需准备3组人工模拟污染物。 6. 结果判断：对蛋白质的去除率≥90%，对淀粉的去除率≥60%，对脂肪的去除率≥50%，可判定对蛋白质、淀粉和脂肪的清洗合格。

（五）注意事项

称重时，应用镊子夹取，勿以手直接接触样片。

五、医用清洁剂对生物膜的去除效果的测定——管腔内表面培养法

（一）概念

通过检测医用清洁剂对生物膜的去除效果，评估医用清洁剂是否符合国家相关要求，是评估医用清洁剂是否合格的一种方式。

（二）适用范围

内镜用医用清洁剂对人工培养聚四氟乙烯管腔内生物膜的去除效果的测定。

（三）目的

检测内镜用医用清洁剂对人工培养聚四氟乙烯管腔内生物膜的去除效果。

（四）操作流程（表5-3-5）

表5-3-5　医用清洁剂对生物膜的去除效果的测定——管腔内表面培养法操作流程

流程图	说明

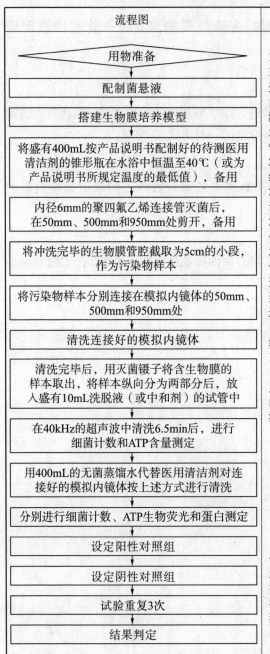

用物准备	1. 准备铜绿假单胞菌（ATCC 15442）、洗脱液、稀释液（TPS）、胰蛋白胨大豆肉汤培养基（TSB）、胰蛋白胨大豆琼脂培养基（TSA）、ATP测试试剂及仪器、蠕动泵、电热恒温水浴、载体管腔（聚四氟乙烯连接管、聚四氟乙烯载体管）。
配制菌悬液	
搭建生物膜培养模型	
将盛有400mL按产品说明书配制好的待测医用清洁剂的锥形瓶在水浴中恒温至40℃（或为产品说明书所规定温度的最低值），备用	2. 配制菌悬液：将分离纯化后的铜绿假单胞菌接种到TSA斜面，培养24h。用TSB洗菌，并用TSB将菌液调整至所需浓度。取配制好的菌悬液2mL，加入含200mL TSB的锥形瓶，使其菌液浓度为10^2CFU/mL，备用。
内径6mm的聚四氟乙烯连接管灭菌后，在50mm、500mm和950mm处剪开，备用	3. 搭建生物膜培养模型：用带有通气孔（过滤层0.22mm）的塞子将锥形瓶塞住，一个软管通过通气孔延伸到瓶底，另一个软管在TSB液面上。通过蠕动泵和软管将内径2mm的聚四氟乙烯载体管相连接组成管道系统，保持37℃，用蠕动泵在10mL/min的流量下循环，4h/d。每日更换TSB，连续培养5天，第6天用500mL无菌生理盐水以10mL/min的流速冲洗管腔，去除管腔内壁的浮游菌，如下图所示。
将冲洗完毕的生物膜管腔截取为5cm的小段，作为污染物样本	
将污染物样本分别连接在模拟内镜体的50mm、500mm和950mm处	
清洗连接好的模拟内镜体	
清洗完毕后，用灭菌镊子将含生物膜的样本取出，将样本纵向分为两部分后，放入盛有10mL洗脱液（或中和剂）的试管中	
在40kHz的超声波中清洗6.5min后，进行细菌计数和ATP含量测定	
用400mL的无菌蒸馏水代替医用清洁剂对连接好的模拟内镜体按上述方式进行清洗	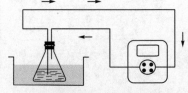
分别进行细菌计数、ATP生物荧光和蛋白测定	**人工生物膜培养模型简图**
设定阳性对照组	4. 清洗：对连接好的模拟内镜体，先用恒温至40℃的400mL的医用清洁剂以100mL/min的流速循环清洗5min，再以10mL/min的流速用无菌蒸馏水冲洗1min，以冲洗管腔内残留的清洁剂。
设定阴性对照组	
试验重复3次	
结果判定	

流程图	说明
	5. 细菌计数和 ATP 含量测定。
	(1) 细菌计数：用稀释液对洗脱液做 10 倍系列稀释，选适宜稀释度悬液，分别吸取 1.0mL 接种于平皿，每份样本接种 2 个平皿。
	(2) ATP 含量测定：吸取洗脱液 $50\mu L$，加入 $50\mu L$ 裂解液，振荡混合，作用 30s 后加入 $400\mu L$ 荧光素酶，进行 RLU 测定，然后加入 $10\mu L$ 标准品溶液，读取其 RLU 及 ATP 含量。
	6. 阳性对照组：取 2 个样本，置于室温，不做任何处理，待试验组处理至最长作用时间，将样本按上述方法洗脱后，分别进行细菌计数、ATP 生物荧光和蛋白测定，作为阳性对照。
	7. 阴性对照组：取脱脂灭菌后、未经任何处理的内径为 2mm、长为 5cm 的聚四氟乙烯载体管，分别进行细菌计数、ATP 生物荧光和蛋白测定，作为阴性对照。
	8. 结果判定。
	(1) 生物膜制备合格判定标准：细菌计数达 $1\times10^7\sim1\times10^8$ CFU/样本；水冲洗 5min 时，细菌减少 $\leqslant50\%$，ATP 含量减少$\leqslant50\%$。阴性对照组无菌生长。
	(2) 医用清洁剂清洗合格标准：3 次试验细菌减少值在 90% 以上，ATP 含量减少值在 90% 以上，可判为对生物膜去除效果合格。

（五）注意事项

1. 洗脱液、TPS、TSB、TSA 均由蒸馏水配制而成，调节 pH 值在 7.0 ± 0.2，经 $121℃$ 压力蒸汽灭菌后使用。

2. 载体管腔均需经脱脂处理，压力蒸汽灭菌后备用。

六、医用清洁剂对生物膜的去除效果的测定——平整表面培养法

（一）概念

通过检测医用清洁剂对生物膜的去除效果，评估医用清洁剂是否符合国家

相关要求，是评估医用清洁剂是否合格的一种方式。

（二）适用范围

医用清洁剂对人工培养在聚碳酸酯载体表面的生物膜的去除效果的测定。

（三）目的

测定医用清洁剂对人工培养在聚碳酸酯载体表面的生物膜的去除效果。

（四）操作流程（表5-3-6）

表5-3-6　医用清洁剂对生物膜的去除效果的测定——平整表面培养法操作流程

流程图	说明
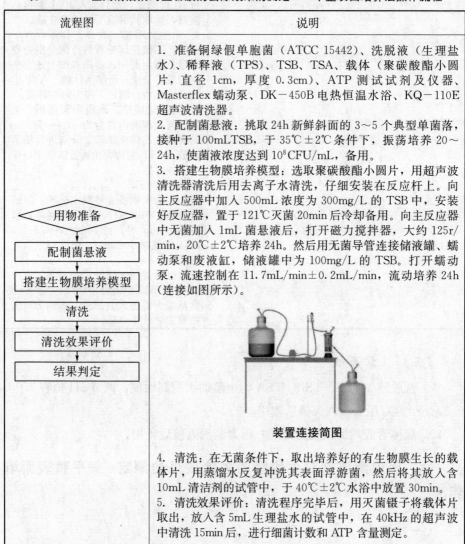	1. 准备铜绿假单胞菌（ATCC 15442）、洗脱液（生理盐水）、稀释液（TPS）、TSB、TSA、载体（聚碳酸酯小圆片，直径1cm，厚度0.3cm）、ATP测试试剂及仪器、Masterflex蠕动泵、DK-450B电热恒温水浴、KQ-110E超声波清洗器。 2. 配制菌悬液：挑取24h新鲜斜面的3～5个典型单菌落，接种于100mLTSB，于35℃±2℃条件下，振荡培养20～24h，使菌液浓度达到10^{8}CFU/mL，备用。 3. 搭建生物膜培养模型：选取聚碳酸酯小圆片，用超声波清洗器清洗后用去离子水清洗，仔细安装在反应杆上。向主反应器中加入500mL浓度为300mg/L的TSB中，安装好反应器，置于121℃灭菌20min后冷却备用。向主反应器中无菌加入1mL菌悬液后，打开磁力搅拌器，大约125r/min，20℃±2℃培养24h。然后用无菌导管连接储液罐、蠕动泵和废液缸，储液罐中为100mg/L的TSB。打开蠕动泵，流速控制在11.7mL/min±0.2mL/min，流动培养24h（连接如图所示）。 装置连接简图 4. 清洗：在无菌条件下，取出培养好的有生物膜生长的载体片，用蒸馏水反复冲洗其表面浮游菌，然后将其放入含10mL清洁剂的试管中，于40℃±2℃水浴中放置30min。 5. 清洗效果评价：清洗程序完毕后，用灭菌镊子将载体片取出，放入含5mL生理盐水的试管中，在40kHz的超声波中清洗15min后，进行细菌计数和ATP含量测定。

流程图	说明
	（1）细菌计数：用稀释液对洗脱液做 10 倍系列稀释，选择适宜稀释度悬液，分别吸取 1.0mL 接种于平皿，每份样本接种 2 个平皿。 （2）ATP 含量测定：吸取洗脱液 50μL，加入 50μL 裂解液，振荡混合，作用 30s 后加入 400μL 荧光素酶，进行 RLU 测定，然后加入 10μL 标准品溶液，读取其 RLU 及 ATP 含量。 6. 结果判定。 （1）生物膜制备合格判定标准：细菌计数达 $1 \times 10^7 \sim 1 \times 10^8$ CFU/样本。 （2）医用清洁剂清洗合格标准：3 次试验细菌减少值在 90％以上，ATP 含量减少值在 90％以上，可判为对生物膜去除效果合格。

（五）注意事项

TPS、TSB、TSA 均由蒸馏水配制而成，调节 pH 值在 7.0 ± 0.2，经 121℃压力蒸汽灭菌后使用。

第四节 灭菌效果监测

医院灭菌是预防院内感染的重要措施之一，灭菌效果的监测是评价灭菌设备运转是否正常、方法是否合理、效果是否达标的唯一手段，因而在医院灭菌工作中必不可少。医院灭菌效果监测需遵循以下原则：监测人员需经过专业培训，掌握一定的灭菌知识，熟悉灭菌设备性能，具备熟练的检验技能；选择合理的采样时间；严格遵循无菌操作。《医院消毒供应中心 第 3 部分：清洗消毒及灭菌效果监测标准》（WS 310.3—2016）对灭菌质量有如下要求：对灭菌质量采用物理监测法、化学监测法和生物监测法进行监测，监测结果应符合本标准的要求。物理监测不合格的灭菌物品不得发放，并应分析原因，进行改进，直至监测结果符合要求。包外化学监测不合格的灭菌物品不得发放，包内化学监测不合格的灭菌物品不得使用，并应分析原因，进行改进，直至监测结果符合要求。植入物的灭菌应每批次进行生物监测，生物监测合格后，方可发放。生物监测不合格时，应尽快召回上次生物监测合格以来所有尚未使用的灭菌物品，重新处理，并应分析不合格的原因，改进后，生物监测连续 3 次合格后方能使用。目前生物监测是含有活的微生物（芽孢）对灭菌过程进行监测的技术，它能够直接反映该灭菌过程对微生物的杀灭能力和效果，是最重要的监测手段。

一、压力蒸汽灭菌的生物监测

（一）概念

按照《医疗机构消毒技术规范》（WS/T 367—2012）的规定，将标准生物监测包或生物 PCD（含一次性标准生物监测包）放置于压力蒸汽灭菌器中最难灭菌的部位，经过 1 个灭菌周期后，对满载压力蒸汽灭菌器的灭菌质量进行生物监测。

（二）适用范围

满载压力蒸汽灭菌器的灭菌质量的生物监测。

（三）目的

1. 反映微生物的杀灭程度，是灭菌过程的最终监测。

2. 属于监视性监测，为追溯和记录提供数据和资料。

（四）操作流程

1. 快速自含式生物监测。

（1）环境准备：观察环境是否干净、整洁，如周围环境有杂物，需整理。

（2）用物准备：乳胶手套、口罩、护目镜、极速生物综合挑战测试包、指示剂夹破器、快速生物培养器（提前预热温度至 56℃±2℃）、监测记录系统。

（3）将极速生物综合挑战测试包放入灭菌器排气口上方靠近灭菌器柜门处，经过 1 个灭菌周期。

（4）灭菌完毕后取出极速生物综合挑战测试包。

（5）登录生物监测系统，点击进入对应高压蒸汽灭菌器。

（6）核查物理打印记录并签字确认（见图 5-4-1）。

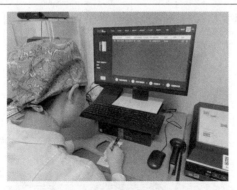

图 5-4-1　核查物理打印记录并签字确认

（7）将物理打印记录规范放入扫描设备，启动扫描程序，系统记录物理监测结果（见图 5-4-2、图 5-4-3）。

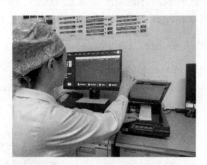

图 5-4-2　将物理打印记录规范
放入扫描设备

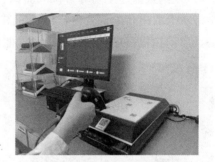

图 5-4-3　启动扫描程序

（8）扫描灭菌程序。

（9）扫描操作者二维码（见图 5-4-4）。

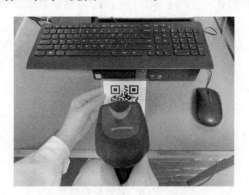

图 5-4-4　扫描操作者二维码

（10）扫描极速生物综合挑战测试包质量追溯码（见图5-4-5）。

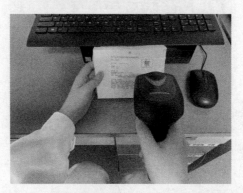

图5-4-5　扫描极速生物综合挑战测试包质量追溯码

（11）检查极速生物综合挑战测试包包外化学指示胶带变色情况，将包内化学指示卡取出，确认变色合格（见图5-4-6）；将化学指示卡规范放入扫描设备，启动扫描程序，系统记录化学监测结果（见图5-4-7）。

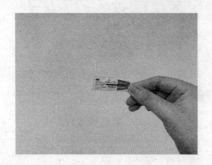 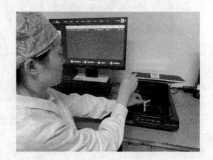

图5-4-6　变色合格（灭菌后为黑色）　　图5-4-7　系统记录化学监测结果

（12）做好职业防护，洗手，戴口罩、护目镜、乳胶手套（见图5-4-8）。

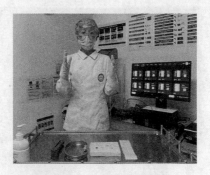

图5-4-8　做好职业防护

（13）检查对照管和测试管变色情况，并确认批号是否一致。

（14）将阳性对照管妥善放置于夹破器中（见图5-4-9），使用夹破器挤破培养基内玻璃安瓿（见图5-4-10）。

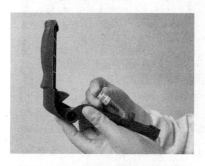

图5-4-9　阳性对照管妥善放置
　　　　　于夹破器中

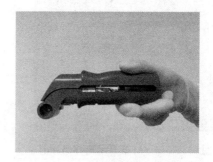

图5-4-10　挤破培养基内玻璃安瓿

（15）捏住生物指示剂帽端，利用手腕的力量轻轻甩动生物指示剂，使培养基湿润小瓶底部的芽孢菌片（见图5-4-11）。确认菌片与培养液充分混合且无气泡（见图5-4-12）。

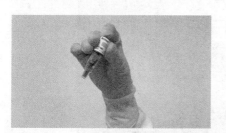
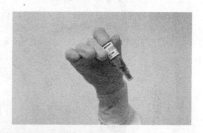

图5-4-11　利用手腕的力量轻轻甩动生物指示剂

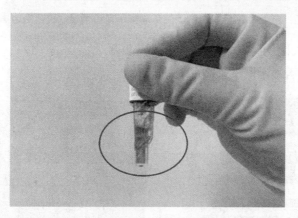

图5-4-12　确认菌片与培养液充分混合且无气泡

（16）将生物指示剂放进培养孔，屏幕显示培养倒计时表示正在工作（见

图5-4-13）；确认监测系统上是否显示阳性对照管信息（见图5-4-14）。

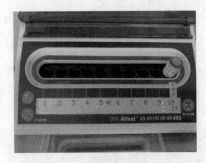
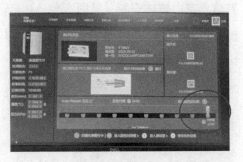

图5-4-13　屏幕显示培养倒计时　　　图5-4-14　监测系统中阳性对照管信息

（17）取出极速生物综合挑战测试包内的生物指示剂，检查指示剂上的化学指示变色情况（见图5-4-15）。

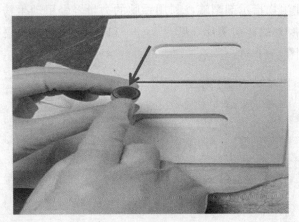

图5-4-15　检查指示剂上的化学指示变色情况（灭菌后为黑色）

（18）放入阴性测试管一支［方法同步骤（15）至（17）］，确认培养仪、监测系统上是否显示测试管信息（见图5-4-16、图5-4-17）。

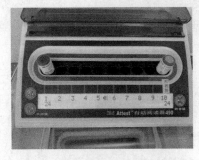
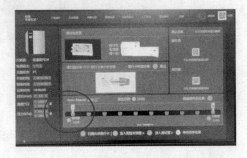

图5-4-16　放入一支阴性测试管　　　图5-4-17　监测系统中阴性测试管信息

（19）关闭自动阅读器盖，等待显示培养结果。

（20）操作完毕，脱去乳胶手套并进行手卫生。

（21）取下口罩及护目镜。

（22）对护目镜进行清洁消毒处理，备用。

（23）结果判断。

①阳性对照管：培养仪 5min 后警报鸣叫，同时显示"＋"，培养管颜色由紫色变为黄色（1h 后逐步变色），表示结果为阳性。

②试验管：培养仪 24min 后警报鸣叫，同时显示"－"（根据厂家提供指示剂的菌量确定观察时间），培养管颜色（紫色）不变，表示结果为阴性。

（24）系统自动记录结果；操作者扫描个人胸牌二维码，确认生物监测结果；核对者扫描个人胸牌二维码，确认生物监测结果（见图 5－4－18）。

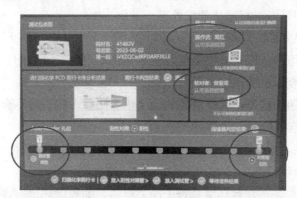

图 5－4－18 **生物监测结果**

（25）在丢弃生物指示剂前对任何阳性生物指示剂进行灭菌处理。

2. 慢速自含式生物监测。

（1）环境准备：观察环境是否干净、整洁，如周围环境有杂物，需整理。

（2）用物准备：乳胶手套、口罩、护目镜、16 条 41cm×66cm 的全棉手术巾、化学指示胶带、嗜热脂肪杆菌芽孢培养管或成品生物监测包、生物培养锅（慢速）。

（3）操作人员标准防护：操作前洗手，戴护目镜、口罩、乳胶手套。

（4）制作标准生物监测包：由 16 条 41cm×66cm 全棉手术巾制成，即每条手术巾的长边先折成 3 层，短边折成 2 层，然后叠放，将嗜热脂肪杆菌芽孢生物指示剂置于标准监测包的中心部位，制成 23cm×23cm×15cm、1.5kg 的标准生物监测包。

（5）将一个标准生物监测包或成品生物监测包放于灭菌器排气口上方靠近

灭菌器柜门处，经过一个灭菌周期。

（6）灭菌完毕后取出标准生物监测包或成品生物监测包。

（7）将培养锅电源打开预热。

（8）取出标准生物监测包或成品生物监测包内的生物指示剂，检查指示剂上的化学标签变色情况并注明灭菌器号、锅次、灭菌日期等。

（9）按下关闭生物指示剂帽，将生物指示剂放进培养孔，同时黄灯亮，表示正在工作。

（10）同时放入阳性对照管一支。

（11）关闭阅读器上盖，等待显示结果。

（12）操作完毕，脱去乳胶手套并进行手卫生。

（13）取下口罩及护目镜。

（14）对护目镜进行清洁消毒处理，备用。

（15）结果判断。

①经48h培养，阳性对照管颜色变为黄色即对照组培养阳性，阴性试验管颜色为紫色不变即试验组培养阴性，判定为灭菌合格。

②阳性对照组培养阳性，阴性试验组培养阳性，则灭菌不合格。

（16）登记结果。

（17）在丢弃生物指示剂前对任何阳性生物指示剂进行灭菌处理。

3. 菌片生物监测。

（1）环境准备：观察环境是否干净、整洁，如周围环境有杂物，需整理。

（2）用物准备：乳胶手套、口罩、护目镜、16条41cm×66cm的全棉手术巾、化学指示胶带、嗜热脂肪杆菌芽孢菌片。

（3）操作人员标准防护：操作前洗手，戴护目镜、口罩、乳胶手套。

（4）制作标准生物监测包：将至少一个标准指示菌片装入灭菌小袋，置于标准监测包中心部位。

（5）将一个标准生物监测包放入灭菌器排气口上方，经过一个灭菌周期。

（6）灭菌完毕后取出标准生物监测包。

（7）标准防护后，在无菌条件下取出标准生物监测包中的指示菌片，接种于溴甲酚紫葡萄糖蛋白胨水培养基，并同时培养一个阳性对照和一个阴性对照。

（8）放入56℃±2℃培养箱中培养7天。

（9）结果判读：

①阳性对照组培养阳性，阴性对照组培养阴性，试验组培养阴性，判定为

灭菌合格。

②阳性对照组培养阳性，阴性对照组培养阴性，试验组培养阳性，则灭菌不合格；同时应进一步鉴定试验组培养阳性的细菌是否为指示菌或是污染所致。

（10）登记结果。

（五）注意事项

1. 监测所用菌片应取得相关消毒产品卫生许可批件，并在有效期内使用。

2. 如果 1 天内进行多次生物监测，且生物指示剂为同一批号，则只设一次阳性对照即可。

3. 操作者的手不能触摸生物指示剂的化学标签，以免影响荧光检测。

4. 一旦生物指示剂放入一个阅读孔后不要移动或者变换地方，否则会导致结果丢失或者测试失败。

5. 如果在培养过程结束前生物指示剂被不小心取出，机器会发出报警音，培养孔的三种灯会同时亮，同时显示 C2 警告码，必须在 10s 内将生物指示剂放回原位，否则结果会丢失。

6. 压碎生物指示剂时要戴护目镜，不要用手指压碎指示剂以及在手指间滚动湿润芽孢片，此免刺伤手指。

二、环氧乙烷灭菌的生物监测

（一）概念

将使用枯草杆菌黑色变种芽孢生物指示物制成的常规生物监测包或环氧乙烷灭菌快速生物监测包放置于环氧乙烷灭菌器最难灭菌的部位，经过 1 个灭菌周期后，对环氧乙烷灭菌器的灭菌质量进行生物监测。

（二）适用范围

环氧乙烷灭菌器的灭菌质量的生物监测。

（三）目的

1. 反映微生物的杀灭程度，是灭菌过程的最终监测。

2. 属于监视性监测，为追溯和记录提供数据和资料。

（四）操作流程

1. 快速自含式生物监测。

（1）环境准备：观察环境是否干净、整洁，如周围环境有杂物，需整理。

（2）用物准备：乳胶手套、口罩、护目镜、环氧乙烷灭菌快速生物监测包

（内含枯草杆菌黑色变种芽孢）、夹破器、快速生物培养器（提前预热温度至 36℃±1℃）、监测记录系统。

（3）将环氧乙烷灭菌快速生物监测包放置于灭菌器最难灭菌的部位（整个装载灭菌包的中心部位），经过1个灭菌周期。

（4）灭菌完毕后取出环氧乙烷灭菌快速生物监测包。

（5）登录生物监测系统，点击进入对应环氧乙烷灭菌器。

（6）检查物理打印记录并签字确认。

（7）将物理打印记录规范放入扫描设备，启动扫描程序，系统记录物理监测结果。

（8）扫描灭菌程序。

（9）扫描操作者二维码。

（10）扫描环氧乙烷灭菌快速生物监测包质量追溯码。

（11）检查环氧乙烷灭菌快速生物监测包外、同批次化学指示卡变色情况，确认变色合格；将化学指示卡规范放入扫描设备，启动扫描程序，系统记录化学监测结果。

（12）做好职业防护：洗手，戴口罩、护目镜、乳胶手套。

（13）检查对照管和测试管变色情况，并确认批号是否一致。

（14）按下关闭生物指示剂帽，使用夹破器挤破阳性对照管培养基内玻璃安瓿。

（15）捏住生物指示剂帽端，利用手腕的力量轻轻甩动生物指示剂，使培养基湿润小瓶底部的芽孢菌片。确认菌片与培养液充分混合且无气泡。

（16）将生物指示剂放进培养孔，屏幕显示培养倒计时表示正在工作；确认监测系统上是否显示阳性对照管信息。

（17）取出包内生物指示剂，检查指示剂上的化学标签变色情况。

（18）按上述方法放入阴性测试管［方法同步骤（12）至（17）］，确认培养器、监测系统上显示测试管信息。

（19）关闭自动阅读器盖，等待显示培养结果。

（20）操作完毕，脱去乳胶手套并进行手卫生。

（21）取下口罩及护目镜。

（22）对护目镜进行清洁消毒处理，备用。

（23）结果判断。

①阳性对照管：培养器1h后警报鸣叫，同时显示"＋"，培养管颜色由紫色变为黄色（1h后逐步变色），表示结果为阳性。

②试验管：培养器 4h 后警报鸣叫，同时显示"－"（根据厂家提供指示剂的菌量确定观察时间），培养管紫色不变，表示结果为阴性。

（24）系统自动记录结果；操作者扫描个人胸牌二维码，确认生物监测结果；核对者扫描个人胸牌二维码，确认生物监测结果。

（25）在丢弃生物指示剂前对任何阳性生物指示剂进行灭菌处理。

2. 慢速自含式生物监测。

（1）环境准备：观察环境是否干净、整洁，如周围环境有杂物，需整理。

（2）用物准备：乳胶手套、口罩、护目镜、16 条 41cm×41cm 的全棉毛巾、化学指示胶带、自含式生物指示剂（内含枯草杆菌黑色变种芽孢）、20mL注射器、纸塑袋、生物培养锅（慢速）。

（3）操作人员标准防护：操作前洗手，戴护目镜、口罩、乳胶手套。

（4）制作标准生物监测包：将一生物指示剂（含枯草杆菌黑色变种芽孢菌片）放于一个 20mL 注射器内，去掉注射器针头和针头套，生物指示剂带孔的塑料帽应朝注射器针头处，再将注射器芯放回原位（注意不要触及生物指示剂），然后用一条小毛巾包裹两层，一起放入纸塑袋内并封口。

（5）将标准生物监测包放在灭菌器最难灭菌的部位（整个装载灭菌包的中心部位），经过 1 个灭菌周期。

（6）灭菌完毕后取出标准生物监测包。

（7）将培养锅电源打开预热。

（8）标准防护后，取出标准生物监测包内的生物指示剂并观察生物指示剂化学标签变色情况；同时在化学标签上注明锅号、锅次、日期等信息。

（9）按下关闭生物指示剂帽，将生物指示剂放进培养孔，黄灯亮表示正在工作。

（10）同法放入阳性对照管 1 支。

（11）关闭培养锅上盖，等待显示结果。

（12）操作完毕，脱去乳胶手套并进行手卫生。

（13）取下口罩及护目镜。

（14）对护目镜进行清洁消毒处理，备用。

（15）结果判断：

①经 48h 培养，阳性对照管颜色变为黄色即对照组培养阳性，阴性试验管颜色为绿色不变即试验组培养阴性，判定为灭菌合格。

②阳性对照组培养阳性，阴性试验组培养阳性，则灭菌不合格。

（16）登记结果。

（17）在丢弃生物指示剂前对任何阳性生物指示剂进行灭菌处理。

3. 菌片生物监测。

(1) 环境准备：观察环境是否干净、整洁，如周围环境有杂物，需整理。

(2) 用物准备：乳胶手套、口罩、护目镜、16 条 41cm×41cm 的全棉毛巾、化学指示胶带、枯草杆菌黑色变种芽孢菌片、纸塑袋。

(3) 操作人员标准防护：操作前洗手，戴护目镜、口罩、乳胶手套。

(4) 标准生物监测包的制作方法：将至少一个标准指示菌片装入灭菌小袋，置于标准生物监测包中心部位。

(5) 将标准生物监测包放在灭菌器最难灭菌的部位（整个装载灭菌包的中心部位），经过 1 个灭菌周期。

(6) 灭菌完毕后取出标准生物监测包。

(7) 标准防护后，在无菌条件下取出标准生物监测包中的指示菌片，接种于溴甲酚紫葡萄糖蛋白胨水培养基，并同时培养 1 个阳性对照和 1 个阴性对照。

(8) 放入 36℃±1℃培养箱中培养 7 天。

(9) 结果判读：

①阳性对照组培养阳性，阴性对照组培养阴性，试验组培养阴性，判定为灭菌合格。

②阳性对照组培养阳性，阴性对照组培养阴性，试验组培养阳性，则灭菌不合格；同时应进一步鉴定试验组培养阳性的细菌是否为指示菌或是污染所致。

(10) 登记结果。

（五）注意事项

1. 监测所用菌片应取得相关消毒产品卫生许可批件，并在有效期内使用。

2. 如果 1 天内进行多次生物监测，且生物指示剂为同一批号，则只设 1 次阳性对照即可。

3. 操作者的手不能触摸生物指示剂的化学标签，以免影响荧光检测。

4. 一旦生物指示剂放入阅读孔后不要移动或者变换地方，否则会导致结果丢失或者测试失败。

5. 如果在培养过程结束前生物指示剂被不小心取出，机器会发出报警音，培养孔的 3 种灯会同时亮，同时显示 C2 警告码，必须在 10s 内将生物指示剂放回原位，否则结果会丢失。

6. 压碎生物指示剂时要戴护目镜，不要用手指压碎指示剂以及在手指间滚动湿润芽孢片，避免刺伤手指。

三、过氧化氢低温等离子灭菌的生物监测

（一）概念

将嗜热脂肪杆菌芽孢生物指示物制成管腔生物 PCD、非管腔生物监测包或自含式生物指示剂放置于过氧化氢低温等离子灭菌器最难灭菌的部位，经过 1 个灭菌周期后，对过氧化氢低温等离子灭菌器的灭菌质量进行生物监测。

（二）适用范围

过氧化氢低温等离子灭菌器灭菌质量的生物监测。

（三）目的

1. 反映微生物的杀灭程度，是灭菌过程的最终监测。

2. 属于监视性监测，为追溯和记录提供数据和资料。

（四）操作流程

1. 环境准备：观察环境是否干净、整洁，如周围环境有杂物，需整理。

2. 用物准备：乳胶手套、口罩、护目镜、自含式生物指示剂（内含嗜热脂肪杆菌芽孢）、监测管夹破器、快速生物培养器（提前预热温度至 $56℃±2℃$）。

3. 将自含式生物指示剂放入灭菌器最难灭菌的地方，经过 1 个灭菌周期。

4. 灭菌完毕后取出自含式生物指示剂。

5. 操作人员标准防护：操作前洗手，戴护目镜、口罩、乳胶手套。

6. 检查对照管和测试管变色情况，并确认批号是否一致。

7. 任意点击培养孔号，弹出操作界面，再次核查确认对照管化学指示卡变色情况，点击进入，填写个人胸牌号或姓名首字母，进入操作界面。

8. 按操作界面提示，激活培养管：将阳性测试管妥善放置于夹破器中，使用夹破器挤破培养基内玻璃安瓿。

9. 捏住生物指示剂帽端，利用手腕的力量轻轻甩动生物指示剂，使培养基湿润小瓶底部的芽孢菌片。确认菌片与培养液充分混合且无气泡。

10. 将对照管放入对应培养孔中，界面弹至主界面，表示正在进行培养工作。

11. 任意点击培养孔号，进入操作界面。再次核查确认测试管化学指示卡变色情况，点击进入，填写个人胸牌号或姓名首字母，进入操作界面。

12. 根据物理打印记录录入该批次灭菌相关信息，包括锅号、锅次、程序、灭菌时间等；点击"下一步"，再次确认信息，点击"确认"。

13. 按操作界面提示，激活培养管（方法同步骤 8、9）。

14. 将测试管放入对应培养孔中，界面弹至主界面，表示正在进行培养工作，等待观察结果。

15. 操作完毕，脱去乳胶手套并进行手卫生。

16. 取下口罩及护目镜。

17. 对护目镜进行清洁消毒处理，备用。

18. 结果判断：30min 后观察生物培养器培养结果（根据厂家提供指示剂的菌量确定观察时间）。生物培养器自动记录该批次监测结果。

19. 在丢弃生物指示剂前对任何阳性生物指示剂进行灭菌处理。

（五）注意事项

1. 勿用手指压碎指示剂以及在手指间滚动湿润生物菌片，避免刺伤手指。

2. 将用后的生物指示剂放入损伤性硬质容器中做特殊处理。

四、干热灭菌的生物监测

（一）概念

将使用枯草杆菌黑色变种芽孢菌片制成的标准生物监测包放置于干热灭菌器中最难灭菌的部位，经过 1 个灭菌周期后，对干热灭菌器的灭菌质量进行生物监测。

（二）适用范围

对干热灭菌器的灭菌质量的生物监测。

（三）目的

1. 反映微生物的杀灭程度，是灭菌过程的最终监测。

2. 属于监视性监测，为追溯和记录提供数据和资料。

（四）操作流程

1. 环境准备：观察环境是否干净、整洁，如周围环境有杂物，需整理。

2. 用物准备：乳胶手套、口罩、护目镜、生物指示剂菌片（含枯草杆菌黑色变种芽孢菌片）、试管、生物培养锅。

3. 操作人员标准防护：操作前洗手，戴护目镜、口罩、乳胶手套。

4. 制作标准生物监测包：将一生物指示剂菌片（含枯草杆菌黑色变种芽孢菌片）和一标准指示菌片分别装入灭菌试管内（1片/管）。

5. 将标准生物监测管置于灭菌器最难灭菌的部位，即在每层门把手对角线内、外角处放置 2 个含菌片的试管，试管帽置于试管旁，经过 1 个灭菌周期。

6. 灭菌完毕后，待温度降至80℃时，加盖试管帽后取出试管。

7. 在无菌条件下取出标准生物监测管中的指示菌片，加入普通营养肉汤培养基（每管5mL），并同时培养一个阳性对照和一个阴性对照。

8. 36℃±1℃培养，观察培养基颜色变化，48h观察初步结果，无菌生长管继续培养至第7天，同时设阳性对照。

9. 结果判读：

（1）阳性对照组培养阳性，阴性对照组培养阴性，若每个指示菌片接种的肉汤管均澄清，判为灭菌合格。

（2）若阳性对照组培养阳性，阴性对照组培养阴性，而指示菌片之一接种的肉汤管混浊，判为灭菌不合格。

（3）对难以判定的肉汤管，取0.1mL接种于营养琼脂平板，用灭菌L棒或接种环涂匀，置于36℃±1℃培养48h，观察菌落形态，并做涂片染色镜检，判断是否为指示菌生长。若无指示菌生长，判为灭菌合格；若有指示菌生长，判为灭菌不合格，同时应进一步鉴定试验组阳性的细菌是否为指示菌或是污染所致。

（五）注意事项

1. 监测所用菌片应取得相关消毒产品卫生许可批件，并在有效期内使用。

2. 应设阳性对照及阴性对照，操作中避免二次污染。

五、低温蒸汽甲醛灭菌的生物监测

（一）概念

将嗜热脂肪杆菌芽孢生物指示物制作成管腔生物PCD、非管腔生物监测包或自含式生物指示物放置于甲醛灭菌器中最难灭菌的部位，经过1个灭菌周期后，对甲醛灭菌器的灭菌质量进行生物监测。

（二）适用范围

对甲醛灭菌器的灭菌质量的生物监测。

（三）操作目的

1. 反映微生物的杀灭程度，是灭菌过程的最终监测。

2. 属于监视性监测，为追溯和记录提供数据和资料。

（四）操作流程

1. 环境准备：观察环境是否干净、整洁，如周围环境有杂物，需整理。

2. 用物准备：乳胶手套、口罩、护目镜、低温蒸汽甲醛灭菌极速生物指示剂、监测管夹破器、快速生物培养器（提前预热温度至 56℃±2℃）、甲醛生物监测记录本。

3. 将低温蒸汽甲醛灭菌极速生物指示剂放置于甲醛灭菌器最难灭菌的地方，经过 1 个灭菌周期。

4. 灭菌完毕后取出低温蒸汽甲醛灭菌极速生物指示剂。

5. 操作人员标准防护：操作前洗手，戴护目镜、口罩、乳胶手套。

6. 检查对照管和测试管批号，确认是否一致。

7. 将对照管妥善放置于夹破器中，使用夹破器挤破培养基内玻璃安瓿。

8. 捏住生物指示剂帽端，利用手腕的力量轻轻甩动生物指示剂，使培养基湿润小瓶底部的芽孢菌片。确认菌片与培养液充分混合且无气泡。

9. 将生物指示剂放进培养孔，屏幕亮灯表示开始培养。

10. 检查低温蒸汽甲醛灭菌极速生物指示剂上化学标签变色情况。

11. 同法放入阴性测试管 1 支（方法同步骤 7 至 9）。

12. 关闭自动阅读器上盖，等待显示培养结果。

13. 操作完毕，脱去乳胶手套并进行手卫生。

14. 取下口罩及护目镜。

15. 对护目镜进行清洁消毒处理，备用。

16. 结果判断：培养 1h 后观察生物培养器培养结果（根据厂家提供的指示剂的菌量确定观察时间）。对照管培养结果为阳性，测试管培养结果为阳性，则灭菌不合格；对照管培养结果为阳性，测试管培养结果为阴性，则灭菌合格。

17. 登记结果。

18. 在丢弃生物指示剂前对任何阳性生物指示剂进行灭菌处理。

（五）注意事项

1. 监测所用菌片应取得相关消毒产品卫生许可批件，并在有效期内使用。

2. 应设阳性对照及阴性对照，操作中避免二次污染。

3. 勿用手指压碎指示剂以及在手指间滚动湿润的生物菌片，避免刺伤手指。

4. 将用后的生物指示剂放入损伤性硬质容器中做特殊处理。

【知识拓展】

细菌的生理活动

细菌的生理活动包括摄取和合成营养物质，进行新陈代谢及生长繁殖。

整个生理活动的中心是新陈代谢，细菌的代谢活动十分活跃而且多样化，繁殖迅速是其显著的特点。细菌的生理活动研究不仅属于基础生物学科范畴，而且与医学、环境卫生、工农业生产等都密切相关。如对于人体的正常菌群，特别是益生菌，促进其生长繁殖和产生有益的代谢产物；对于致病菌，了解其代谢与致病的关系，设计和寻找有关诊断和防治的方法；利用细菌的代谢来净化环境，开发极端环境的微生物资源等都具有重要的理论和实际意义。

一、细菌的理化性状

（一）细菌的化学组成

细菌细胞和其他生物细胞相似，含有多种化学成分，包括水、无机盐、蛋白质、糖类、脂质和核酸等。水分是细菌细胞重要的组成部分，占细胞总重量的75%～90%。细菌细胞去除水分后主要为有机物，包括碳、氢、氮、氧、磷和硫等，还有少数的无机离子，如钾、钠、铁、镁、钙、氯等，用于构成细菌细胞的各种结构及维持酶的活性和跨膜梯度。细菌尚含有一些原核细胞型微生物所特有的化学组成，如肽聚糖、胞壁酸、磷壁酸、D型氨基酸、二氨基庚二酸、吡啶二羧酸等。这些物质在真核细胞中还未被发现。

（二）细菌的物理性状

1. 光学性质：细菌为半透明体。当光线照射至细菌时，部分被吸收，部分被折射，故细菌悬液呈混浊状态，细菌数量越多，浊度越大，使用比浊法或分光光度计可以粗略地估计细菌数量。由于细菌具有这种光学性质，可用相差显微镜观察其形态和结构。

2. 表面积：细菌体积微小，相对表面积大，有利于同外界进行物质交换。因此，细菌的代谢旺盛，繁殖迅速。

3. 带电现象：细菌固体成分的50%～80%是蛋白质，蛋白质由兼性离子氨基酸组成。革兰阳性菌的pH值为2～3，而革兰阴性菌的pH值为4～5，故在近中性或弱碱性环境中，细菌均带负电荷，尤以前者所带电荷更多。细菌的带电现象与细菌的染色反应、凝集反应、抑菌和杀菌作用等都密切相关。

4. 半透性：细菌的细胞壁和细胞膜都有半透性，允许水分及部分小分子物质通过，有利于吸收营养和排出代谢产物。

5. 渗透压：细菌体内含有高浓度的营养物质和无机盐，一般革兰阳性菌的渗透压高达2026.5～2533.1kPa，革兰阴性菌为506.6～608.0kPa。细菌一般所处环境相对低渗，但有坚韧细胞壁的保护不致崩裂，若处于比菌体内渗透压更高的环境中，菌体内水分会逸出，胞质浓缩，细菌就不能生长繁殖。

二、细菌的营养与生长繁殖

（一）细菌的营养类型

各类细菌的酶系统不同，代谢活性各异，因而对营养物质的需求也不同。根据所利用的能源和碳源的不同，细菌可分为自养菌和异养菌两大营养类型。

1. 自养菌：该类菌以简单的无机物为原料，如利用 CO_2、CO_3^{2-} 作为碳源，利用 N_2、NH_3、NO_2^-、NO_3^- 等作为氮源，合成菌体成分。这类细菌所需能量来自无机物的氧化，称为化能自养菌，或通过光合作用获得能量，称为光能自养菌。

2. 异养菌：该类菌必须以多种有机物为原料，如蛋白质、糖类等，才能合成菌体成分并获得能量。异养菌包括腐生菌和寄生菌。腐生菌以动植物尸体、腐败食物等作为营养；寄生菌寄生于活体内，从宿主的有机物获得营养。所有的病原菌都是异养菌，大部分属于寄生菌。

（二）细菌的营养物质

对细菌进行人工培养时，必须供给其生长所必需的各种成分，一般包括水、碳源、氮源、无机盐和生长因子等。

1. 水：细菌所需营养物质必须先溶于水，营养的吸收与代谢均需有水参与才能进行。

2. 碳源：各种碳的无机物或有机物都能被细菌吸收和利用，合成菌体组分和作为能量的主要来源。病原菌主要从糖类获得碳源。

3. 氮源：细菌对氮源的需要量仅次于碳源，其主要功能是作为菌体成分的原料。很多细菌可以利用有机氮化物，病原性微生物主要从氨基酸、蛋白胨等有机氮化物中获得氮。少数病原菌如克雷伯杆菌亦可利用硝酸盐甚至氮气，但利用率较低。

4. 无机盐：细菌需要各种无机盐提供生长所需的各种元素，需要浓度在 $10^{-4}\sim10^{-3}\,mol/L$ 的元素为常用元素，需要浓度在 $10^{-10}\sim10^{-8}\,mol/L$ 的元素为微量元素，前者如磷、硫、钾、钠、镁、钙、铁等，后者如钴、锌、锰、铜、钼等。各类无机盐的功用如下：①构成有机化合物，成为菌体的成分；②作为酶的组成部分，维持酶的活性；③参与能量的储存和转运；④调节菌体内外的渗透压；⑤某些元素与细菌的生长繁殖和致病作用密切相关。在人体内，大部分铁均结合在铁蛋白、乳铁蛋白或转铁蛋白中，细菌必须与人体细胞竞争得到铁才能生长繁殖。具有铁载体的细菌就有此竞争力，它可与铁螯合和溶解铁，并带入菌体内以供代谢之需。结核分枝杆菌的有毒株和无毒株的一个重要区别就是前者有一种称为分枝杆菌素的铁载体，而后者则无。一些微量元素并非所有细菌都需要，不同菌只需其中的一种或数种。

5. 生长因子：某些细菌生长所必需的但自身又不能合成，必须由外界供给的物质称为生长因子。它们通常为有机化合物，例如维生素、氨基酸、嘌呤、嘧啶等。少数细菌还需特殊的生长因子，如流感嗜血杆菌需要 X、V 两种因子，X 因子是高铁血红素，V 因子是辅酶 Ⅰ 或辅酶 Ⅱ，两者为细菌呼吸所必需。

（三）细菌摄取营养物质的机制

水和水溶性物质可以通过具有半透膜性质的细胞壁和细胞膜进入细胞内，蛋白质、多糖等大分子营养物质需经细菌分泌的胞外酶的作用分解成小分子物质才能被吸收。

营养物质进入菌体的方式有被动扩散和主动转运两种。

1. 被动扩散：营养物质从浓度高的一侧向浓度低的一侧扩散，其驱动力是浓度梯度，不需要能量。不需要任何细菌组分的帮助，营养物质就可以进入细胞质内的过程称为简单扩散；如果需要细菌细胞的特异性蛋白质来帮助或促进营养物质的跨膜转运，则称为易化扩散。如甘油的转运就属于易化扩散，进入细胞内的甘油要被甘油激酶催化形成磷酸甘油才能在菌体内积累。

2. 主动转运：细菌吸收营养物质的主要方式，其特点是营养物质从浓度低的一侧向浓度高的一侧转运，并需要提供能量。细菌有如下三种主动转运系统。

（1）依赖于周浆间隙受体蛋白的转运系统：营养物质与周浆间隙内受体蛋白结合后，引起后者构型改变，继而营养物质被转送给细胞膜上的 ATP 结合型载体，导致 ATP 水解提供能量和营养物质通过细胞膜进入细胞质内。革兰阳性菌以膜结合脂蛋白作为该系统的受体蛋白。

（2）化学渗透驱使转运系统：该系统利用膜内外两侧质子或离子浓度差产生的质子动力或钠动力作为驱使营养物质越膜转移的能量。转运营养物质的载体是电化学离子梯度透性酶，这种酶是一种能够进行可逆性氧化还原反应的疏水性膜蛋白，即在氧化状态时与营养物质结合，而在还原状态时其构象发生变化，使营养物质释放进入细胞质内。

（3）基团转移：营养物质在转运的过程中被磷酸化，并且营养物质的转运与代谢相结合，更为有效地利用能量。如大肠埃希菌摄入葡萄糖需要的磷酸转移酶系统，细胞膜上的载体蛋白首先在细胞质内从磷酸烯醇丙酮酸获得磷酸基团，然后在细胞膜的外表面与葡萄糖结合，将其送入细胞质内后释放出 6－磷酸葡萄糖。经过磷酸化的葡萄糖在胞内累积，不能再逸出菌体。该系统的能量供体是磷酸烯醇丙酮酸。

需要指出的是，各种细菌转运营养物质的方式不同，即使对同一种物质，不同细菌的摄取方式也不一样。

（四）影响细菌生长的环境因素

营养物质和适宜的环境是细菌生长繁殖的必备条件。

1. 营养物质：充足的营养物质可以为细菌的新陈代谢及生长繁殖提供必要的原料和充足的能量。

2. 氢离子浓度（pH）：每种细菌都有一个可生长的 pH 值范围及最适生长 pH 值。大多数嗜中性细菌生长的 pH 值范围是 6.0~8.0，嗜酸性细菌最适生长 pH 值可低至 3.0，嗜碱性细菌最适生长 pH 值可高达 10.5。多数病原菌最适 pH 值为 7.2~7.6，在宿主体内极易生存。个别细菌如霍乱弧菌在 pH 值 8.4~9.2 生长较好，结核分枝杆菌生长的最适 pH 值为 6.5~6.8。细菌依靠细胞膜上的质子转运系统调节菌体内的 pH 值，使其保持稳定，包括 ATP 驱使的质子泵、Na^+/H^+ 和 K^+/H^+ 交换系统。

3. 温度：各类细菌对温度的要求不一。①嗜冷菌，一般生长温度范围为-5~30℃，最适生长温度为 10~20℃；②嗜温菌，一般生长温度范围为 10~45℃，最适生长温度为 20~40℃；③嗜热菌，一般生长温度范围为 25~95℃，最适生长温度为 50~60℃。一般病原菌在长期进化过程中适应了人体环境，为嗜温菌，最适生长温度为人的体温。当细菌突然暴露于高出适宜生长温度的环境时，可暂时合成热休克蛋白。这种蛋白质对热有抵抗性，并可稳定菌体内热敏感的蛋白质。

4. 气体：根据代谢时对分子氧需求情况，细菌可以分为四类。

（1）专性需氧菌：具有完善的呼吸酶系统，需要分子氧作为受氢体以完成需氧呼吸，仅能在有氧环境下生长，如结核分枝杆菌、铜绿假单胞菌。

（2）微需氧菌：在低氧分压（5%~6%）环境中生长最好，氧浓度>10%对其有抑制作用，如空肠弯曲菌、幽门螺杆菌。

（3）兼性厌氧菌：兼有需氧呼吸和无氧发酵两种功能，不论在有氧环境或无氧环境中都能生长，但有氧时生长较好。大多数病原菌属于此类。

（4）专性厌氧菌：缺乏完善的呼吸酶系统，利用氧以外的其他物质作为受氢体，只能在低氧分压或无氧环境中进行发酵。有游离氧存在时，不但不能利用分子氧，还将受其毒害，甚至死亡。这是因为细菌在有氧环境中进行物质代谢常产生超氧阴离子和过氧化氢，两者都有强烈的杀菌作用。厌氧菌因缺乏过氧化氢酶、过氧化物酶、超氧化物歧化酶或氧化还原电势高的呼吸酶类，故在有氧时受到有毒氧基团的影响，不能生长繁殖。但不同种属的细菌，其厌氧程度有所差别。

另外，CO_2对细菌的生长也很重要。大部分细菌在新陈代谢过程中产生的CO_2可满足需要。有些细菌从标本初次分离时，需人工供给$5\%\sim10\%$的CO_2，以促进细菌迅速生长繁殖。

5. 渗透压：一般培养基的盐浓度和渗透压对大多数细菌是安全的，少数细菌如嗜盐菌在高浓度（30g/L）的 NaCl 环境中才能生长良好。

（五）细菌的生长繁殖

细菌的生长繁殖表现为细菌的组分和数量的增加。

1. 细菌个体的生长繁殖。细菌一般以简单的二分裂方式进行无性繁殖。在适宜条件下，多数细菌繁殖速度很快。细菌分裂数量倍增所需要的时间称为代时，多数细菌为 20～30min。个别细菌繁殖速度较慢，如结核分枝杆菌的代时达 18～20h。

细菌分裂时细胞首先增大，染色体复制。革兰阳性菌的染色体与中介体相连，当染色体复制时，中介体一分为二，各向两端移动，分别将复制好的一条染色体拉向细胞的一侧。接着染色体中部的细胞膜向内陷入，形成横隔。同时，细胞壁亦向内生长，最后肽聚糖水解酶使细胞壁的肽聚糖的共价键断裂，分裂成两个细胞。革兰阴性菌无中介体，染色体直接连接在细胞膜上。复制产生的新染色体则附着在邻近的另一点上，在两点间形成的新细胞膜将各自的染色体分隔在两侧。最后细胞壁沿横隔内陷，整个细胞分裂成两个子代细胞。

2. 细菌群体的生长繁殖。细菌生长速度很快，一般细菌 20～30min 分裂一次。若按此速度计算，随着时间的延长细菌群体将会庞大到难以想象的程度。但事实并非如此，由于细菌繁殖中营养物质逐渐耗竭，有害代谢产物逐渐积累，细菌不可能始终保持高速度的无限繁殖。经过一段时间后，细菌繁殖速度渐减，死亡菌数量增多，活菌增长率随之下降并趋于停滞。

将一定数量的细菌接种于适宜的液体培养基中，连续定时取样检查活菌数，可发现其生长过程的规律性。以培养时间为横坐标，培养物中活菌数的对数为纵坐标，可绘制出一条生长曲线（图 5-4-19）。

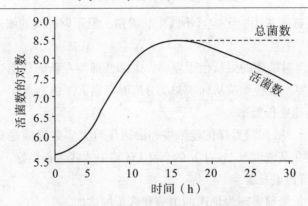

图 5-4-19　大肠埃希菌的生长曲线

根据生长曲线，细菌群体的生长繁殖可分为四期。

（1）迟缓期：细菌进入新环境后的短暂适应阶段。该期菌体增大，代谢活跃，为细菌的分裂繁殖合成并积累充足的酶、辅酶和中间代谢产物，但分裂迟缓，繁殖极少。迟缓期因菌种、接种菌的菌龄和菌量以及营养物等不同而有所差异，一般为1~4h。

（2）对数期：又称指数期，细菌在该期生长迅速，活菌数以恒定的几何级数增长，生长曲线图上活菌数的对数呈直线上升，达到顶峰状态。此期细菌的形态、染色性、生理活性等都较典型，对外界环境因素的作用敏感。因此，研究细菌的生物学性状（形态染色、生化反应、药物敏感试验等）应选用该期的细菌。一般细菌对数期在培养后的8~18h。

（3）稳定期：由于培养基中营养物质消耗，有害代谢产物积聚，该期细菌繁殖速度渐减，死亡数逐渐增加，细菌形态、染色性和生理活性常有改变。一些细菌的芽孢、外毒素和抗生素等代谢产物大多在稳定期产生。

（4）衰亡期：稳定期后细菌繁殖越来越慢，死亡数越来越多，并超过活菌数。该期细菌形态显著改变，出现衰退型或菌体自溶，难以辨认，生理代谢活动也趋于停滞。因此，陈旧培养的细菌难以鉴定。

细菌生长曲线只有在体外人工培养的条件下才能观察到。在自然界或人类、动物体内繁殖时，受多种环境因素和机体免疫因素的影响，不可能出现培养基中的这种典型的生长曲线。

细菌的生长曲线在研究工作和生产实践中都有指导意义。掌握细菌生长规律，可以人为地改变培养条件，调整细菌的生长繁殖阶段，更为有效地利用对人类有益的细菌。例如，在培养过程中，不断地更新培养液和对需氧菌进行通气，使细菌长时间地处于生长旺盛的对数期，这种培养称为连续培养。

三、细菌的新陈代谢和能量转换

细菌的新陈代谢是指细菌细胞内分解代谢与合成代谢，其显著特点是代谢旺盛和代谢类型多样化。

细菌的代谢过程从胞外酶水解外环境中的大分子营养物质开始，产生亚单位分子（单糖、短肽、脂肪酸），经主动或被动转运机制进入细胞质内。这些亚单位分子在一系列酶的催化作用下，经过一种或多种途径转变为通用的中间产物丙酮酸，再从丙酮酸进一步分解产生能量或合成新的碳水化合物、氨基酸、脂类和核酸。在上述过程中，底物分解和转化为能量的过程称为分解代谢；所产生的能量用于细胞组分的合成的过程称为合成代谢；将两者紧密结合在一起的过程称为中间代谢。伴随代谢的进行，细菌还将产生许多在医学上有重要意义的代谢产物。

（一）细菌的能量代谢

细菌能量代谢活动中主要涉及 ATP 形式的化学能。细菌的有机物分解或无机物氧化过程中释放的能量通过底物磷酸化或氧化磷酸化合成 ATP。

生物体能量代谢的基本生化反应是生物氧化。生物氧化的方式包括加氧、脱氢和脱电子反应，细菌则以脱氢或氢的传递更为常见。在有氧或无氧环境中，各种细菌的生物氧化过程、代谢产物和产生能量的多少均有所不同。以有机物为受氢体的称为发酵；以无机物为受氢体的称为呼吸，其中以分子氧为受氢体的是需氧呼吸，以其他无机物（硝酸盐、硫酸盐等）为受氢体的是厌氧呼吸。需氧呼吸在有氧条件下进行，厌氧呼吸和发酵必须在无氧条件下进行。大多数病原菌只进行需氧呼吸和发酵。

病原菌合成细胞组分和获得能量的基质（生物氧化的底物）主要为糖类，通过糖类的氧化或酵解释放能量，并以高能磷酸键的形式（ADP、ATP）储存能量。现以葡萄糖为例，简述细菌的能量代谢。

1. EMP 途径：又称糖酵解，是大多数细菌共有的基本代谢途径，是有些专性厌氧菌产能的唯一途径。反应最终的受氢体为未彻底氧化的中间代谢产物，产生的能量远比需氧呼吸少。1 分子葡萄糖可生成 2 分子丙酮酸，产生 2 分子 ATP 和 2 分子 $NADH+H^+$。丙酮酸以后的代谢，因细菌的种类不同而有所差异。

2. 磷酸戊糖途径：是 EMP 途径的分支，是由己糖生成戊糖的循环途径。其主要功能是为生物合成提供前体和还原能，反应获得的 12 分子 $NADPH+H^+$ 可供进一步利用，产能效果仅为 EMP 途径的一半，所以不是产能的主要途径。

3. 需氧呼吸：1 分子葡萄糖在有氧条件下彻底氧化，生成 CO_2、H_2O，并产生 38 分子 ATP。需氧呼吸中，葡萄糖经过 EMP 途径生成丙酮酸，后者脱羧产生乙酰辅酶 A 后进入三羧酸循环彻底氧化，然后脱出的氢进入电子传递链进行氧化磷酸化，最终以分子氧作为受氢体。需氧菌和兼性厌氧菌进行需氧呼吸。

4. 厌氧呼吸：是 1 分子葡萄糖经厌氧糖酵解只能产生 2 分子 ATP，最终以外源的无机氧化物（CO_2、SO_4^{2-}、NO_3^-）作为受氢体的一类产能效率低的特殊呼吸。专性厌氧菌和兼性厌氧菌都能进行厌氧呼吸。

（二）细菌的代谢产物

1. 分解代谢产物和细菌的生化反应。各种细菌所具有的酶不完全相同，对营养物质的分解能力亦不一致，因而其代谢产物有所不同。根据此特点，利用生物化学方法来鉴别不同细菌的方法称为细菌的生化反应试验。

（1）糖发酵试验：不同细菌分解糖类的能力和代谢产物不同。例如，大肠埃希菌能发酵葡萄糖和乳糖；而伤寒沙门菌可发酵葡萄糖，但不能发酵乳糖。即使两种细菌均可发酵同一种糖类，其结果也不尽相同。例如，大肠埃希菌有甲酸脱氢酶，能将葡萄糖发酵生成的甲酸进一步分解为 CO_2 和 H_2，故产酸并产气；而伤寒沙门菌缺乏该酶，发酵葡萄糖仅产酸不产气。

（2）伏—波试验（VP 试验）：如大肠埃希菌和产气杆菌均能发酵葡萄糖，产酸、产气，两者不能区别。但产气杆菌能使丙酮酸脱羧生成中性的乙酰甲基甲醇，后者在碱性溶液中被氧化生成二乙酰，二乙酰与含胍基化合物反应生成红色化合物，故为 VP 试验阳性。大肠埃希菌不能生成乙酰甲基甲醇，故 VP 试验阴性。

（3）甲基红试验：如产气杆菌分解葡萄糖产生丙酮酸，后者经脱羧后生成中性的乙酰甲基甲醇，故培养液 pH 值 > 5.4，甲基红指示剂呈橘黄色，为甲基红试验阴性。大肠埃希菌分解葡萄糖产生丙酮酸，培养液 pH 值 ≤ 4.5，甲基红指示剂呈红色，则为甲基红试验阳性。

（4）枸橼酸盐利用试验：当某些细菌（如产气杆菌）利用铵盐作为唯一氮源，并利用枸橼酸盐作为唯一碳源时，可在枸橼酸盐培养基上生长，分解枸橼酸盐生成碳酸盐，并分解铵盐生成氨，使培养基变为碱性，为枸橼酸盐利用试验阳性。大肠埃希菌不能利用枸橼酸盐作为唯一碳源，故在该培养基上不能生长，为枸橼酸盐利用试验阴性。

（5）吲哚试验：有些细菌如大肠埃希菌、变形杆菌、霍乱弧菌等能分解培基中的色氨酸生成吲哚（靛基质），经与对二甲基氨基苯甲醛作用，生成玫瑰吲哚而呈红色，为吲哚试验阳性。

（6）硫化氢试验：有些细菌如沙门菌、变形杆菌等能分解培养基中的含硫氨基酸（如胱氨酸、甲硫氨酸）生成硫化氢，而硫化氢遇铅或铁离子生成黑色的硫化物。

（7）尿素酶试验：如变形杆菌有尿素酶，能分解培养基中的尿素产生氨，使培养基变碱性，以酚红为指示剂检测为红色，为尿素酶试验阳性。

细菌的生化反应可用于细菌鉴别，尤其对形态、革兰染色反应和培养特性相同或相似的细菌更为重要。吲哚（I）、甲基红（M）、VP（V）、枸橼酸盐利用（C）四种试验常用于鉴定肠道杆菌，合称为 IMViC 试验。例如，大肠埃希菌对这四种试验的结果是"＋＋－－"，产气杆菌则为"－－＋＋"。

现代临床细菌学已普遍采用微量、快速的生化鉴定方法。根据鉴定细菌的不同，选择系列生化指标，依反应的阳性或阴性选取数值，组成鉴定码，形成以细菌生化反应为基础的各种数值编码鉴定系统。更为先进的全自动细菌鉴定仪完成了细菌生化鉴定的自动化。此外，应用气相色谱法、液相色谱法鉴定细菌分解代谢产物中挥发性或非挥发性有机酸和醇类，能够快速确定细菌的种类。

2. 合成代谢产物及其医学上的意义。细菌利用分解代谢中的产物和能量不断合成菌体自身成分，如细胞壁、多糖、蛋白质、脂肪酸、核酸等，同时还合成一些在医学上具有重要意义的代谢产物。

（1）致热原：是细菌合成的一种注入人体或动物体内能引起发热反应的物质。产生致热原的细菌大多是革兰阴性菌，致热原即其细胞壁的脂多糖。

致热原耐高温，高压蒸汽灭菌（121℃、20min）亦不被破坏，250℃高温干烤才能破坏致热原。用吸附剂和特殊石棉滤板可除去液体中大部分致热原，蒸馏法效果最好。因此，在制备和使用注射药品过程中应严格遵守无菌操作，防止细菌污染。

（2）毒素：细菌产生外毒素和内毒素两类毒素，在细菌致病作用中甚为重要。外毒素是多数革兰阳性菌和少数革兰阴性菌在生长繁殖过程中释放到菌体外的蛋白质；内毒素是革兰阴性菌细胞壁的脂多糖，当菌体死亡崩解后游离出来。外毒素毒性强于内毒素。

（3）侵袭性酶：某些细菌可产生侵袭性酶，能损伤机体组织，促使细菌的侵袭和扩散，是细菌重要的致病物质，如产气荚膜梭菌的卵磷脂酶、链球菌的透明质酸酶等。

（4）色素：某些细菌能产生不同颜色的色素，有助于鉴别细菌。细菌的色素有两类：一类为水溶性，能弥散到培养基或周围组织，如铜绿假单胞菌产生的色素使培养基或感染的脓汁呈绿色；另一类为脂溶性，不溶于水，只存在于菌体，使菌落显色而培养基颜色不变，如金黄色葡萄球菌的色素。细菌色素产生需要一定的条件，如营养丰富、氧气充足、温度适宜。细菌色素不能进行光合作用，其功能尚不清楚。

(5) 抗生素：某些微生物代谢过程中产生的一类能抑制或杀死某些其他微生物或肿瘤细胞的物质。抗生素大多由放线菌和真菌产生，细菌产生的少，只有多黏菌素、杆菌肽等。

(6) 细菌素：某些菌株产生的一类具有抗菌作用的蛋白质。细菌素与抗生素不同的是作用范围狭窄，仅对与产生菌有亲缘关系的细菌有杀伤作用。例如大肠埃希菌产生的细菌素称大肠菌素，其编码基因位于 Col 质粒上。细菌素在治疗上的应用价值有限，但可用于细菌分型和流行病学调查。

(7) 维生素：细菌能合成某些维生素，除供自身需要外，还能分泌至周围环境中。例如，人体肠道内的大肠埃希菌合成的 B 族维生素和维生素 K 也可被人体吸收利用。

四、细菌的人工培养

了解细菌的生理需要，掌握细菌的生长繁殖规律，可用人工方法提供细菌所需要的条件来培养细菌，以满足不同的需求。

(一) 培养细菌的方法

人工培养细菌，除需要提供充足的营养物质使细菌获得生长繁殖所需要的原料和能量外，尚要有适宜的环境条件，如酸碱度、渗透压、温度和必要的气体等。

根据不同标本及不同培养目的，可选用不同的接种和培养方法，常用的有细菌的分离培养和纯培养两种方法。已接种标本或细菌的培养基要置于合适的气体环境中，需氧菌和兼性厌氧菌置于空气中即可，专性厌氧菌须在无游离氧的环境中培养。多数细菌在代谢过程中需要 CO_2，但分解糖类时产生的 CO_2 已能满足其所需，且空气中还有微量 CO_2，不必额外补充。只有少数细菌如布鲁菌、脑膜炎奈瑟菌、淋病奈瑟菌等，初次分离培养时必须在 $5\%\sim10\%CO_2$ 环境中才能生长。

病原菌的人工培养一般温度为 $35\sim37℃$，培养时间多数为 $18\sim24h$，但需根据菌种及培养目的做最佳选择，如进行细菌药物敏感试验时应选用对数期的培养物。

（二）培养基

培养基是由人工方法配制而成的，专供微生物生长繁殖使用的混合营养物制品。培养基一般 pH 值为 7.2~7.6，少数细菌按生长要求调整 pH 至偏酸或偏碱。许多细菌在代谢过程中分解糖类产酸，故常在培养基中加入缓冲剂，以保持稳定的 pH。培养基制成后必须经灭菌处理。

培养基按其营养组成和用途，可分为以下几类。

1. 基础培养基：含有多数细菌生长繁殖所需的基本营养成分。它是配制特殊培养基的基础，也可作为一般培养基用，如营养肉汤、营养琼脂等。

2. 增菌培养基：若了解某种细菌的特殊营养要求，可配制出适合这种细菌而不适合其他细菌生长的增菌培养基。在这种培养基上生长的是营养要求相同的细菌群。增菌培养基包括通用增菌培养基和专用增菌培养基，前者为基础培养基中添加合适的生长因子或微量元素等，以促使某些特殊细菌生长繁殖，如链球菌、肺炎链球菌需在含血液或血清的培养基中生长；后者又称为选择性增菌培养基，即除固有的营养成分外，再添加特殊抑制剂，有利于目的菌的生长繁殖，如碱性蛋白胨水用于霍乱弧菌的增菌培养。

3. 选择培养基：在培养基中加入某种化学物质，使之抑制某些细菌生长，而有利于另一些细菌生长，从而将后者从混杂的标本中分离出来。例如，培养肠道致病菌的 SS 琼脂，其中的胆盐能抑制革兰阳性菌、枸橼酸钠和煌绿能抑制大肠埃希菌，因而使致病的沙门菌和志贺菌容易分离到。若在培养基中加入抗生素，也可起到选择作用。实际上有些选择培养基、增菌培养基之间的界限并不十分严格。

4. 鉴别培养基：用于培养和区分不同细菌种类的培养基。利用各种细菌分解糖类和蛋白质的能力及其代谢产物的不同，在培养基中加入特定的作用底物和指示剂，一般不加抑菌剂，观察细菌在其中生长后对底物的作用如何，从而鉴别细菌。常用的有糖发酵管、三糖铁培养基、伊红－亚甲蓝琼脂等。也有一些培养基将选择和鉴别功能结合在一起，在选择的同时，起一定的鉴别作用，如 SS 琼脂，其中所加的底物乳糖和指示剂中性红就起到鉴别作用。

5. 厌氧培养基：专供厌氧菌的分离、培养和鉴别用的培养基。这种培养基营养成分丰富，含有特殊生长因子，氧化还原电势低，并加入亚甲蓝作为氧化还原指示剂。其中，心脑浸液和肝块、肉渣含有不饱和脂肪酸，能吸收培养基中的氧；硫乙醇酸盐和半胱氨酸是较强的还原剂；维生素 K_1、氯化血红素可以促进某些类杆菌的生长。常用的有庖肉培养基、硫乙醇酸盐肉汤等。可在液体培养基表面加入凡士林或石蜡油以隔绝空气。

此外，还可根据对培养基成分了解的程度将其分为两大类：一类是化学成分确定的培养基，称为合成培养基；另一类是化学成分不确定的培养基，称为天然培养基。也可根据培养基的物理状态将其分为液体培养基、固体培养基和半固体培养基三大类。在液体培养基中加入 15g/L 的琼脂粉，即凝固成固体培养基；琼脂粉含量在 3~5g/L 时，则为半固体培养基。琼脂在培养基中起赋形剂作用，不具有营养意义。液体培养基可用于大量繁殖细菌，但必须接种纯种细菌；固体培养基常用于细菌的分离和纯化；半固体培养基则用于观察细菌的动力和短期保存细菌。

（三）细菌在培养基中的生长情况

1. 在液体培养基中的生长情况。大多数细菌在液体培养基中生长繁殖后呈现均匀混浊状态；少数链状的细菌则呈沉淀生长；枯草芽孢杆菌、结核分枝杆菌等专性需氧菌呈表面生长，常形成菌膜。

2. 在固体培养基中的生长情况。将标本或培养物划线接种在固体培养基的表面，因划线的分散作用，许多原本混杂的细菌在固体培养基表面散开，称为分离培养。一般经过 18~24h 培养后，单个细菌分裂繁殖成一个肉眼可见的细菌集团，称为菌落。挑取一个菌落，移种到另一培养基中，生长出来的细菌均为纯种，称为纯培养。这是从临床标本中检查鉴定细菌很重要的第一步。各种细菌在固体培养基上形成的菌落，在大小、形状、颜色、气味、透明度、表面光滑度、湿润度、边缘整齐度及在血琼脂平板上的溶血情况等方面均有不同表现，有助于识别和鉴定细菌。此外，取一定量的液体标本或培养液均匀接种于琼脂平板上可计数菌落，推算标本中的活菌数。这种菌落计数法常用于检测自来水、饮料、污水和临床标本的活菌含量。

细菌的菌落一般分为三型。

（1）光滑型菌落（Smooth colony，S 型菌落）：新分离的细菌大多呈光滑型菌落，表面光滑、湿润、边缘整齐。

（2）粗糙型菌落（Rough colony，R 型菌落）：菌落表面粗糙、干燥，呈皱纹或颗粒状，边缘大多不整齐。R 型细菌多由 S 型细菌变异失去菌体表面多糖或蛋白质形成。R 型细菌抗原不完整，毒力和抗吞噬能力都比 S 型细菌弱。但也有少数细菌新分离的毒力株就是 R 型，如炭疽芽孢杆菌、结核分枝杆菌等。

（3）黏液型菌落（Mucoid colony，M 型菌落）：黏稠、有光泽，似水珠样，多见于有后荚膜或丰富黏液层的细菌，如肺炎克雷伯杆菌等。

3. 在半固体培养基中的生长情况。半固体培养基黏度低，有鞭毛的细菌在其中仍可自由游动，沿穿刺线呈羽毛状或云雾状混浊生长。无鞭毛细菌只能沿穿刺线呈明显的线状生长。

（四）人工培养细菌的用途

1. 在医学中的应用：细菌培养对疾病的诊断、预防、治疗和科学研究都具有重要的作用。

（1）感染性疾病的病原学诊断：明确感染性疾病的病原菌必须取患者有关标本进行细菌分离培养、鉴定和药物敏感试验，其结果可指导临床用药。

（2）细菌学的研究：有关细菌生理、遗传变异、致病性和耐药性等的研究都离不开细菌的培养和菌种的保存等。

（3）生物制品的制备：供防治用的疫苗、类毒素、抗毒素、免疫血清及供诊断用的菌液、抗血清等均来自培养的细菌或其代谢产物。

2. 在工农业生产中的应用：细菌培养和发酵过程中多种代谢产物在工农业生产中有广泛用途，如可制成抗生素、维生素、氨基酸、有机溶剂、酒、酱油、味精等产品。细菌培养物还可用于生产酶制剂，处理废水和垃圾，制造菌肥和农药等。

3. 在基因工程中的应用：将带有外源性基因的重组 DNA 转移给受体菌，使其在菌体内获得表达。细菌操作方便，容易培养，繁殖快，基因表达产物易于提取纯化，故可以大大降低成本。例如，应用基因工程技术已成功制备了胰岛素、干扰素、乙型肝炎疫苗等。

第六章　消毒供应中心仪器设备的维护保养标准化流程

随着科学技术的迅猛发展，消毒供应中心机械化程度越来越高，使工作更便捷、安全。但如果操作不当或未定期对仪器设备进行维护保养，将会带来安全隐患。做好维护保养可以降低维修成本，延长设备的使用寿命，使其性能更稳定，提高工作效率，确保物品的质量安全。定期对仪器设备维护保养，还有助于全面掌握设备的运行状态，提前发现故障，解决故障，保障机器的正常运行。保养计划要根据蒸汽、压缩空气、水的质量，设备的运行频率、时间，处理物品种类的要求，以及国家相关部门的有关规定和行业标准来制订。

第一节　清洗、消毒设备的维护保养

在消毒供应中心对仪器设备进行维护保养，是确保设备正常运行的前提。操作人员应认真执行设备维护保养制度，根据厂家提供的使用说明进行维护保养，并建立维护保养、修理记录。

一、台式超声清洗机的维护保养

（一）目的

1. 降低维修成本，延长台式超声清洗机的使用寿命。

2. 维持设备良好的工作性能，确保物品清洗质量。

（二）注意事项

1. 做好职业防护，如除锈、除垢时应戴耐酸碱手套。

2. 避免使用钢丝球或硬质刷子擦拭表面和内腔，以免损伤仪器。

3. 除垢剂或除锈剂的浓度应严格按照使用说明配制。

4. 发现仪器异常，要及时汇报。

（三）操作流程（表6-1-1）

表6-1-1　台式超声清洗机的维护保养操作流程

流程图	说明
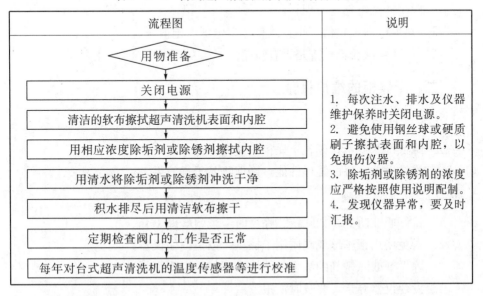	1. 每次注水、排水及仪器维护保养时关闭电源。 2. 避免使用钢丝球或硬质刷子擦拭表面和内腔，以免损伤仪器。 3. 除垢剂或除锈剂的浓度应严格按照使用说明配制。 4. 发现仪器异常，要及时汇报。

（四）故障排除

1. 进水太慢。

（1）进水过滤器堵塞：取下过滤器，将杂质清理干净。

（2）水源压力太低：检查水源压力表，查明水压低的原因。

2. 升温速度慢。

（1）加热管有缺相或损坏：更换加热管。

（2）温度传感器损坏：校正或更换温度传感器。

3. 排水时间过长。

（1）排水泵不工作：检查排水泵是否有短路，查看是否通电。

（2）排水管道堵塞：取下排水管接头，清理里面的杂质。

4. 医用冲洗槽水压过低。

（1）循环泵反转：将线对调重新安装。

（2）槽内水量太少：往槽内注入更多的水。

5. 台式超声清洗机强度不稳定。

（1）电感匹配性不强：重新调整电感的匹配性。

（2）电感线圈未固定牢固：将其重新固定。

6. 温度显示与实际偏差较大。

（1）温度传感器损坏或未接好：调整温度传感器连接头后校准传感器。

（2）更换传感器。

7. 医用冲洗槽循环泵保护。

（1）热继电器设定值太小：调整热继电器设定值。

（2）循环泵缺相：检查是否有短路。

二、干燥柜的维护保养

（一）目的

1. 降低维修成本，延长干燥柜的使用寿命。

2. 维持设备良好的工作性能，确保物品干燥效果。

（二）注意事项

1. 做好职业防护，如除锈、除垢时应戴耐酸碱手套。

2. 避免使用钢丝球或硬质刷子擦拭，以免损伤仪器。

3. 除垢剂或除锈剂的浓度应严格按照使用说明配制。

4. 发现仪器异常，要及时汇报。

（三）操作流程（表6-1-2）

表6-1-2　干燥柜的维护保养操作流程

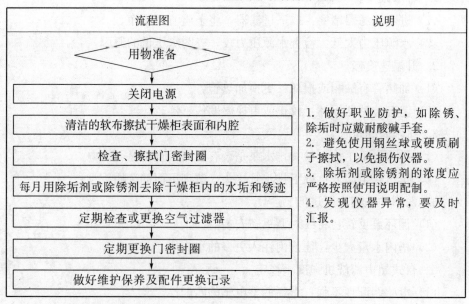

流程图	说明
用物准备 关闭电源 清洁的软布擦拭干燥柜表面和内腔 检查、擦拭门密封圈 每月用除垢剂或除锈剂去除干燥柜内的水垢和锈迹 定期检查或更换空气过滤器 定期更换门密封圈 做好维护保养及配件更换记录	1. 做好职业防护，如除锈、除垢时应戴耐酸碱手套。 2. 避免使用钢丝球或硬质刷子擦拭，以免损伤仪器。 3. 除垢剂或除锈剂的浓度应严格按照使用说明配制。 4. 发现仪器异常，要及时汇报。

（四）故障排除

1. 物品干燥效果不好。

（1）检查干燥温度设定值，如设定值不正确，重新设定。

（2）检查干燥时间及程序是否选择正确。

（3）检查蒸汽加热管或电加热管是否正常工作，如加热管不能正常工作，更换加热管。

2. 干燥温度无法达到设定值。

（1）检查门密封圈是否有破损或脱落造成门密封不严。如门密封圈确实损坏，更换门密封圈。

（2）检查蒸汽加热管或电加热管是否正常工作，如加热管不能正常工作，更换加热管。

（3）出风口堵塞。卸下出风管道，清理管道内的杂质。

（4）计算机控制模块故障导致温度不能控制，更换新的控制板。

三、酸性氧化电位水生成器的维护保养

（一）目的

1. 降低维修成本，延长设备的使用寿命。

2. 维持设备良好的工作性能，确保酸性氧化电位水各项指标合格。

3. 降低设备故障率，提高设备的工作效率。

（二）注意事项

1. 进行维护保养时应拔下电源插头。

2. 仪器出现故障警示时应立即停止使用并及时排除故障或报修。

3. 添加的氯化钠应为纯分析盐。

4. 酸性氧化电位水应即产即用。

（三）操作流程（表 6-1-3）

表 6-1-3　酸性氧化电位水生成器的维护保养操作流程

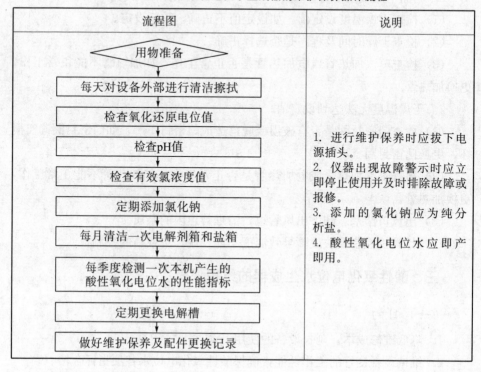

流程图	说明
用物准备 → 每天对设备外部进行清洁擦拭 → 检查氧化还原电位值 → 检查pH值 → 检查有效氯浓度值 → 定期添加氯化钠 → 每月清洁一次电解剂箱和盐箱 → 每季度检测一次本机产生的酸性氧化电位水的性能指标 → 定期更换电解槽 → 做好维护保养及配件更换记录	1. 进行维护保养时应拔下电源插头。 2. 仪器出现故障警示时应立即停止使用并及时排除故障或报修。 3. 添加的氯化钠应为纯分析盐。 4. 酸性氧化电位水应即产即用。

（四）故障排除

1. 无法正常制水。

（1）将原水阀门打开，查看原水供应是否正常。

（2）用 pH 试纸查看 pH 值是否正常，查看主机显示屏上的氧化还原电位值、有效氯浓度值、电流值是否达到标准。

（3）检查原水泵出风口是否有风排出，如没有风，证明原水泵没有正常工作，必要时更换原水泵。

（4）检查原水泵是否因为电路连接问题而不工作。

2. 酸性氧化电位水生成异常。

（1）水箱浮球无感应：将水箱内浮球取出，来回摇动后再放入水箱，如还不能恢复正常，更换浮球。

（2）电解槽使用寿命到期，不能正常工作：更换电解槽。

（3）水箱缺盐：往水箱内加入一定量的盐。

3. 控制面板、操作面板无法正常工作。

（1）电路板被腐蚀或老化：做防腐保护处理，向电路板上喷防腐保护剂，如还不能排除故障，更换电路板。

（2）向电源线上喷防腐保护剂，如电源线腐蚀老化严重，更换电源线。

四、全自动清洗消毒机的维护保养

（一）目的

1. 降低维修成本，延长设备的使用寿命。

2. 维持设备良好的工作性能，确保清洗、消毒效果。

3. 降低设备故障率，提高设备的工作效率。

（二）注意事项

1. 做好职业防护，除锈、除垢时应戴耐酸碱加长手套。

2. 避免使用钢丝球或硬质刷子擦拭，以免损伤仪器。

3. 除垢剂或除锈剂的浓度应严格按照使用说明配制。

4. 发现仪器异常，要及时汇报。

（三）操作流程（表 6-1-4）

表 6-1-4　全自动清洗消毒机的维护保养操作流程

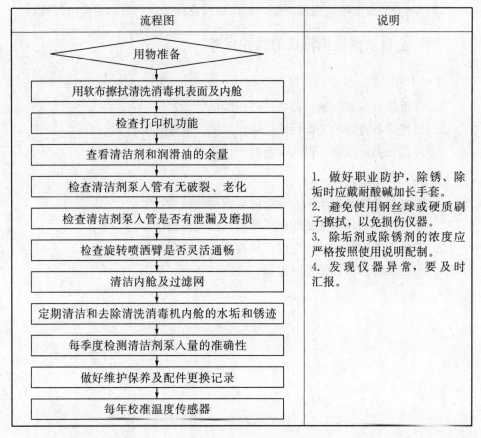

流程图	说明
用物准备 用软布擦拭清洗消毒机表面及内舱 检查打印机功能 查看清洁剂和润滑油的余量 检查清洁剂泵入管有无破裂、老化 检查清洁剂泵入管是否有泄漏及磨损 检查旋转喷洒臂是否灵活通畅 清洁内舱及过滤网 定期清洁和去除清洗消毒机内舱的水垢和锈迹 每季度检测清洁剂泵入量的准确性 做好维护保养及配件更换记录 每年校准温度传感器	1. 做好职业防护，除锈、除垢时应戴耐酸碱加长手套。 2. 避免使用钢丝球或硬质刷子擦拭，以免损伤仪器。 3. 除垢剂或除锈剂的浓度应严格按照使用说明配制。 4. 发现仪器异常，要及时汇报。

（四）故障排除

1. 当电源开关置于开机或待机后设备仍不能操作。

（1）主电源关闭：打开主电源。

（2）紧急按钮按进：拔出。

（3）查看配电箱电源开关：如是关闭，将其打开。

（4）控制面板功能缺失：更换控制面板。

2. 在预清洗或漂洗阶段没水或水不够。

（1）供水阀没完全打开：打开设备的供水阀。

（2）检查水处理器是否正常工作。

3. 在预清洗、清洗或超声清洗阶段起泡沫。

（1）清洁剂类型错误：参考清洁剂指标和厂家的建议使用量。

（2）检查清洁剂的注入量，可能用了太多的清洁剂。

4．其中一个舱的旋转喷洒臂内没有水或水不够。

（1）旋转喷洒臂堵塞：清洁旋转喷洒臂。

（2）舱底部的过滤器可能堵塞，必要时需清理。

5．多用途架或底部旋转喷洒臂内没有水或水不足。

（1）多用途架和底部旋转喷洒臂在舱内位置不正确：检查是否每个多用途架和底部旋转喷洒臂直接位于多用途支架的上方。

（2）舱底部的过滤器可能堵塞，必要时需清理。

6．清洗舱、超声舱、漂洗舱温度过低。

（1）检查蒸汽阀门是否全部打开：完全打开蒸汽阀门。

（2）检查蒸汽压力是否达到要求：查看蒸汽压力表。

（3）检查控制温度设定，检查程序设定温度，校正温度传感器。

7．在纯化水漂洗阶段无纯化水进入舱内。

（1）纯化水供水阀没打开：打开水处理器和设备的供水阀。

（2）纯化水电磁阀或启动阀关闭：打开或更换阀门。

8．清洗质量不合格。

（1）清洁剂使用完毕后未及时更换：更换清洁剂。

（2）参考厂家的清洁剂建议使用量：查看清洁剂使用说明。

（3）水位浮标控制开关可能不灵活：从舱中取出开关，确认浮标移动自由。更换时注意保持浮标的直立位置。

（4）清洗水温不正常：检查温度设定。

（5）程序选择不正确：查看打印记录。

（6）洗涤水压不够：检查洗涤水压力表及水处理系统。

（7）水质未达到标准：对水质进行硬度、氯含量等监测。

（8）旋转喷洒臂堵塞：将旋转喷洒臂取下，清理旋转喷洒臂管内。

9．在清洗过程中没有清洁剂喷出。

（1）清洁剂泵运转不正常：检查泵是否在运转。

（2）清洁剂输液管断裂：更换输液管。

10．紧急按钮按进：关闭报警声，检查设备运行是否异常，排除异常后，拉出紧急按钮，恢复设备运行。

11．设备报警显示"舱门未关闭"。

（1）检查各舱门是否关闭。

（2）检查各舱门下是否有异物导致舱门关闭不严。

（3）检查各舱门接触开关是否正常工作。

12．电机过载，继电器跳闸。

（1）查看电机周围有无漏水。

（2）查看电机是否短路。

（3）与厂方工程师及电路专业维修人员联系。

13．轨道位置不正确。

（1）检查设备的气动阀或电磁阀是否正常工作。

（2）检查是否有异物掉在舱内阻碍轨道运行。

（3）检查传送带轴走位是否正常。

（4）调整传送带轴走位或复位转位传送轴。

14．清洗消毒机无法识别篮筐信息。

（1）篮筐芯片损坏：更换芯片。

（2）篮筐条码牌损坏，无法识别：更换条码牌。

（3）清洗机红外探测器或感应器位置不正确：调试复位。

（4）感应器与电脑板的线路松动：重新连接。

15．注水时间过长。

（1）检查设备供水阀是否打开，打开清洗消毒机进水阀及水处理机阀门。

（2）检查蓄水池有无渗漏。

（3）上下拨动舱内液位器，检查蓄水池液位器是否正常工作。

（4）排除故障后观察设备运行是否正常。

16．排水时间过长。

（1）检查排水阀能否打开。

（2）拆开排水管道，检查蓄水池排水管是否堵塞。

（3）上下拨动舱内液位器，检查蓄水池液位器是否正常工作。

17．超声舱内的篮筐不能浸入超声水箱。

（1）检查设备气动阀或电磁阀是否正常工作。

（2）将超声舱水箱的水完全排尽，取出清洗架，查看内舱是否有异物阻挡超声舱下降。

18．超声舱不能正常升起。

（1）检查设备气动阀或电磁阀是否正常工作。

（2）检查装载篮筐是否已超出清洗架。

（3）查看内舱是否有异物阻挡超声舱上升。

19．水箱水温低于预设温度。

（1）检查供汽阀门是否打开，打开清洗机及蒸汽管道的阀门。

（2）检查水箱内部加热管是否正常。

（3）检查水箱进汽端的电磁阀是否有故障。

（4）检查水箱蒸汽管路的汽水分离器是否冷凝水太多，或被杂质堵塞，取下汽水分离器，清理里面的杂质。

（5）校正温度传感器。

（6）重新设定程序控制温度。

20. 热漂洗温度在整个过程中没有保持设定温度。

（1）检查供汽阀门。

（2）检查程序控制温度设定是否正确。

（3）校正温度传感器。

（4）检查加热蒸汽管路的汽水分离器是否冷凝水太多，或被杂质堵塞，取下汽水分离器，清理里面的杂质。

五、单舱清洗机的维护保养

（一）目的

1. 降低维修成本，延长设备的使用寿命。

2. 维持设备良好的工作性能，确保物品清洗质量。

3. 降低设备故障率，提高设备的工作效率。

（二）注意事项

1. 打开舱门时，等到水流停止后再慢慢打开舱门。如果舱门打开太早，热水或蒸汽可能会从门缝中喷出。

2. 让管道系统冷却后再检查或清洁给水过滤器。

3. 除非在紧急情况下，不要在运行过程中打开舱门。紧急情况发生时，首先按下紧急停止键，等待水流停止。任何时候进入舱室，都要佩戴保护性手套和面罩。

4. 停电时，自动门由于重力作用缓慢下沉，手要远离门以免受到伤害。

5. 舱门很重，将其抬起需要两人一起操作。

6. 遇到装载或卸载传送带元件出现紧急情况时，要先按下紧急停止键，以停止所有清洗和传送操作。

7. 在维修之前，断开设备的所有水、电供应。除非全部水、电供应均已用正确的方法切断，否则不可进行任何维修。

8. 处理或维修清洁剂注入泵及管线时务必佩戴保护性手套、面罩，穿保护性服装。

9. 选择清洁剂时，选用氯化物含量低的清洁剂。氯化物含量高的清洁剂可能对不锈钢造成损害。

10. 清洁设备时，使用没有摩擦性的清洁用具，以前后的动作擦洗，与纹理方向相同。摩擦性清洁用具会损伤不锈钢。

（三）操作流程（表6—1—5）

表6—1—5 单舱清洗机的维护保养操作流程

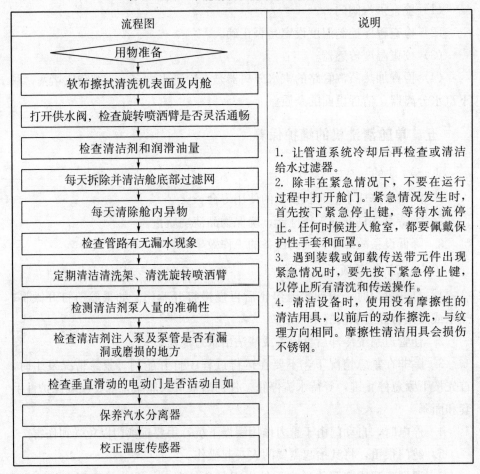

流程图	说明
用物准备 软布擦拭清洗机表面及内舱 打开供水阀，检查旋转喷洒臂是否灵活通畅 检查清洁剂和润滑油量 每天拆除并清洁舱底部过滤网 每天清除舱内异物 检查管路有无漏水现象 定期清洁清洗架、清洗旋转喷洒臂 检测清洁剂泵入量的准确性 检查清洁剂注入泵及泵管是否有漏洞或磨损的地方 检查垂直滑动的电动门是否活动自如 保养汽水分离器 校正温度传感器	1. 让管道系统冷却后再检查或清洁给水过滤器。 2. 除非在紧急情况下，不要在运行过程中打开舱门。紧急情况发生时，首先按下紧急停止键，等待水流停止。任何时候进入舱室，都要佩戴保护性手套和面罩。 3. 遇到装载或卸载传送带元件出现紧急情况时，要先按下紧急停止键，以停止所有清洗和传送操作。 4. 清洁设备时，使用没有摩擦性的清洁用具，以前后的动作擦洗，与纹理方向相同。摩擦性清洁用具会损伤不锈钢。

（四）故障排除

1. 内置灯不亮。

（1）电源开关处于关/待机位置：将其拨至开机位置。

（2）内置灯泡已烧坏：更换灯泡。

（3）打开连接 PC 板上的保险丝，更换保险丝。

2. 按下启动键时不启动。

（1）舱门被打开：关上舱门后按启动键。

（2）紧急停止键被按下：将全部紧急停止键拉出，按启动键。

（3）清洗机未准备好（如水箱未注满水，加热温度未达到设定值）。

（4）操作面板故障：更换面板。

3. 水量不足或没有水从旋转喷洒臂、多层架和（或）底部旋转喷头进入舱室。

（1）旋转喷洒臂阻塞：将残留物去除。

（2）多层架和（或）底部旋转喷头在舱内的位置不正确：检查每个多层架和（或）底部旋转喷头是否直接位于一个多层架接头上。

（3）舱室底部的过滤网可能被阻塞：清洗。

（4）检查纯化水和软水供水系统。

4. 泵在舱室未达到合适的水位便开始启动。

（1）水箱液位开关感应故障：更换液位传感器。

（2）泵设置不正确：重新设置。

5. 处理过程中泵不启动。

（1）舱门可能开着：将其关闭后按启动键。

（2）泵保护开关开启：关闭保护开关。

（3）电源短路：查看有无电路被水打湿。

6. 舱内出现泡沫。

（1）使用错误的清洁剂：查看清洁剂使用说明。

（2）清洁剂剂量过多：重新调试清洁剂比例。

7. 处理过程中进入舱室的水量不足或没有。

（1）原水压力不够：检查水处理机工作是否正常。

（2）打开进水电磁阀或气动阀。

（3）进水管路堵塞：清理管道内的杂质。

8. 处理过程中进入舱室的水过多。

（1）进水电磁阀或气动阀无法正常关闭：更换阀门。

（2）上下拨动液位传感器，检查舱内液位感应开关是否发生故障。

9. 舱室排水不完全或过慢。

（1）舱室底部过滤网阻塞：清洗过滤网。

(2) 排水阀不能有效打开：更换排水阀。

10. 物品清洗不干净。

(1) 清洁剂用完或清洁剂种类选择不正确：查看清洁剂使用说明。

(2) 清洗程序选择错误：查看打印记录。

(3) 洗涤水压不够：检查洗涤水压力表及水处理系统。清洗喷杆。

(4) 水质未达到标准：对水质进行硬度、氯含量等监测。

11. 水箱温度过低。

(1) 检查程序的温度设定，重新设定温度。

(2) 确认蒸汽供给压力合适和蒸汽阀门已打开。

(3) 确认供水正常。

(4) 温度传感器故障：校正温度传感器。

六、水处理设备的维护保养

（一）目的

1. 维持设备良好的工作性能，确保水质合格。

2. 降低维修成本，延长设备的使用寿命。

3. 提高设备的工作效率，降低设备故障率。

（二）注意事项

1. 做好职业防护。

2. 添加再生盐时即时搅拌使之完全融化，避免堵塞吸盐口影响软化效果。

3. 发现仪器异常，要及时汇报。

（三）操作流程（表6-1-6）

表6-1-6　水处理设备的维护保养操作流程

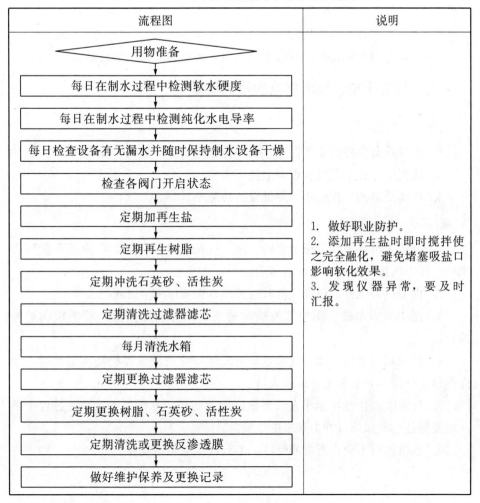

流程图	说明
用物准备 每日在制水过程中检测软水硬度 每日在制水过程中检测纯化水电导率 每日检查设备有无漏水并随时保持制水设备干燥 检查各阀门开启状态 定期加再生盐 定期再生树脂 定期冲洗石英砂、活性炭 定期清洗过滤器滤芯 每月清洗水箱 定期更换过滤器滤芯 定期更换树脂、石英砂、活性炭 定期清洗或更换反渗透膜 做好维护保养及更换记录	1. 做好职业防护。 2. 添加再生盐时即时搅拌使之完全融化，避免堵塞吸盐口影响软化效果。 3. 发现仪器异常，要及时汇报。

（四）故障排除

1. 软水水质过硬。

（1）树脂过少：增加软水器里的树脂填料。

（2）树脂未再生：立即再生或缩短再生时间。

（3）树脂再生时盐量过少：增加再生盐量，直到盐水箱完全饱和。

（4）监测水质时未排除管道内余水或未在软水器工作时采样。重新在软水器工作时排除管道内余水后进行采样。

2. 用水点无纯化水或软水。

（1）软水泵或纯化水泵未启动：检查水泵后重新启动，必要时更换水泵。

（2）原水泵未启动，未生成软水或纯化水：检查原水泵和各个过滤器是否正常工作。

3. 无原水：查看原水压力表。

4. 纯化水电导率过高：反渗透膜失效，清洗或更换反渗透膜。

七、压力水枪、压力气枪的维护保养

（一）目的

1. 维持设备良好的工作性能，确保器械的清洗质量及干燥处理。

2. 降低维修成本，延长设备的使用寿命。

3. 提高设备的工作效率，降低设备故障率。

（二）注意事项

1. 操作人员必须经过压力水枪、压力气枪安全操作培训，熟练掌握压力水枪、压力气枪使用方法及注意事项。

2. 保养压力水枪、压力气枪时应关闭水源或压缩空气阀门。

3. 使用压力水枪、压力气枪前对枪头、枪管及连接接头是否松动进行检查。

4. 使用压力水枪、压力气枪过程中发现枪管或激发器松动或晃动时，须立即停止使用，并通知设备维修人员。

5. 在清洗操作时，操作人员要做好职业防护，穿戴整齐，冲洗过程中手一定要握住枪柄以防反冲力带来的危险。

6. 连接软管不允许折弯或受压，不允许接触尖锐物体。

（三）操作流程（表6-1-7）

表6-1-7　压力水枪、压力气枪的维护保养操作流程

流程图	说明
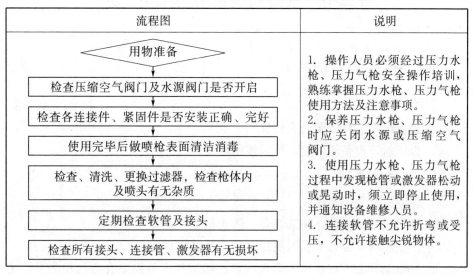	1. 操作人员必须经过压力水枪、压力气枪安全操作培训，熟练掌握压力水枪、压力气枪使用方法及注意事项。 2. 保养压力水枪、压力气枪时应关闭水源或压缩空气阀门。 3. 使用压力水枪、压力气枪过程中发现枪管或激发器松动或晃动时，须立即停止使用，并通知设备维修人员。 4. 连接软管不允许折弯或受压，不允许接触尖锐物体。

（四）故障排除

1. 压力不够。

（1）检查压力水枪、压力气枪溢流阀，当发现其老化时要及时更换配件。

（2）检查压力水枪、压力气枪清洁进水过滤器，当排尽清洁进水过滤器内的空气后，出水压力应能达到相应标准。

（3）检查压力水枪、压力气枪的进水、进气流量是否充足。

（4）检查压力水枪、压力气枪连接口有无漏水、漏气现象。如有问题，要及时更换配件。

（5）检查压力水枪、压力气枪高压喷嘴是否出现了磨损现象，如发现磨损现象，应及时更换。

2. 压力水枪、压力气枪不喷水或气。

（1）原水压力不够：检查原水压力表。

（2）枪体内部有异物堵塞：拆开枪体和连接管，清理内部杂质。

第二节 检查包装设备的维护保养

一、封口机的维护保养

(一) 目的

1. 确保纸塑包装的闭合完好性。
2. 保证封口设备的性能,延长使用寿命。

(二) 注意事项

1. 保养时应关闭电源。
2. 不用时拔掉电源,将其遮盖,防止积尘。
3. 严重磨损零部件应及时更换,以延长整机寿命。
4. 导轨上和上下加热模上的聚四氟乙烯带和压紧辊如有老化和磨损,应及时更换以保证封口质量。

(三) 操作流程 (表 6-2-1)

表 6-2-1 封口机的维护保养操作流程

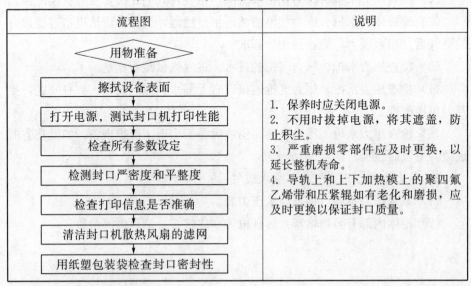

流程图	说明
用物准备 擦拭设备表面 打开电源,测试封口机打印性能 检查所有参数设定 检测封口严密度和平整度 检查打印信息是否准确 清洁封口机散热风扇的滤网 用纸塑包装袋检查封口密封性	1. 保养时应关闭电源。 2. 不用时拔掉电源,将其遮盖,防止积尘。 3. 严重磨损零部件应及时更换,以延长整机寿命。 4. 导轨上和上下加热模上的聚四氟乙烯带和压紧辊如有老化和磨损,应及时更换以保证封口质量。

(四) 故障排除

1. 机器不能启动,没有数据显示。

(1) 电源电缆没有插上：检查电源连接，必要时可换插别的插座。

(2) 电源电缆损坏：更换电缆线。

(3) 电源保险丝熔断：应更换电源保险丝，如保险丝再次熔断，则必须对机器进行检查。

(4) 更换显示屏。

(5) 更换控制面板。

2. 机器不能加热。

(1) 设置温度太低：提高设置温度。

(2) 温度限值起作用：按下销钉重新设置温度限值（如果温度限值限制器再次跳变，则需对机器进行检查）。

(3) 更换温度传感器。

(4) 检查加热芯，如有必要则将其更换。

(5) 更换控制面板。

3. 不能传输。

(1) 更换挡遮光板。

(2) 关闭前挡板。

(3) 更换前面板传感器。

(4) 更换传输皮带。

(5) 检查皮带张力。

(6) 更换电机。

(7) 更换控制面板。

4. 材料送入不整齐，或运行噪声较大。

(1) 更换加热模上的聚四氟乙烯带。

(2) 更换传输皮带。

(3) 检查皮带张力。

(4) 更换电机。

5. 封口不能保持。

(1) 提高温度。

(2) 重新调整封口压辊的压力或更换压辊。

(3) 封口压辊。

(4) 将封口模的间距调整到 0.5mm。

6. 封口线扭曲：松开上导向模，将其调低。

7. 包装向纸的一侧褪色或起边皱：降低温度。

8. 没有打印上，或打印不完全。

（1）重新设置打印程序。

（2）正确安装色带。

（3）更换色带。

（4）更换打印头。

（5）更换控制面板。

9. 打印印迹太浅。

（1）更换色带。

（2）重新调整打印头。

（3）更换纸张压具的弹簧。

二、带光源放大镜的维护保养

（一）目的

1. 保障设备的良好性能。

2. 提高包装效率。

3. 延长设备的使用寿命。

（二）注意事项

1. 更换照明灯管时拔掉电源插座。

2. 用干棉布擦拭表面。

3. 灯臂关节不能成180°打开。

（三）操作流程（表 6-2-2）

表 6-2-2 带光源放大镜的维护保养操作流程

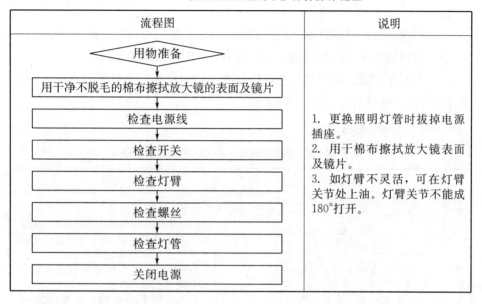

流程图	说明
用物准备 用干净不脱毛的棉布擦拭放大镜的表面及镜片 检查电源线 检查开关 检查灯臂 检查螺丝 检查灯管 关闭电源	1. 更换照明灯管时拔掉电源插座。 2. 用干棉布擦拭放大镜表面及镜片。 3. 如灯臂不灵活,可在灯臂关节处上油。灯臂关节不能成180°打开。

（四）故障排除

光源不亮:

（1）更换照明灯管。

（2）检查电源开关功能。

（3）检查电源线有无断裂。

（4）更换整流器。

三、绝缘性测试仪的维护保养

（一）目的

1. 保障包装时对带电源的器械绝缘性的检查。

2. 提高工作效率。

（二）注意事项

1. 在使用表笔时,手指必须放在表笔手指保护环之后。

2. 如发现表笔线或仪表壳体的绝缘层已明显损坏,或者认为仪表已无法正常工作,请勿再使用仪表。

3. 不要在仪表终端及接地之间施加 500V 以上的电压,以防电击和损坏仪表。

4. 如被测电压可能高于直流 60V 和交流 42Vrms，应小心谨慎，防止触电。

5. 仪表后盖没有盖好前，严禁使用仪表，否则有电击的危险。

6. 被测信号不允许超过规定的极限值，以防电击和损坏仪表。

7. 不要在高温、高湿和强电磁场环境中使用仪表，尤其不要在潮湿环境中存放仪表，受潮后仪表性能可能变差。

（三）操作流程（表 6-2-3）

表 6-2-3　绝缘性测试仪的维护保养操作流程

流程图	说明
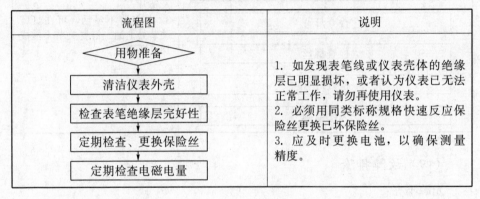	1. 如发现表笔线或仪表壳体的绝缘层已明显损坏，或者认为仪表已无法正常工作，请勿再使用仪表。 2. 必须用同类标称规格快速反应保险丝更换已坏保险丝。 3. 应及时更换电池，以确保测量精度。

第三节　灭菌设备的维护保养

一、压力蒸汽灭菌器的维护保养

（一）目的

1. 保障灭菌质量。

2. 提高工作效率。

3. 延长灭菌器的使用寿命。

（二）注意事项

1. 每半年将压力表、每年将安全阀送质检部门检验，并由其出具证书。

2. 门密封圈保养应用专用的润滑油。

3. 清理汽水分离器杂质时应将分离器拆卸。

4. 定期对灭菌器做漏气测试。

（三）操作流程（表 6-3-1）

表 6-3-1　压力蒸汽灭菌器的维护保养操作流程

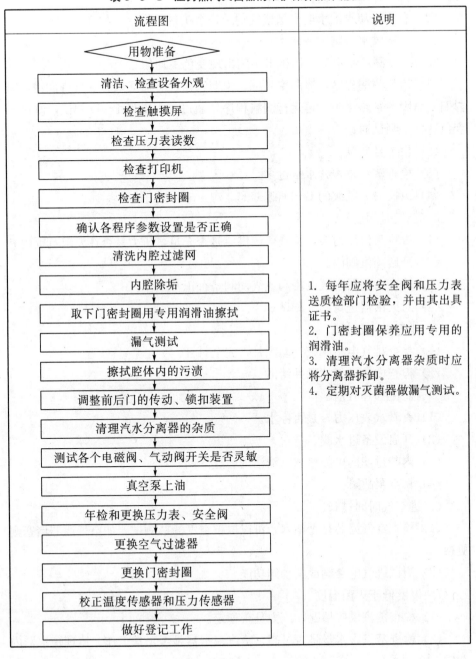

流程图	说明
用物准备 清洁、检查设备外观 检查触摸屏 检查压力表读数 检查打印机 检查门密封圈 确认各程序参数设置是否正确 清洗内腔过滤网 内腔除垢 取下门密封圈用专用润滑油擦拭 漏气测试 擦拭腔体内的污渍 调整前后门的传动、锁扣装置 清理汽水分离器的杂质 测试各个电磁阀、气动阀开关是否灵敏 真空泵上油 年检和更换压力表、安全阀 更换空气过滤器 更换门密封圈 校正温度传感器和压力传感器 做好登记工作	1. 每年应将安全阀和压力表送质检部门检验，并由其出具证书。 2. 门密封圈保养应用专用的润滑油。 3. 清理汽水分离器杂质时应将分离器拆卸。 4. 定期对灭菌器做漏气测试。

（四）故障排除

1．冷却水注入时间过长。

（1）打开冷却水阀门。

（2）查看冷却水供水电磁阀或气动阀是否正常工作。

（3）清洗供水管路过滤网。

2．B-D测试结束后，测试卡中间出现变色不均匀。

（1）运行测漏程序，泄漏率超标，说明管路确有泄漏地方。检查润滑门密封圈，紧固各管路接头，再运行测漏程序，通过；再次做B-D测试，测试卡变色达标，测试通过。

（2）检查真空泵。

（3）检查蒸汽是否含水量过多。

（4）更换另一批次的B-D测试纸。

3．充气时间过长。

（1）查看蒸汽压力表，检查蒸汽供应是否充足，压力是否在要求范围内。

（2）开启蒸汽阀门。

（3）检查灭菌器进气电磁阀或气动阀是否正常工作。

（4）对灭菌器进行漏气测试。

4．排气时间过长。

（1）检查排气电磁阀或气动阀是否完全打开。

（2）检查内舱排气滤网并清洁。

5．抽真空时间过长。

（1）查看水表压力，是否停水。

（2）开启设备进水阀。

（3）内腔过滤网可能堵塞：清洁内腔过滤网。

（4）真空泵故障。

6．进空气时间过长。

（1）检查空气滤芯是否堵塞，可以取下空气滤芯测试。如空气滤芯堵塞则更换。

（2）测试进气电磁阀或气动阀功能。

7．温度低于灭菌温度。

（1）检查蒸汽供应情况，压力是否稳定。

（2）检查蒸汽含水量是否过高，蒸汽疏水器是否正常工作。清理疏水器内杂质。

（3）检查灭菌器进气电磁阀或气动阀是否正常工作。

（4）检查灭菌器是否有漏气。对灭菌器进行漏气测试。

（5）温度传感器故障：校准温度传感器。

（6）温度传感器连接线松动：重新连接温度传感器线路。

8. 温度高于灭菌温度。

（1）检查蒸汽压力供应情况。

（2）调节调压阀使压力恢复正常。

（3）校准温度传感器。

9. 门密封圈没有密封，或灭菌器门漏气。

（1）检查蒸汽或压缩空气供应压力，阀门是否关闭。打开蒸汽或压缩空气阀门。

（2）取出门密封圈，检查有无破损，必要时更换、上油。

（3）清洁门密封槽内的杂质。

10. 内舱压力、温度错误。

（1）校准压力传感器和温度传感器。

（2）重新连接传感器与主板连接线。

11. 真空泵缺水。

（1）检查真空泵是否停水，水压是否低于灭菌器要求压力。

（2）清理真空泵过滤网。

12. 开门或门关闭超时。

（1）检查门移动路径上是否有异物卡住。如有，排除。

（2）调试门传动装置系统。

（3）门密封圈没复位：复位门密封圈。

13. 排气电磁阀或气动阀故障，内腔有压力，无法排完。

（1）使用手动排气阀将内腔压力排至大气压力。

（2）打开灭菌器门，取出腔内物品。

（3）更换内腔排气电磁阀或气动阀。

14. 排水温度过高。

（1）检查冷却水是否停水。查看冷却水或中和水压力。

（2）检查冷却水电磁阀工作情况。

（3）校准中和水温度传感器。

15. 灭菌器内腔积水。

（1）内腔过滤网堵塞：清理过滤网。

（2）排水电磁阀、气动阀故障。

（3）检查内腔水位探测器的状态，排除异物误触发的可能。

16. 紧急停止按钮报警。

（1）设备会自动放弃周期，消除报警。

（2）查清按钮按下的原因，并将按钮复位。

（3）重新启动灭菌器。

二、环氧乙烷灭菌器的维护保养

（一）目的

1. 保障灭菌质量。

2. 提高工作效率。

3. 延长灭菌器的使用寿命。

（二）注意事项

1. 每年要对灭菌器的压力、各点温度传感器进行校准。

2. 根据灭菌器的使用情况，定期更换空气过滤器。

3. 在灭菌器年检时最好更换常用的电磁阀。

4. 定期对灭菌器做漏气测试。

（三）操作流程（表6-3-2）

表6-3-2 环氧乙烷灭菌器的维护保养操作流程

流程图	说明
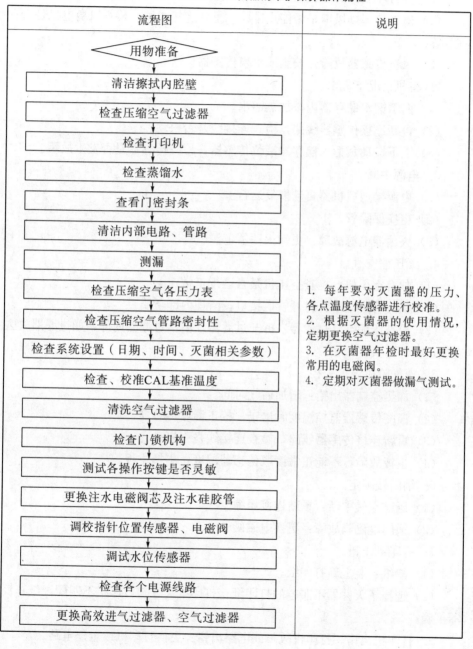	1. 每年要对灭菌器的压力、各点温度传感器进行校准。 2. 根据灭菌器的使用情况，定期更换空气过滤器。 3. 在灭菌器年检时最好更换常用的电磁阀。 4. 定期对灭菌器做漏气测试。

流程图内容：

用物准备

↓

清洁擦拭内腔壁

↓

检查压缩空气过滤器

↓

检查打印机

↓

检查蒸馏水

↓

查看门密封条

↓

清洁内部电路、管路

↓

测漏

↓

检查压缩空气各压力表

↓

检查压缩空气管路密封性

↓

检查系统设置（日期、时间、灭菌相关参数）

↓

检查、校准CAL基准温度

↓

清洗空气过滤器

↓

检查门锁机构

↓

测试各操作按键是否灵敏

↓

更换注水电磁阀芯及注水硅胶管

↓

调校指针位置传感器、电磁阀

↓

调试水位传感器

↓

检查各个电源线路

↓

更换高效进气过滤器、空气过滤器

（四）故障排除

1. 专用排风扇风量太小。

（1）检查外部排风扇是否停止排风，重新连接线路，检查风扇电机是否存在故障。

（2）风速传感器故障：校正或更换传感器。

2. 待机情况下无水。

（1）向蒸馏水储存器内添加蒸馏水。

（2）重新连接传感器线路，检查连接线是否松动。

（3）上下拨动蒸馏水储存器液位传感器，检查传感器是否发生故障。

3. 电源中断。

（1）电源接通后机器自动恢复运行。

（2）更换保险管。

（3）灭菌器电源故障：更换灭菌器电源。

4. 无压缩空气。

（1）如有空压机，检查空压机是否运行正常。

（2）供气管道堵塞：打开管道接口，清理内部杂质。

（3）检查压缩空气过滤器：拆开过滤器，清洁过滤器内部，如过滤器失去功能，立即更换。

5. 通气阶段温度失控。

（1）加热控制器出错：增加通气时间。

（2）温度传感器监控温度时出错：校正温度传感器。

（3）重新连接传感器线路，检查连接线是否松动。

（4）主板故障，不能正常读取传感器温度：更换主板。

6. 锅门被锁定。

（1）压缩空气中断：重新连接压缩空气。

（2）锅门电磁阀故障：更换电磁阀。

7. 打印纸出错。

（1）缺纸：装上新打印纸。

（2）选择了灭菌器不兼容的打印纸：打印纸尺寸与打印机不匹配，纸正反不正确。

8. 打印机出错。打印机故障或电路出错：更换打印机或重连电路。

9. 解毒器报警：排除解毒器故障。

10. 无气瓶。

（1）气瓶已用尽或无气瓶：装上新的气瓶。

（2）来回按压气瓶传感器，查看其是否发生故障，必要时更换传感器。

11. 传感器超出标准范围：传感器需重新校正或更换传感器。

12. 处理器内存出错。主板电路或电子元件发生故障：更换故障配件。

13. 程序出错。主板电路或电子元件故障：更换故障配件，重新设定程序。

14. 处理器出错：主板电路或电子元件故障。

15. 炉内传感器故障。

（1）传感器损坏或连接问题：重新连接或更换传感器。

（2）重新校准传感器。

（3）必要时更换传感器与主板的连线。

16. 加热槽传感器故障。

（1）电路或电子元件故障：更换故障配件。

（2）重新校准传感器。

（3）必要时更换传感器或传感器与主板的连线。

17. 压力传感器故障。

（1）电路或电子元件故障：更换故障配件。

（2）传感器损坏或连接问题。

（3）重新校准传感器。

（4）必要时更换传感器或传感器与主板的连线。

18. 打开炉门后传感器出错。

（1）电路或电子元件故障。

（2）传感器损坏或连接问题。

（3）重新校准传感器。

（4）必要时更换传感器或传感器与主板的连线。

19. 炉壁温度传感器（后）故障。

（1）电路或电子元件故障。

（2）传感器损坏或连接问题。

（3）重新校准传感器。

（4）必要时更换传感器或传感器与主板的连线。

20. 炉壁温度传感器（中）故障。

（1）电路或电子元件故障。

（2）传感器损坏或连接问题。

（3）重新校准传感器。

（4）必要时更换传感器或传感器与主板的连线。

21. 蒸馏水储存器无水。

（1）往储存器内添加蒸馏水。

（2）如储存器有水，来回拨动液位传感器，检查液位传感器是否发生故障。

22. 无压缩空气。

（1）压缩空气中断。

（2）检查空气压缩机是否不工作及供气管道是否漏气。

（3）检查、清理压缩空气过滤器。

23. 温度传感器故障。

（1）电路或电子元件故障。

（2）传感器损坏或连接问题。

（3）重新校准传感器。

（4）必要时更换传感器或传感器与主板的连线。

24. 门没锁定。

（1）灭菌器门闩没放下：打开灭菌器门，重新关闭。

（2）灭菌器门锁开关故障：更换门锁电磁阀或气动阀。

25. 炉腔需冷却。本次灭菌温度选择低于上批次灭菌温度。将门打开，待灭菌器腔内自然冷却到所选温度，再关闭灭菌器门开始灭菌循环。

26. 不能预真空。

（1）真空回路堵塞：清理回路里的杂质。

（2）真空系统无压缩空气：查看压缩空气压力表。

（3）真空系统故障：检查各个单向阀。

27. 炉腔预真空超时。

（1）真空系统无压缩空气：查看压缩空气压力表。

（2）真空系统故障：检查各个单向阀功能。

28. 炉腔预热超时。温度控制电路失效：测试加热控制系统功能，更换故障配件。

29. 加热槽预热超时。温度控制电路失效：测试加热控制系统功能，更换故障配件。

30. 炉腔温度过高。预备阶段超时，将门打开，待灭菌器腔内自然冷却到所选温度，再关闭灭菌器门开始灭菌循环。

31. 炉腔温度不够。

（1）预备阶段温度不够。

（2）检查灭菌器加温控制系统。

32. 预真空失败。

（1）炉腔有泄漏：对灭菌器做漏气测试，检查漏气原因。

（2）真空系统故障：检查真空系统功能。

33. 湿度监测失效。

（1）预湿系统故障：检查加湿器是否正常工作。

（2）检查储水器内有无纯化水，上下拨动液位传感器，检查其功能是否完好。

（3）纯化水注入装置故障。

34. 温度不够。

（1）温度传感器故障：校正或更换温度传感器。

（2）温度加热装置失效：更换温度加热电子元件。

35. 温度传感器/阀门故障。

（1）阀门或控制故障：检查、更换阀门及控制系统。

（2）检查主板控制是否有效。

36. 真空测漏自检失败。

（1）灭菌器有漏气：对灭菌器做漏气测试。

（2）真空测漏测试失败：检查灭菌器门、腔体各连接管路。

37. 气瓶穿刺时真空不足。

（1）炉内真空异常，有漏气。

（2）检查各个单向阀能否正常关闭。

（3）更换刺针或刺针电磁阀。

38. 自锁联动继电器故障。

（1）联动电磁阀故障：更换电磁阀。

（2）电路、主板控制故障：更换电路板。

39. 操作人员中断运行。

（1）操作人员按了停止键，终止灭菌循环。

（2）如在准备阶段，待腔内压力回升到大气压就可打开腔门；如在环氧乙烷暴露阶段，必须要经过强制排气后才能打开腔门。

40. 最后排气阶段超时。

（1）压缩空气不够：查看压缩空气压力表，检查空压机运行状态。

（2）真空系统故障：检查灭菌器排气管路等真空系统是否正常。

41. 进空气时间过长。

（1）空气过滤器堵塞：更换。

（2）进气电磁阀无法打开：更换进气电磁阀。

42. 穿刺顶针失效。气瓶穿刺装置故障：更换整个穿刺装置或穿刺控制电磁阀。

三、过氧化氢低温等离子灭菌器的维护保养

（一）目的

1. 保障灭菌质量。
2. 提高工作效率。
3. 延长灭菌器的使用寿命。

（二）注意事项

1. 做半年保养时需戴防腐手套，避免接触过氧化氢。
2. 清洁蒸发器时需将蒸发器拆卸下来。
3. 每日排放储气罐内的水后应将水收集瓶内的水倒掉。

（三）操作流程（表 6-3-3）

表 6-3-3 过氧化氢低温等离子灭菌器的维护保养操作流程

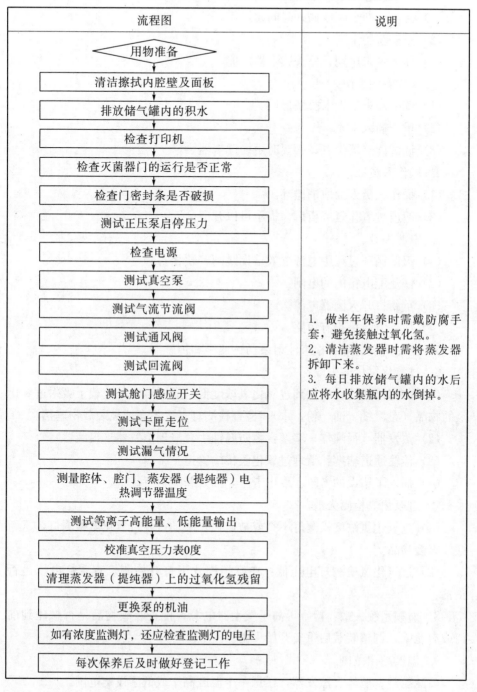

流程图	说明
用物准备 清洁擦拭内腔壁及面板 排放储气罐内的积水 检查打印机 检查灭菌器门的运行是否正常 检查门密封条是否破损 测试正压泵启停压力 检查电源 测试真空泵 测试气流节流阀 测试通风阀 测试回流阀 测试舱门感应开关 测试卡匣走位 测试漏气情况 测量腔体、腔门、蒸发器（提纯器）电热调节器温度 测试等离子高能量、低能量输出 校准真空压力表0度 清理蒸发器（提纯器）上的过氧化氢残留 更换泵的机油 如有浓度监测灯，还应检查监测灯的电压 每次保养后及时做好登记工作	1. 做半年保养时需戴防腐手套，避免接触过氧化氢。 2. 清洁蒸发器时需将蒸发器拆卸下来。 3. 每日排放储气罐内的水后应将水收集瓶内的水倒掉。

（四）故障排除

1. 卡匣过期。

（1）插入过期卡匣或插入时间超过 10 天。

（2）更换新的卡匣。

（3）如卡匣未过期，检查读卡器功能。

2. 未检测到卡匣。

（1）读卡器未识别卡匣条形码。

（2）重新插入卡匣。

（3）调试读卡器位置，必要时更换读卡器。

3. 操作人员取消。

（1）操作人员人为取消循环。

（2）舱内过氧化氢解析后会提示可以开门。

4. 电源失效。

（1）灭菌循环过程中电源失效（如跳闸、缺相）。

（2）恢复配电箱内的电闸。

（3）重新打开灭菌器电源。

（4）检查电源是否有短路。

5. 注射系统失败：检查注射泵马达速率和传感器。

6. 过氧化氢传输失败。

（1）如有检测灯，检测到过氧化氢浓度低，原因可能是装载了吸附过氧化氢的物品（布、纸、油、粉、水），检查检测灯是否不亮或被装载物遮挡。

（2）蒸发器（提纯器）堵塞：戴防腐蚀手套清理蒸发器（提纯器）。

（3）传输通道堵塞：清理过氧化氢传输管道。

（4）插入了错误的卡匣：取出卡匣，插入新的卡匣。

7. 过氧化氢检测失败。

（1）过氧化氢浓度检测灯不亮或被遮挡：手动打开过氧化氢检测灯，重新摆放灭菌物品。

（2）过氧化氢检测灯电压低：在维护模式下打开检测灯查看灯电压是否正常。

8. 射频系统失败：检查等离子发生器电源；检查装载物品是否触碰到前门或后舱壁，调整装载后重新开始灭菌。

9. 温度超出范围。

（1）舱门、舱体、蒸发器，任意一个温度高于或低于设定范围。

（2）校准温度传感器。

（3）更换温度传感器。

10. 真空系统失败。

（1）装载过多：取出一些物品。

（2）装载物含有水分或潮湿：取出物品，重新干燥后再灭菌。

（3）检查电源（缺相）和真空泵工作状态。

（4）舱体漏气或不密闭：对灭菌器进行漏气测试，检查门密封条、腔体各连接管是否漏气。

11. 真空阶段取消。如果第一个真空期取消，有可能是灭菌器在进行自检中发现灭菌器有异常。物品干燥不彻底，腔镜系统管道过长或物品装载过多，都会导致灭菌循环在真空阶段取消。重新干燥器械及更换潮湿的包装材料或取出一部分物品，更改长循环后重新灭菌。

12. 注射过氧化氢阶段取消。有可能是物品不兼容、灭菌剂使用不当、装载不规范或灭菌器自身故障引起循环取消，重新检查灭菌物品及包装材料，检查灭菌剂的有效性，检查浓度监测系统及过氧化氢传输系统。

13. 等离子阶段取消。有可能是物品触碰到灭菌舱四壁、舱门或等离子发生器故障导致循环取消，重新整理灭菌物品，不要让灭菌物品接触到灭菌舱四壁、舱门，如循环仍然取消就应检查等离子发生器是否正常工作。

四、干热灭菌器的维护保养

（一）目的

1. 保障灭菌质量。

2. 降低灭菌器故障率。

3. 延长灭菌器的使用寿命。

（二）注意事项

1. 纸张和棉花在180℃以上时容易焦化起火，所以干热灭菌的温度切莫超过180℃。

2. 油纸在高温下会产生油滴，滴到电热丝上易着火，所以进行干热灭菌的玻璃器皿严禁用油纸包装。

3. 烘箱内物品不宜放得太多，以免影响空气流通，使温度计上的温度指示不准，造成上面温度达不到，下面温度过高，影响灭菌效果。

4. 加热前必须关好箱门，否则不能进入加热工作状态（即送不上电）。

5. 灭菌时间必须在预热程序结束之前设定,一旦进入保温阶段(即定时器开始工作),再变更保温时间无效。

6. 运行中应随时观察各仪表运行是否正常,给定的温度、时间是否符合工艺要求。

7. 灭菌物品包体积不应超过 10cm×10cm×20cm,油剂、粉剂的厚度不应超过 0.6cm,凡士林纱布条厚度不应超过 1.3cm,装载高度不应超过灭菌器内腔高度的 2/3,物品间应留有充分的空隙。

8. 灭菌时不应与灭菌器内腔底部及四壁接触,灭菌后温度降到40℃以下再开启灭菌器。

9. 有机物品灭菌时,温度应≤170℃。

10. 灭菌温度达到要求时,应打开柜体的排风装置。

(三)操作流程(表6-3-4)

表6-3-4　干热灭菌器的维护保养操作流程

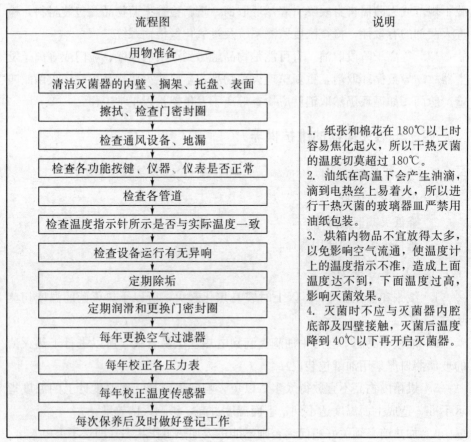

流程图	说明
用物准备 清洁灭菌器的内壁、搁架、托盘、表面 擦拭、检查门密封圈 检查通风设备、地漏 检查各功能按键、仪器、仪表是否正常 检查各管道 检查温度指示针所示是否与实际温度一致 检查设备运行有无异响 定期除垢 定期润滑和更换门密封圈 每年更换空气过滤器 每年校正各压力表 每年校正温度传感器 每次保养后及时做好登记工作	1. 纸张和棉花在180℃以上时容易焦化起火,所以干热灭菌的温度切莫超过180℃。 2. 油纸在高温下会产生油滴,滴到电热丝上易着火,所以进行干热灭菌的玻璃器皿严禁用油纸包装。 3. 烘箱内物品不宜放得太多,以免影响空气流通,使温度计上的温度指示不准,造成上面温度达不到,下面温度过高,影响灭菌效果。 4. 灭菌时不应与灭菌器内腔底部及四壁接触,灭菌后温度降到40℃以下再开启灭菌器。

五、下排式压力蒸汽灭菌器的维护保养

（一）目的

1. 保障灭菌质量。

2. 降低灭菌器故障率。

3. 延长灭菌器的使用寿命。

（二）注意事项

1. 不要用手直接接触安全阀把手，不要站在正对安全阀放气口的方向，以防蒸汽造成伤害。

2. 安全阀是压力容器的重要安全防护部件，应按照国家的相关规定定期在相关检验机构进行校准（一般 6 个月校准一次），否则当安全阀工作异常时，可能对设备和人身造成重大危害。

3. 检查设备的故障状态，如果灭菌室内负载未成功灭菌，则不允许打开卸载侧的门。

4. 确认灭菌室内的负载类型，如果灭菌室内为液体类负载，则必须等待液体温度降至安全温度（详见液体程序的操作规程）才可进行后续操作。

5. 确保灭菌室内压力已处于安全压力范围内（与操作间压差小于 10kPa），否则应进行手动操作使灭菌室内压力处于安全压力范围内。

6. 应通过安全阀释放灭菌室内的压力至安全范围（注意：不要直接用手抬起安全阀的释放装置，以免烫伤）。

（三）操作流程（表 6-3-5）

表 6-3-5　下排式压力蒸汽灭菌器的维护保养操作流程

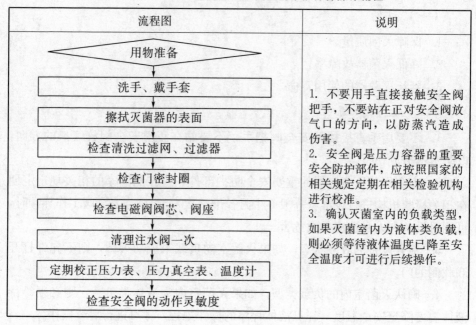

流程图	说明
用物准备 ↓ 洗手、戴手套 ↓ 擦拭灭菌器的表面 ↓ 检查清洗过滤网、过滤器 ↓ 检查门密封圈 ↓ 检查电磁阀阀芯、阀座 ↓ 清理注水阀一次 ↓ 定期校正压力表、压力真空表、温度计 ↓ 检查安全阀的动作灵敏度	1. 不要用手直接接触安全阀把手，不要站在正对安全阀放气口的方向，以防蒸汽造成伤害。 2. 安全阀是压力容器的重要安全防护部件，应按照国家的相关规定定期在相关检验机构进行校准。 3. 确认灭菌室内的负载类型，如果灭菌室内为液体类负载，则必须等待液体温度已降至安全温度才可进行后续操作。

（四）故障排除

1. 夹套压力达不到要求值。

（1）汽源阀未打开或不灵：打开、调试汽源阀。

（2）调压阀调节不当：重新调节调压阀至灭菌器要求。

（3）调压阀损坏：更换调压阀。

（4）压力表损坏：检查、更换压力表。

（5）供汽压力低：检查蒸汽发生器或中央供气压力。

2. 内室温度与内室压力不符。

（1）过滤网堵塞：清理过滤网。

（2）控制总阀转动不到位：更换控制总阀。

（3）内室疏水器不动作：清理疏水阀内杂质。

（4）温度计损坏：更换温度计。

第四节 快速生物阅读器的维护保养

一、目的

1. 检查快速生物阅读器的性能，避免产生假阳性或假阴性，保障医疗安全。

2. 为追溯和记录提供数据和资料。

二、注意事项

1. 在开始保养前，确定电源关闭。

2. 注意将棉签或棉棒拧干，防止水滴太多，影响阅读器的功能。

3. 若零部件损坏，不得自行拆机，必须联系厂家更换。

4. 设立专人进行生物监测和保养，并对监测人员进行专业培训，以确保生物监测的质量。

三、操作流程（表6-4-1）

表6-4-1 快速生物阅读器的维护保养操作流程

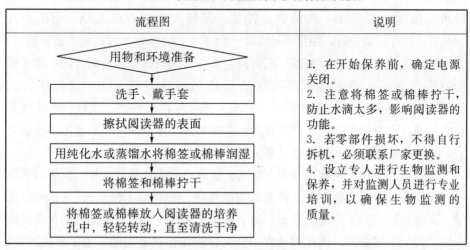

流程图	说明
用物和环境准备 洗手、戴手套 擦拭阅读器的表面 用纯化水或蒸馏水将棉签或棉棒润湿 将棉签和棉棒拧干 将棉签或棉棒放入阅读器的培养孔中，轻轻转动，直至清洗干净	1. 在开始保养前，确定电源关闭。 2. 注意将棉签或棉棒拧干，防止水滴太多，影响阅读器的功能。 3. 若零部件损坏，不得自行拆机，必须联系厂家更换。 4. 设立专人进行生物监测和保养，并对监测人员进行专业培训，以确保生物监测的质量。

【知识扩展】

压力蒸汽灭菌

热力灭菌是应用最早、效果最可靠、使用最广泛的一种物理灭菌方法，热力对细胞壁和细胞的损伤以及对核酸的作用，均可导致微生物的死亡。而湿热灭菌主要是使微生物蛋白质发生凝固导致其死亡，可杀灭包括芽孢在内的所有微生物繁殖体，是灭菌效果最好、运用最广泛的灭菌方法。采用湿热灭菌方法的优点在于蒸汽有较强的杀菌作用，它可以使菌体蛋白质含水量增加，使其容易因受热而凝固，加速微生物的死亡。压力蒸汽灭菌器就是利用湿热杀灭微生物的原理而设计的。

传统压力灭菌器又名蒸汽灭菌锅，可分为手提式压力灭菌器、立式压力蒸汽灭菌器和台式（卧式）压力蒸汽灭菌器。现代压力蒸汽灭菌器具有造型新颖美观、结构合理、功能齐全、加热迅速、灭菌彻底等优点，适用于医疗、科研、食品等单位对手术器械、敷料、玻璃器皿、橡胶制品、食品、药液、培养基等物品进行灭菌，但不能用于凡士林等油类和粉剂的灭菌。

根据排放冷空气的方式和程度，压力蒸汽灭菌器可分为下排式压力蒸汽灭菌器和真空压力蒸汽灭菌器两大类。

（1）下排式压力蒸汽灭菌器：下部有排气孔，灭菌时利用重力置换原理，热蒸汽在灭菌器中从上而下，冷空气由下排气孔排出，排出的冷空气由饱和蒸汽取代，利用蒸汽释放的潜热使物品达到灭菌效果。灭菌所需的温度、压力和时间根据灭菌器类型、灭菌物品性质、包装大小而有所差别。当压力在 $102.97 \sim 137.30 \mathrm{kPa}$ 时，温度可达 $121 \sim 126^{\circ}\mathrm{C}$，$15 \sim 30 \mathrm{min}$ 可达到灭菌目的。

（2）真空压力蒸汽灭菌器：配有真空泵，利用机械抽真空的方法，使灭菌柜内形成负压，蒸汽得以迅速穿透到物品内部进行灭菌。蒸汽压力达 $205.8 \mathrm{kPa}$，温度达 $132^{\circ}\mathrm{C}$ 或以上，$4 \sim 5 \mathrm{min}$ 即可灭菌。根据一次性或多次抽真空的不同，真空压力蒸汽灭菌器分为预真空和脉动真空两种，后者因多次抽真空，空气排除更彻底，效果更可靠。

快速压力蒸汽灭菌器可分为下排式、预真空和正压排气三种。其灭菌参数如时间和温度由灭菌器性质、待灭菌物品性质（带孔和不带孔）、是否裸露而定。灭菌时要求待灭菌物品裸露。为了加快灭菌速度，快速灭菌法的灭菌周期一般不包括干燥阶段，因此灭菌完毕，灭菌物品往往是湿的。为了避免污染，不管是否包裹，取出的物品应尽快使用，不能储存，无有效期。

因为影响压力蒸汽灭菌的因素有很多，故应严格执行灭菌监测制度。灭菌效果的监测有三类方法：一是根据灭菌器所设仪表和记录仪所显示的柜室温度、压力和持续时间对灭菌操作进行控制与核查；二是使用化学指示剂测定灭菌时物品包中心所达到的温度和时间，以间接判断灭菌是否合格；三是用生物监测法直接测定灭菌效果。动态物理监测是较直观、快速发现问题的方法，生物监测在时间上有一定的滞后性，化学监测在结果判定时存在人为因素的不确定性和主观性。为确保灭菌有效，进行监测时应综合运用三种方法进行判定，提高灭菌物品放行的安全性。

<h3 style="text-align:center">低温蒸汽甲醛灭菌</h3>

低温蒸汽甲醛灭菌设备与预真空压力蒸汽灭菌器相似，采用预真空或脉动真空程序和甲醛气体与蒸汽输送混合程序，利用甲醛醛基的瞬间激活及迅速降解技术在73~83℃负压蒸汽下进行灭菌，可使瞬间灭菌能力增加50倍，大幅度减少甲醛的浓度及使用量，明显提升灭菌速度和灭菌效果。温度由灭菌柜夹层加热控制，甲醛气体用甲醛经蒸汽加热器产生，空气经过滤器处理后用来冲洗残留蒸汽，一旦超出了规定温度2℃，该设备将自动切断加热系统。低温蒸汽甲醛灭菌技术灭菌效果可靠、使用安全，可用于各种物品的灭菌。

一、甲醛杀菌作用原理

1. 杀菌机制：甲醛阻止细菌核蛋白的合成，影响微生物细胞基本代谢。一些研究指出，甲醛为强烷化剂，其杀菌原理是一种非特殊性的烷基化作用，即甲醛分子直接作用于细菌菌体蛋白质、酶以及核酸的活性基团，使蛋白质链上的氧、亚氧基、巯基、羟基、羧基等发生烷基化反应，生成次甲基衍生物，通过破坏细菌的蛋白质降低其活性，从而致使微生物死亡。烷基化效应包括两种：一是降低水对蛋白质的穿透、膨润作用，使其硬化；二是对核酸的烷基化反应，可导致细菌和病毒的灭活。

2. 杀菌谱：甲醛对细菌繁殖体、芽孢、分枝杆菌、真菌和病毒等都有高效的杀灭作用。甲醛对细菌毒素亦有破坏作用，对肉毒杆菌毒素和葡萄球菌肠毒素，用50g/L甲醛水溶作用30min可将其完全破坏。

二、影响杀菌作用的主要因素

1. 温度：温度对甲醛气体的杀菌作用有明显的影响，适宜的温度为50~80℃，消毒时温度不宜低于18℃。温度低时空气中的甲醛容易聚合而失去作用，随着温度的升高，杀菌作用增强。

2. 相对湿度：相对湿度对甲醛气体灭菌的影响不可忽视，相对湿度要适中。研究结果证明，甲醛气体灭菌的适宜相对湿度在80%~90%，过高或过低均不利于灭菌。相对湿度过大影响甲醛气体的流动，熏蒸箱内高湿空气与内面易吸附大量甲醛，使载体上吸附甲醛量减少，因而影响灭菌效果。相对湿度过小也会影响载体（物品）对甲醛气体的吸附而影响灭菌效果。

3. 浓度和作用时间：有报道指出，相对湿度和温度不变时，甲醛气体的灭菌速度和浓度之间基本上是直线关系。浓度越高，灭菌速度越快；在0.04～31mg/L的甲醛浓度范围内，浓度越高以及作用时间越长，杀菌效果越好。但甲醛浓度越高，其聚合作用越强，待非合甲醛的含量达到恒定之后，再增加浓度，杀菌作用亦不会显著加强。

4. 灭菌物品的包装：低温蒸汽甲醛灭菌是借助真空循环和压力确保甲醛气体完全穿透每一个包装。因此，必须用一面塑料薄膜、一面纸的专门包装袋，以保证足够的排气和甲醛气体穿入率。

5. 有机物：甲醛气体穿透力很差，有机物可形成保护层，阻碍甲醛对深层微生物的杀灭，即使有很薄一层有机物的保护亦会极大影响杀菌速度。对裸露的结核分枝杆菌，甲醛作用 2h 内可将其杀灭，如果有痰保护，则不能达到灭菌要求。

6. 物品的性质和被污染的程度：试验证明，甲醛气体对食盐晶体中的细菌芽孢杀灭无效，亦不能有效地杀灭在污染织物的深部及包得很紧的包裹内衣物的病原体，若物品重叠密集，将难以达到灭菌要求。一些多孔物品可以吸收甲醛气体，毛织品对甲醛的吸收量比棉织品多一倍，会减少甲醛的浓度，应酌情增加用量。

7. 甲醛气体质量：通过蒸发福尔马林或加热多聚甲醛均可获得甲醛气体。研究发现，由福尔马林产生的甲醛气体杀菌速度明显慢于由多聚甲醛产生的甲醛气体。对甲醛消毒效果影响因素的研究发现，在作用时间、甲醛用量、作用温度及相对湿度 4 个因素中，主要因素是作用时间和甲醛用量，因此，在用低温蒸汽甲醛灭菌时应确保作用时间，并达到一定的浓度。

第七章　信息追溯系统

第一节　信息追溯系统简述

医院消毒供应中心供应室信息追溯系统是一套针对医院消毒供应中心灭菌物品的流程进行管理的软件系统，运用计算机技术将回收、清点、开始清洗、结束清洗、打包、开始灭菌、结束灭菌、发放、使用九大环节联系起来，实现医院消毒供应中心供应室的信息化管理，对全院所有灭菌器械包重复循环使用过程中的每一个环节进行动态监控管理，每个无菌包一个条形码，随同无菌包在全院供应链中循环流通，通过条形码可以追踪到每个无菌包的历史和目前状态。信息追溯系统包括6个组成部分：回收端、清洗端、包装端、灭菌端、存储发放端和使用端。每个无菌包都要经过消毒供应中心供应室的这一循环系统的操作，才能再次使用。

最早使用信息追溯系统的是2000年的英国，我国最早使用信息追溯系统是在2007年，全面推广是在2009年，源于《医院消毒供应中心　第1部分：管理规范》（WS 310.1—2016）的出台。目前国内医院消毒供应中心信息化还处于初步阶段。少数二级医院拥有简单的标签打印系统，用于代替人工书写标签。大部分三级医院已能通过医院信息系统（Hospital information system，HIS）获取科室订单，进行物品发放和库存管理，并应用带有追溯功能的全面管理系统。随着有关消毒供应中心的3个强制性卫生行业标准的出台，各类培训班、研讨会的开展，信息追溯系统的概念逐渐被认可，进而深入人心。一时间各种实现消毒供应中心信息追溯的计算机软件如雨后春笋般涌现。随着我国医院信息化管理建设的发展和深入，采用信息化技术实现消毒供应中心管理，将成为医院消毒供应中心发展的必然趋势。利用条形码技术或基于射频识别技术（RFID）实现的以无菌包为单位的过程追溯是目前国内信息追溯系统普遍采用的方式。

《医院消毒供应中心 第1部分：管理规范》（WS 310.1—2016）中明确了信息系统的管理功能和质量追溯功能。管理功能包括人员管理功能、物资管理功能、分析统计功能和质量控制功能。质量追溯功能包括记录复用无菌物品处理各环节的关键参数，质量追溯功能通过记录监测过程和结果，对结果进行判断，提示预警或干预后续相关处理流程。信息系统技术要求包括对追溯的复用无菌用品设置唯一性编码，在各追溯流程点设置数据采集终端，进行数据采集形成闭环记录，追溯记录应客观、真实、及时，错误录入的更正需有权限并留有痕迹等。

RFID实现了对重复使用的器械和医疗物品从回收、清洗、消毒、包装、灭菌、存储、发放到使用的全过程的跟踪记录，在操作上具有灵活性与适应性，在信息记录上具有可靠性。所有的操作流程都按标准进行，保证了消毒灭菌质量、无菌物品可追踪与召回，优化了生产和成本控制，规范了流程和简化了操作，大大提高了医院的数据化管理、信息化管理、科学化管理水平，展示了消毒供应中心全新的工作面貌和服务理念。

在医院方面，信息追溯系统可以为医院感染控制提供数据信息；可以精准满足三甲复审等级评定标准要求；实现快速、精准的追溯，过期物品的预警、召回，举证倒的依据；有助于准确掌控人员工作情况，实现垂直和扁平化监控管理；有助于建立有效的绩效评估体系，制定完善的激励机制。

在信息方面，全部信息不再手工记录，可以进行信息查询；可以对无菌包、设备清洗、消毒、灭菌情况进行全面的信息化处理；无菌物品位置信息化管理，有助于制定和进行有针对性的无菌物品的追溯与召回制度；精准实现人员的业绩考评，有助于掌握工作人员的工作量及质量情况，有助于解决工作不平均问题，充分调动大家工作的积极性。

在患者方面，可以更好地保证患者安全，使发生医患纠纷时有据可依，进行患者满意度反馈。

第二节　信息追溯系统构架及应用

一、信息追溯系统构建思路

信息追溯系统的目的是将使用者的日常工作从人工操作转变为系统操作，构建应遵循以人为本的核心思想，系统设计应着重于操作简单、界面简洁和人性化，而非一味地注重系统功能的设计。系统在总体架构方面应与医院消毒供应中心业务流程和管理需求完全一致，应该体现消毒供应中心最基本的需求，并符合国家相关规范要求（图7-2-1）。

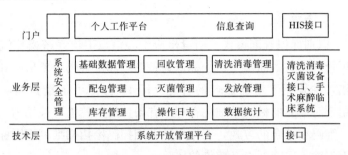

图7-2-1 系统总体架构

门户是为完成基本业务层而建立的，也是内部统一的服务平台，包括个人工作平台、信息查询等部分。业务层是本系统的核心部分，是消毒供应中心进行具体的业务操作和管理的软件部分，主要包括基础数据管理、回收管理、清洗消毒管理、配包管理、灭菌管理、发放管理、库存管理等操作过程。技术层包含系统开放管理平台，其中系统安全管理和各业务系统对接，如与内部HIS、清洗消毒灭菌设备、手术麻醉临床系统整合对接。

（一）软件系统架构

消毒供应中心信息追溯系统采用客户端/服务器（C/S）或浏览器/服务器（B/S）架构，或者C/S与B/S相结合的方式。C/S架构是一种早期软件开发较为常用的体系结构，通过合理分配任务到客户端和服务器端，降低系统通讯开销，合理利用两端设备资源，提高工作效率。B/S架构是网络业务兴起后的一种网络架构模式，客户端最主要的应用软件是万维网浏览器，从而统一了客户端，将实现系统功能的核心集中到服务器上，可降低客户端电脑负载，减少系统维护与升级的成本和工作量，最终降低用户的总体成本。

（二）服务器端

服务器端可为一台服务器，也可分为数据库服务器和应用服务器，客户端与应用服务器交互实现数据录入与展示，再由应用服务器组件与数据库服务器交互实现数据的存储和提取。服务器端可使用实体服务器，也可使用云计算资源划分虚拟服务器。

二、信息追溯系统工作模式及功能

消毒供应中心信息追溯系统需具备管理功能和质量追溯功能，需针对无菌物品回收、清洗、消毒、配包、灭菌、发放、使用的所有环节建立闭环追溯管理体系；同时建立报表统计模块，做到数据实时监控，使消毒供应中心的工作更加标准化、科学化、规范化。

（一）工作模式

1. 唯一识别标识管理模式。消毒供应中心信息追溯系统操作流程采用唯一识别标识管理模式，而唯一识别标识为条形码和二维码。条形码和二维码只能单件扫描，主要用于对器械包的管理。RFID 标签可批量扫描，但成本较高，主要用于对单品器械的精细化管理。有条件的医院也可采用 RFID 标签与条形码、二维码相结合的方式，工作人员可用扫码枪扫描唯一识别标识进行操作，减少手工输入，降低交叉感染的风险。

2. "电脑＋手持移动终端"操作模式。采用"电脑＋手持移动终端"操作模式，能够完成所有的业务流程。消毒供应中心每个工作流程部分配置相应的电脑客户端。工作人员可以用手持移动终端去手术室回收器械包，当器械包内的器械丢失时，可以用手持移动终端拍照记录，并进行消毒包回收。

（二）信息追溯类别

1. 无菌包信息：消毒供应中心处理的无菌包设置了唯一识别标识，通过唯一识别标识，可追溯包括回收、清洗、消毒、配包、灭菌、发放和使用在内的整个无菌包生命周期，进而实现了反向追溯清洗、灭菌批次，同时支持查看同一批次其他的无菌包信息。追溯记录需具备真实性和及时性，错误录入的更正需要权限并需留有痕迹。记录的关键信息包括操作人员、操作流程、操作时间、操作内容等。

2. 患者信息系统可通过患者的唯一识别码（患者登记号）追溯患者就诊期间所使用的无菌包及包内器械物品信息。

3. 设备信息：清洗消毒器、灭菌器等设备均与信息追溯系统实现信息对接，在信息追溯系统中可实时获取设备运行参数，进而对设备的运行情况进行监控，支持动态显示及智能预警；运用强制性时间限制，当灭菌设备未按要求进行监测时，不能进行后续的配包审核及使用。通过设备锅号、锅次、批次可追溯设备运行时清洗、消毒、灭菌的器械及无菌包等信息，并对清洗、灭菌监测的原始资料进行长期保存。

（三）系统功能简介

1. 物资信息录入：录入供应室采购的物资信息，并且对录入的物资信息进行维护管理。

2. 器械清洗：管理供应室新采购物资和回收器械包的清洗业务。

3. 物资入库：将已经清洗完成的器械等入库。

4. 器械包信息管理：临床科室已经使用过的器械包回收到供应室进行消毒清洗处理。

5. 器械包标签生成：根据器械包信息进行器械包标签批量生成。

6. 器械包打包：通过器械包标签获取器械包中具体器械信息，根据器械信息打包。

7. 器械包灭菌：将已经打包完成的器械包放入灭菌锅中进行灭菌处理。

8. 器械包入库：将灭菌合格的器械包做入库处理，方便临床科室使用。

9. 器械包申请：提供给临床科室使用，临床科室申请需要使用的器械包，然后提交供应室审核，可以批量申请多个类型多个器械包。

10. 申请审核：为供应室使用，供应室管理员审核临床科室提交过来的器械包申请信息。

11. 器械包派发：根据供应室管理员已经审核通过的临床科室申请单发送需要的器械包。

12. 器械包回收：供应室每日到手术室或临床科室将当天已经使用的器械包、过期的器械包以及不合格的器械包回收到供应室进行灭菌消毒处理。

13. 物资库存查询：使供应室管理人员能够实时查询到目前供应室中物资的库存信息。

14. 器械包库存查询：使供应室管理人员能够实时查询目前供应室中器械包库存信息及将要过期的器械包信息等。

15. 打包查询：提供器械包打包详细信息。

16. 器械包召回：提供器械包召回功能，主要召回过期器械包、质量不合格器械包等。

17. 报表统计：提供科室成本统计和医务人员工作量统计，以及查询器械包使用量和科室库存等。

三、流程管理

1. 回收：回收管理的对象是消毒供应中心接收的所有物品，支持拼音首字母、物品类型、分类码和名称等形式查找物品包。系统中可展现包内器械明细、图片，实现了对回收批次器械的统计，对回收器械的损坏、丢失等异常情况的登记。出现丢失无菌包唯一识别标识的情况时进行人工登记操作，通过关联使用患者信息，追溯到丢失的无菌包唯一识别标识，实现回收。工作人员也可使用手持移动终端拍照记录回收物品,进行回收。

2. 清洗、消毒:清洗、消毒管理支持物品清洗智能分类提示,每批次记录清洗、消毒环节所有信息,包含清洗责任人、篮筐编号、清洗器编号、清洗程序、清洗开始时间和结束时间、清洗步骤及每个步骤的液体使用量等信息,支持双人审核机制,限制审核时间,记录异常及处理结果。判断清洗效果时,可选择全部不合格、部分合格和全部合格。在部分合格的情况下,可选择其中某一件不合格器械的不合格原因,对不合格的器械进行二次清洗。

3. 配包:信息追溯系统会记录配包环节的操作信息,如配包人员、配包时间、灭菌包标识、包装属性、包内器械清单、灭菌日期、失效日期以及审核人、审核时间等。在系统中显示包内器械图片,关联网篮信息,根据科室预订量,系统自动统计需要配包的数量。同类包的配包数量可自行选择,未完成的配包任务会一直停留在配包界面。

4. 灭菌:每批次关联记录灭菌环节所有信息,包括灭菌责任人、灭菌设备、开始时间、结束时间、灭菌程序等,支持灭菌操作规范提醒和双人审核机制,记录异常及处理结果。灭菌时,系统会提醒该灭菌设备当日是否做过 B-D 测试,如未做则不可以进行消毒包灭菌。可以记录 B-D 测试不合格的原因,填写改进措施。扫描植入物的无菌包时,会提示工作人员需进行生物监测。灭菌物品与灭菌方式进行关联,若灭菌方式错误,则会提示不能进行灭菌。

5. 发放:根据各科室无菌包预订量进行无菌包发放,扫描科室唯一识别标识,系统自动显示需要发放的科室名称及无菌包名称、数量,未能发放的无菌包会显示自动转下次发放。

6. 使用:使用科室可进入信息追溯系统将患者信息与无菌包关联、匹配,完成电子病历的记录,实时查看本科室待灭菌物品所处状态。

7. 库存管理:各科室库房管理人员均可登录系统,查看库存内的无菌物品信息,包括名称、生产日期、失效日期等。对于未过期、即将过期、已经过期的无菌物品,系统将进行颜色区分。对无菌物品的有效期可进行预警设置,在到达预警时间时,每次登录系统,系统将自动提示距离失效日期在预警值内的所有无菌物品,包括名称、生产日期、失效日期,工作人员根据提示寻找到该包,优先使用或者在信息追溯系统中召回。

8. 数据统计:信息追溯系统具有数据统计分析功能,管理者可实时监控工作完成情况,消毒包所处的状态,所在的科室、设备运行情况,临床使用科室关联状态,工作时长和工作量统计,科室成本及支出的核算等。科学、准确地进行统计分析，有利于管理者对科室工作进行精细化管理，提高管理效率，改善工作质量。

四、其他模块

1. 质量服务调查：可对所有质量投诉进行分析汇总，提升服务质量。
2. 设备维护管理：内置设备维护保养系统，可为周期性或者突发性的设备维护提供系统申报支持。

【知识拓展】

可追溯性与可追溯体系

商品或产品的生产和使用过程是可以追溯的，追溯在各个领域广泛应用。国际标准化组织（International Organization for Standardization，ISO）将通过登记的识别码，对商品或行为的历史和使用或位置予以追踪的能力定义为可追溯性。建立商品或服务的可追溯体系，可以确保出现安全质量问题时能够追本溯源，找出问题所在，便于及时解决问题和对产品及服务进行修正优化。

可追溯体系是指通过利用已记录的标识追溯产品的历史、应用情况、所在场所或类似产品或者活动的体系。其中标识对每一批或每一个被追溯的产品或物品都具有唯一性，也就是说标识和被追溯对象是一一对应的，同时标识应被记录和保存。追溯产品的历史应包括产品的原材料、生产环境等。可追溯体系往往通过2个途径实现产品的可追溯性，即跟踪和追溯。跟踪指的是产品从供应链的上游至下游的正向流通，跟随一个特定的单元或一批产品运行路径的能力。追溯则是指产品从供应链下游至上游的逆向流通，即识别一个特定的单元或一批产品来源的能力，就是通过记录标识的方法回溯某个实体来历、用途和位置的能力。

可追溯体系在食品领域广泛应用，食品可追溯体系可以实现对食品从农田生产、物流运输、加工到餐桌的全过程进行有效控制，确保食品的安全，从而实现对食品质量的全程监控。一旦有食品安全事故发生，监管部门可以通过电子信息化记录快速查找到问题食品的来源，同时可以立即开展调查，并依据可追溯体系确定可能影响的范围以及此次事故的危害程度，及时采取措施召回问题食品，并在最大范围内、最大程度上控制事态发展，从而最大限度地保护人民身体健康和生命安全。可追溯体系赋予食品属于自己的唯一标识，一般在食品上张贴条形码，通过POS机扫描就可以追溯到食品的生产地、物流信息甚至培育方法等详细信息。

早在 20 世纪 90 年代疯牛病蔓延时,欧洲国家便开始了对牛肉相关信息的追溯,随后便开始了大量对溯源系统的研究,从而建立了食品安全可追溯体系。

我国对溯源体系的研究相对较晚,最早的溯源工作始于 2002 年,随后陆续制订了相关法律法规,并在实践中对各法律法规进行完善。有了法律法规作为依托,我国可追溯体系科研和推广工作得到了空前发展,各地纷纷建立了自己的食品安全可追溯体系。我国首个全球通用标识系统的可追溯体系于 2007 年在北京开始试行,消费者可以通过终端设备扫描大米等产品包装袋上的条形码或者输入编号来查询商品的生产地、原材料等诸多信息。

第八章　消毒供应中心管理

　　根据消毒供应中心供应室的工作特点建立规章制度是非常必要的，这些规章制度是供应室质量和院内感染控制的重要措施，并应该根据医院发展和控制院内感染的需要，不断修改和完善相关规章制度，使其更有利于供应室的清洁、消毒、灭菌和无菌物品的保存及发放工作安全开展，做到有章可循、照章办事，以规范工作人员的行为，确保各种物品达到消毒、灭菌的要求。

一、分区管理制度

（一）办公区工作制度

1. 工作时间规范着装。
2. 进出人员应及时关闭门禁系统，非本科室人员不得随意进出。
3. 爱护公共财物，禁止在工作区域乱写乱画。
4. 休息室供工作人员休息，示教室供工作人员交班、观看电视、晨会、进行业务学习及召开科务会等，应随时保持室内整洁。
5. 参观接待要有登记。

（二）去污区工作制度

1. 进入该区工作人员必须按要求规范着装，不得随意到其他区域走动。
2. 该区人员离开此区时应洗手、更衣、换鞋。
3. 该区车辆、容器等用物应专区专用，有明显清污标识，严禁混装。
4. 该区人员应严格执行职业防护制度及消毒隔离制度。

（三）检查包装及灭菌区工作制度

1. 进入该区工作人员必须按要求规范着装并经风淋室实施除尘。
2. 严禁一切与工作无关的物品进入该区。
3. 注意手卫生，包装物品前后及待灭菌物品装载前应洗手。
4. 随时保持该区环境、物表、手表清洁，确保符合国家卫生学要求。

5. 该区车辆应专区专用。

6. 认真执行物品检查及包装操作流程。

（四）无菌物品存放区工作制度

1. 进入该区工作人员必须按要求规范着装并经风淋室实施除尘。

2. 严禁一切与工作无关的物品进入该区。

3. 无菌物品存放区应专人管理，严控人员进出。

4. 严格执行相关操作流程，遵守先进先出的发放原则，灭菌包一经发出不得再返回该区。

5. 注意手卫生，接触无菌物品前后应洗手。

6. 随时保持该区环境、物表、手表清洁，确保符合国家卫生学要求。

7. 规范发放、及时清点基数并登记，确保临床所需。

8. 消毒物品与无菌物品应标识清楚，分架存放。

二、消毒隔离制度

1. 科室布局规范合理，物品由污到洁，空气由洁到污；各区人员不得随意在各区之间来回穿梭。

2. 严格规范着装，并按要求进行手卫生。

3. 所有重复使用的器械、器具等均应清洗、消毒处理后方能进入检查包装及灭菌区。

4. 使用中的消毒剂每次必须用浓度试纸测试，保持其有效浓度。

5. 特殊感染（如气性坏疽、朊病毒及突发原因不明的传染病病原体等）患者用过的器械、器具应严格按照特殊处理流程进行处理后方能与其他物品一起清洗、包装、灭菌。

6. 污染车与清洁车分开放置、分开使用。每日下收下送完毕后应对车辆进行清洗、消毒处理，污染车消毒剂配制浓度为 1000mg/L，清洁车为 500mg/L。

7. 清洗用具每日用后应清洗、消毒，干燥备用。

8. 一次性使用无菌物品库房每日进行空气消毒一次。

9. 医疗废物按国家要求分类装袋封口并由专人交接登记。

三、职业防护管理制度

1. 科室应建立职业防护管理制度和职业暴露处理流程。

2. 新进人员上岗前须接受消毒隔离、职业暴露等职业防护制度培训并签名。

3. 工作人员应遵守标准预防的原则，不同区域、不同操作环节采取相应防护措施。

4. 科室应配置相应防护用具，并在低温灭菌间配置有害气体浓度超标报警器，去污区配备洗眼装置。

5. 发生职业暴露时应按医院相关制度、流程处理。

四、查对制度

1. 物品发放查对制度。

（1）三查：物品放时查、发时查、发后查。

（2）六对：对品名、对灭菌日期、对灭菌标识、对签名、对数量、对科室。

2. 物品回收查对制度。

六查：查品名、查数量、查性能、查规格、查污染种类及程度、查预处理状况。

3. 消毒、灭菌查对制度。

（1）装锅前：查装载及灭菌方法。

（2）装锅后：查灭菌程序及运行参数。

（3）下锅时：查物理监测记录、查湿包、查包装完好性、查化学指示带变色情况。

4. 物品包装查对制度。

六查：查洗涤质量、查物品性能规格、查数量、查品名、查日期及签名、查闭合及密封完好性。

特殊、重要器械包、抢救包必须经双人核对并签名后方能封包。

5. 物资入库、出库查对制度。

六查：查厂家批号、查有效期、查品名、查规格、查数量、查外包装完好性。

五、交接班制度

1. 操作人员在机器设备运转过程中，不得擅离职守，如有特殊情况需要离岗，应向作业组长请假并向替班者交代注意事项。

2. 各岗位人员换班时，应进行交接班，必要时书面交班，接班者如发现机器异常、物资数目不符等情况，应立即查问，并向作业组长汇报，且应同级换班。

3. 当班者必须按要求完成本班工作。如遇特殊、意外情况未完成本班工作，必须详细交代，必要时书面交班。

4. 各作业区人员应加强仪器、设备及贵重物品的交接，遇到重大问题（如机器设备发生故障、丢失等），应及时汇报。

5. 交班报告应书写规范，表达应准确，情况属实，无涂改。

六、监测制度

1. 科室设专人负责质量监测工作。

2. 定期对清洁剂、消毒剂、清洗用水、润滑油、包装材料等进行质量检查。定期抽查消毒剂和监测材料的有效期。

3. 对清洗消毒器、封口机、干燥柜、灭菌器进行日常清洁、检查及预防性维护与保养。

4. 对清洗消毒器的湿热消毒参数进行记录，留存≥6个月。定期对清洗质量进行监测，并记录。

5. 对软水、纯化水和使用中的消毒剂进行监测并记录。

6. 对灭菌器及灭菌物品进行物理监测、化学监测和生物监测，各种监测结果规范记录，并留存≥3年。

7. 定期抽查待灭菌包内物品的清洗质量，并记录。发现不良事件及时改进和汇报，持续提升质量。

8. 执行医院相关监测制度。

七、质量追溯及质量缺陷召回制度

1. 应建立质量控制过程记录与追踪制度，专人负责质量控制。

2. 应建立清洗、消毒、灭菌等关键环节的过程记录并按要求规范存档。保存期≥6个月，灭菌质量监测资料和记录保存≥3年。

3. 院内院外质量反馈有记录及改进措施，妥善留存。

4. 发现化学监测、生物监测不合格，必须立即全部召回同一时间处理的灭菌物品。查找原因，重新处理，并寻找替代解决方案。必要时汇报相关部门。

5. 采用信息化系统，手术器械包的标识使用后应随器械回到消毒供应中心进行追溯记录。

6. 专人定期收集分析院内院外反馈意见、建议，及时改进，不断提高。

八、仪器设备管理及维护保养制度

1. 科室设专人进行资产管理及设备管理。

2. 资产管理员负责各类仪器设备的申报、调剂、报废及建账盘点工作，并定期组织相关人员对固定资产进行清查并登记。

3. 设备管理员负责仪器设备的日常维护、保养、报修工作，并有记录。

4. 仪器操作人员应严格执行操作规程，发现异常及时上报，严禁擅自拆修。

5. 所有新进仪器操作人员必须经厂家工程师进行相关课堂及现场技术培训并合格后方能上机操作。

6. 压力蒸汽灭菌消毒员除具备国家压力容器操作上岗证（并在有效期内），还需进行相应的岗位培训及考核。

九、质量持续改进与管理制度

1. 科室设立质量控制小组。定期召开质量管理会议并有记录。

2. 定期对各区质量自查结果以及护理部的质量检查结果及时反馈，提出改进措施，以持续改进工作质量。

3. 动态质控员应根据科护士长的月质控重点进行质控检查考核。

4. 动态质控员及作业组长应定期开展院内院外自查并记录，及时反馈、改进。

5. 严格遵守及执行医院相关质量持续改进与管理制度。

6. 定期对监测资料进行总结分析，做到持续质量改进。

7. 各区域作业组长每日进行区域质量管理检查，并记录。

十、（临床）沟通联系反馈制度

1. 科室应设立专人负责临床沟通联系反馈。

2. 服务窗口应建立完善沟通信息渠道，及时反馈沟通信息、解决临床需求。

3. 科室定期向全院各临床科室及手术室发放满意度调查表，及时分析改进，以提高工作质量。

4. 对临床重要反馈，应专人到达现场，对收集的信息进行协调，提出改进处理意见，完善登记。

十一、继续教育及业务培训制度

1. 科室设立专人负责教学培训工作。

2. 定期组织安排相关人员参加各类学术活动及专业培训学习。

3. 根据专科及人员特点，年初拟订各阶段各层次人员业务培训计划并跟踪落实，定期考核。

4. 各作业区应根据专业特点，积极开展形式多样的业务培训，由各区作业组长组织实施。每年初将培训计划交科护士长处备案。

5. 妥善整理保管各层次人员的培训及考核资料。

十二、对外服务管理制度

1. 科室设专人负责对外服务管理工作。

2. 外来成品待灭菌包必须经专用入口由专人验收合格后方可进入消毒供应中心。

3. 对于不符合《消毒技术规范》及国家"两规一标"（WS 310—2016）要求的外来成品待灭菌包应及时沟通并重新规范处理，或拒绝接收。

4. 凡是进入手术室的外来器械一律应在医院相关部门备案并与消毒供应中心签订合作协议书后严格按照相应流程进行消毒、灭菌。双方应共同清点核查、确认、签名，记录应保存备查。

5. 所有外来消毒、灭菌器械、器具均应严格登记，灭菌质量可追溯，资料按要求保存备查。

6. 及时向院外服务机构反馈质量验收、评价及使用过程中存在的问题，并要求落实改进措施。

7. 每季度向对外单位发放满意度调查表，及时分析改进，以提高工作质量。

8. 每年定期校正对外联系人信息及开展对外沟通联系，提升服务品质。

十三、一次性使用无菌医疗用品管理制度

1. 科室设专人管理，按要求对厂家进行资质审核，妥善保留资料以备查证。

2. 接收一次性使用无菌医疗用品时，应确认每批产品合格有效，收取每批次产品检验报告，登记每批次产品的品名、规格、数量、批号、失效时间等相关信息。

3. 规范出入库管理，合理计划申领，严格控制成本，确保物资供给，避免积压浪费。

4. 按规定规范存放，标识清楚，保持环境清洁，每日对库房进行空气消毒。

5. 建立产品质量沟通本，及时跟进临床需求。

十四、诊疗器械管理制度

1. 科室设专人管理，负责各类诊疗器械的计划申购、入库清点验收及盘点报废工作，如遇质量问题应及时反馈。

2. 严格遵守医院诊疗器械相关管理制度，任何人不得将诊疗器械私借。

3. 对于新进诊疗器械应及时了解器械性能、用途及清洗、消毒、灭菌方式，厂家应提供说明书，并有培训记录签名。

4. 各类诊疗器械按照厂家说明及科室库房管理制度进行储存管理。

5. 外来诊疗器械统一由消毒供应中心清洗、包装、灭菌后直接运送至手术室。

十五、植入物管理制度

1. 科室应建立植入物专岗负责制，建立植入物管理制度。

2. 植入物应由设备部人员核查签名后方能接收，并做好登记。

3. 去污区建立植入物专门登记表，内容应包括植入物来源、名称、去向等。

4. 植入物使用部门应保证足够的处置时间，择期手术最晚应于术前一日的 20：00 前将器械送达消毒供应中心，急诊手术应术前 4h 送至消毒供应中心，保证器械足够处置时间。

5. 植入物的灭菌、监测、发放应严格按照"两规一标"（WS 310—2016）要求进行，并对物理监测、化学监测、生物监测过程及去向做相应记录。

6. 无菌物品存放区应设专人每日自查植入物的处理流程和相关登记。

7. 质控员应定期抽查植入物的处理流程和相关登记。

8. 工作人员发现植入物处理过程中任何不良因素应立即汇报相关人员。

十六、库房管理制度

1. 科室设专人管理，严格遵守医院库房管理制度。

2. 严格库房出入库管理。

3. 规范存放，保持环境清洁。

4. 合理规范出库并登记。

5. 及时请领、补充、报损，确保物资供应。

十七、安全管理制度

1. 科室应成立安全管理小组，每日进行巡查及汇报。

2. 严格遵守医院各项安全管理条例及制度。

3. 严格遵守设备操作规程，履行岗位职责，发现异常情况及各种安全隐患应及时上报、处理。

4. 每日由专人行安全自查，做好安全"四防"工作。重大节假日安全管理小组应组织相关人员进行安全大检查，并记录。

5. 定期组织安全培训，提高安全意识。

十八、环氧乙烷灭菌器安全管理制度

1. 合理安放环氧乙烷灭菌器，避免接近火源。

2. 环氧乙烷灭菌器应安装专门的排气管道，并符合国家规定。

3. 按照要求合理规范存放环氧乙烷气瓶并有交接记录。用后气瓶规范处理。

4. 应建立环氧乙烷灭菌器泄漏紧急事故处理预案。

5. 在环氧乙烷灭菌间安装环氧乙烷浓度监测器，保证环境安全。

6. 严禁用于食品、液体、油剂及粉剂的灭菌。

十九、控烟管理制度

1. 科室应成立控烟管理小组，负责随时抽查监督、记录。

2. 加强控烟宣传教育，设立"创建无烟医院"和"禁止吸烟"的明确标识。

3. 禁止在工作区域和公共场所吸烟。

4. 制定控烟工作奖惩办法，并和个人及区域奖励挂钩；对严重违反医院控烟规定的，纳入年度绩效考核。

二十、节能减排制度

1. 科室应成立节能减排专项小组，负责随时抽查监督。

2. 加强节约用水、用电等宣传。

3. 各区加强办公耗材的管理。

4. 制定节能减排奖惩办法，对完成节能减排项目优秀的个人和区域，科室进行表彰和奖励。

5. 鼓励发明创新以推动节能减排工作，效果明显、措施得当的给予表扬和奖励。

二十一、薪酬分配制度

1. 科室根据医院要求和专业特点制定相应薪酬分配制度和考评方法。

2. 该制度将根据医院要求和科室发展需要，每年度修订一次。

3. 薪酬发放基本原则为公平、公正，体现多劳多得、优劳优得、奖优罚劣。

4. 薪酬按学历、工作年限、职称、岗位、绩效考核等内容，按不同的分值比例由科室经济管理小组成员商榷后进行发放。

5. 违反医院缺陷管理制度按医院相关规定执行。

6. 对科研教学成果酌情予以相应奖励。

二十二、门禁系统管理制度

1. 科室应建立门禁系统管理制度。

2. 门禁系统设专人进行日常管理，发现故障及时联系相关人员维修。

3. 特殊区域门禁系统应设权限管理。

4. 科室内工作人员进出后应随时关闭门禁，发现可疑人员及时关闭门禁并上报。

5. 对新进人员由科室审核通过后方能开放门禁权限。

6. 进修、规培等学员出科后 24h 内终止门禁权限。

7. 根据疫情防控要求，参观及外来人员必须测量体温，出示健康码、填写相关信息后（外省及高风险地区人员需有核酸阴性结果）才可进入。

8. 门禁外严禁放置物品，保证消防通道畅通。

二十三、高度危险化学品管理制度

1. 科室制定高度危险化学品管理制度，定期进行培训。

2. 科室界定高度危险化学品的种类。消毒供应中心高度危险化学品主要包括环氧乙烷、过氧化氢、乙醇、香蕉水等。

3. 严格按照厂家的使用说明，确定专人管理，设定专用库房储存，严格出入库及交接班，保证数量正确和适宜的环境要求，定期检查并记录。

4. 建立高度危险化学品应急预案，有规范的文字条例供学习和培训。

5. 发生高度危险化学品危机事件，应立即汇报和处理并分析原因，做好PDCA。

6. 定期开展高度危险化学品的自查工作，防止意外事件发生。

二十四、外来诊疗器械管理制度

1. 科室设专人负责外来诊疗器械管理工作。外来诊疗器械应符合医院管理制度。

2. 外来诊疗器械使用单位应与医院签订合作协议书，并在医院相关部门备案。

3. 所有外来诊疗器械双方交接时应当面清点清楚，共同清点核查、确认、签名，记录应保存备查。

4. 外来成品待灭菌包必须经专用入口由专人验收合格后方可进入消毒供应中心，对于不符合《消毒技术规范》及 WS 310—2016 要求的外来成品待灭菌包应及时沟通并重新规范处理或拒绝接收。

5. 外来诊疗器械的使用单位需提供器械清洗、消毒、灭菌说明书，植入物应在术前一日的 20：00 前将器械送达消毒供应中心，急诊手术应术前 4h 送至消毒供应中心，保证器械足够处置时间。

6. 及时向院外服务机构反馈质量验收、评价及使用过程存在的问题，并要求落实改进措施。

7. 每月向对外单位发放满意度调查表，及时分析改进，以提高工作质量。

二十五、精密器械管理制度

1. 科室设专人管理，严格遵守医院诊疗器械相关管理制度。任何人不得将精密器械私借。

2. 精密器械交接时应当面清点清楚，运送时应采用专用保护套及保护装置进行保护。

3. 精密器械手工清洗应专人专岗，精密器械包装时应采用保护套及保护装置进行装配包装。

4. 精密器械的灭菌、监测、发放应严格按照"两规一标"要求进行。

5. 精密器械应遵循生产厂家的使用说明和指导手册进行清洗、消毒、灭菌。

6. 对新进精密器械应及时了解器械性能、用途及清洗、灭菌方式，厂家应提供说明书，并有培训记录签名。

7. 发生精密器械损毁应按照不良事件进行汇报处理。

二十六、手术器械维护保养制度

1. 制定手术器械管理、维护保养制度。

2. 手术器械维护保养设专人管理，负责维护保养、记录。

3. 厂家定期（每半年）进行维护保养、检修。

4. 日常出现特殊手术器械功能异常（特殊器械更换需由医生确认）时，手术室交消毒供应中心检测—医工科检测—通知厂家及质检部门检测—报备设备科申领，维护、记录，存档备查。

5. 定期开展手术室、消毒供应中心、设备科沟通会议。

6. 发现器械问题，及时填写器械缺陷不良事件登记表并上报。

二十七、教学管理制度

1. 严格按照医院护理教学要求，规范教学行为，组织教学实施。

2. 科室设立三级教学架构，由教学护士长、层级带教老师及一对一带教老师组成。

3. 教学师资须承担相应的教学任务，按照科室年度教学要求认真执行，在教学过程中注意言传身教，并关心学员。

4. 各级教学师资详细制订并适时调整对应层级教学计划，主动创新教学方法并及时跟进教学进度。

5. 由科护士长、正护士长、教学护士长定期负责三基三严线上教学项目的审核。

6. 各级教学师资应定期组织师生沟通会，收集学员意见与建议，做好教学反馈，并有记录。

7. 所有教学资料应规范记录或上传并妥善保存。

8. 每年结合教学评价反馈，对带教师资进行业务能力考评。

二十八、教学激励制度

1. 科室各层级教学总带教老师，在绩效考评、奖金上给予奖励。

2. 教学护士长根据教学评价考核情况，动态调整奖励。

3. 教学质量优异者（教学满意度100%、年度护理部考核优秀者），优先考虑医院年度推优评优工作。

4. 临床教学的一对一带教老师，在绩效考评、奖金分配上给予相应的奖励。

5. 科室教学小组自查优异者，优先考虑科室年度教学评优。

6. 发表论文、撰写书籍、申请科研项目等者，给予相应奖励。

二十九、新进人员管理制度

1. 科室建立新进人员管理制度与培训流程。

2. 新进人员上岗前需接受制度流程、岗位职责、职业防护等专业知识培训。

3. 上岗后进行为期1个月的岗位学习，轮转结束后根据科室需求及个人专长定岗，并根据科室安排进行岗位轮转。

4. 根据科室统一安排，完成定期培训与考核。

5. 入职后每日完成工作日记，理论考核合格后改为周记，再次理论考核合格后改为月记。时间为12~18个月。

三十、对讲机和 PDA 管理制度

1. 科室应建立对讲机、PDA 使用管理制度。

2. 下收下送人员每人配置对讲机、PDA 一套，对讲机、PDA 应贴编号或使用者姓名，相应编号对应使用者进行日常使用、管理维护。

3. 每日晨在存放区领取使用，工作完毕后交存放区护士检查完好性并充电备用。

4. 集中统一在固定区域充电，并建立交接班制度。

5. 下收下送人员专机专管专用，不得遗失、乱用和损坏，发生遗失者照价赔偿，因违反操作规程造成损坏者，由使用者照价赔偿。

6. 如对讲机、PDA 发生故障，应及时交区域组长处，及时报修。

三十一、下收下送车辆管理制度

1. 制定下收下送车辆管理制度。

2. 下收下送车辆洁、污分开使用、放置。

3. 污染车辆使用完毕后使用 1000mg/L 含氯消毒剂进行擦拭，然后再用纯化水进行擦拭，干燥备用。

4. 清洁车使用完毕后用 500mg/L 含氯消毒剂进行擦拭，再用清水擦拭，干燥备用。

5. 下收下送车辆应固定位置暂存，标识清楚。

6. 每辆下收下送车辆应配备速干消毒洗手液。

7. 手术转运车、临床物品转运车应分开使用，专车专用。

8. 定期对车辆进行检修，避免运输途中发生意外。

三十二、更衣室、值班室管理制度

1. 制定更衣室、值班室环境管理制度，设专人管理。

2. 更衣室内不要堆杂物，不要放置私人物品于公共区域。

3. 更衣室衣柜顶不放置任何私人物品及杂物。

4. 衣柜门外挂钩仅限悬挂帽子、面巾等清洁物品，勿悬挂工作服。

5. 工作服悬挂于墙壁专用挂钩（本科室人员分区布置并在挂钩处粘贴姓名），规范化培训学员与实习同学悬挂工作服于指定地点墙面挂钩。

6. 勿在值班室大声喧哗、娱乐等，保持室内整洁，不乱扔杂物，餐后及时清理桌面污渍。

7. 勿着工作服进入值班室，禁止穿工作服坐卧于床铺。

8. 保持床铺平整、干净、整洁，定期更换床单。

9. 不要乱接电线，注意用电安全。

10. 最后离开值班室人员关灯并随手关门。

三十三、灭菌物品质量缺陷应急管理

1. 一旦发生灭菌物品质量问题，立即通知科室领导、组长、值班人员及其他相关人员。

2. 立即停止发放无菌物品。立即查找缺陷原因，采取补救和改进措施，减少不良后果。

3. 如果生物监测不合格，应立即通知使用部门停止使用，并召回上次监测合格以来尚未使用的所有灭菌物品。同时书面报告相关管理部门，说明召回的原因。

4. 完善记录，总结分析。

三十四、灭菌器故障应急管理

1. 立即查找灭菌失败的原因，必要时逐级汇报。

2. 如机器故障无法灭菌时，立即通知专业维修人员。改用其他灭菌方法替代，并做出物资、人员调整。

3. 必要时通知相关科室，汇报相关部门。

4. 维修后做好相应监测工作，并做好相关事件记录。

三十五、环氧乙烷气体泄漏应急处理管理

1. 发现环氧乙烷气体泄漏后，迅速离开现场，立即呼吸新鲜空气。

2. 如皮肤接触，用水冲洗接触处至少 15min，同时脱去被污染的衣服。

3. 如眼接触液态环氧乙烷或高浓度环氧乙烷气体应至少冲洗眼 10min，同时尽快就诊。

4. 专业防护后立即查找原因，阻止气体进一步泄漏。

5. 如是机器故障，立即停止灭菌，通知专业维修人员尽快维修。

6. 做好相关事件记录。

三十六、泛水应急处理管理

1. 发现泛水时，马上关闭总水阀门，通知医院相关部门。

2. 组织人员在最短的时间内转移物资，降低损失。

3. 及时寻找原因，处理积水。

4. 泛水停止后，应对环境进行清洁和相应消毒处理。

5. 发现设备、供水系统出现问题应及时维修，定期检修。

附件1 医院消毒供应中心
第1部分：管理规范（WS 310.1—2016）

前 言

本部分 4.1.2、4.1.5、4.1.7、7.2.1、7.2.6、8.6、10.2 为推荐性条款，其余为强制性条款。

根据《中华人民共和国传染病防治法》和《医院感染管理办法》制定本标准。

WS 310《医院消毒供应中心》是从诊疗器械相关医院感染预防与控制的角度，对医院消毒供应中心的管理、操作、监测予以规范的标准，由以下三个部分组成：

——第1部分：管理规范；

——第2部分：清洗消毒及灭菌技术操作规范；

——第3部分：清洗消毒及灭菌效果监测标准。

本部分为 WS 310 的第1部分。

本部分按照 GB/T 1.1—2009 给出的规则起草。

本部分代替 WS 310.1—2009。除编辑性修改外主要技术变化如下：

——在适用范围中，删除了"暂未实行消毒供应工作集中管理的医院，其手术部（室）的消毒供应工作应执行本标准"和"已采取污水集中处理的其他医疗机构可参照使用"的要求；

——增加了关于 CSSD 信息化建设的要求（见 4.1.5），并提供了资料性附录 A；

——补充了植入物与外来器械的管理要求（见 4.1.6）；

——增加了对采用其他医院或消毒服务机构提供消毒灭菌服务的医院的消

毒供应管理要求（见4.1.8）；

——增加了对建立植入物与外来医疗器械专岗负责制、定期进行工作质量分析的要求（见4.3.2）；

——增加了对工作区域化学物质容许浓度的要求和采用其他医院或消毒服务机构提供消毒灭菌服务的医院收集、暂存、交接区域的建筑要求（见7.2.7、7.3）；

——增加了对水处理设备和环境有害气体浓度超标报警器的要求（见8.4、8.6）；

——增加了最终灭菌包装材料符合 YY/T 0698 的相应要求（见9.8）；

——增加了第10章对灭菌蒸汽用水和蒸汽冷凝物质量指标的要求，参照 GB 8599 的要求，提供了资料性附录 B。

本部分工作区域的温度、相对湿度和照度要求部分参照了美国 ANSI/AAMI ST79：2010 医疗设备中蒸汽消毒和灭菌保证综合指南（ANSI/AAMI ST79：2010 Comprehensive guide to steam sterilization and sterility assurance in health care facilities）。

本部分主要起草单位：国家卫生计生委医院管理研究所、广州市第一人民医院、北京大学第一医院、北京协和医院、中国疾病预防控制中心、上海瑞金医院、浙江省疾病预防控制中心、四川大学华西医院、浙江大学邵逸夫医院、北京大学第三医院、北京大学口腔医院、北京大学人民医院、泰达国际心血管病医院、广东省中山市小榄人民医院、北京市卫生监督所、煤炭总医院、北京朝阳医院。

本部分主要起草人：巩玉秀、冯秀兰、付强、李六亿、任伍爱、张青、张流波、李新武、钱黎明、张宇、周彬、么莉、黄靖雄、胡国庆、黄浩、王亚娟、袁晓宁、刘翠梅、武迎宏、赵云呈、姜华、裴红生、钟秀玲、李保华。

本部分所代替标准历次版本发布情况为：

——WS 310.1—2009。

医院消毒供应中心 第1部分：管理规范

1 范围

WS 310 的本部分规定了医院消毒供应中心（central sterile supply department，CSSD）管理要求、基本原则、人员要求、建筑要求、设备设施、耗材要求及水与蒸汽质量要求。

本部分适用于医院和为医院提供消毒灭菌服务的消毒服务机构。

2　规范性引用文件

下列文件对于本文件的应用是必不可少的。凡是注日期的引用文件，仅注日期的版本适用于本文件。凡是不注日期的引用文件，其最新版本（包括所有的修改单）适用于本文件。

GB 5749　生活饮用水卫生标准

GB/T 19633　最终灭菌医疗器械的包装

GBZ 2.1　工作场所有害因素职业接触限制 第1部分：化学有害因素

WS 310.2　医院消毒供应中心 第2部分：清洗消毒及灭菌技术操作规范

WS 310.3　医院消毒供应中心 第3部分：清洗消毒及灭菌效果监测标准

WS/T 367　医疗机构消毒技术规范

YY/T 0698.2　最终灭菌医疗器械包装材料　第2部分：灭菌包裹材料要求和试验方法

YY/T 0698.4　最终灭菌医疗器械包装材料　第4部分：纸袋　要求和试验方法

YY/T 0698.5　最终灭菌医疗器械包装材料　第5部分：透气材料与塑料膜组成的可密封组合袋和卷材　要求和试验方法

YY/T 0698.8　最终灭菌医疗器械包装材料　第8部分：蒸汽灭菌器用重复性使用灭菌容器　要求和试验方法

3　术语和定义

WS 310.2、WS 310.3界定的以及下列术语和定义适用于本文件。

3.1　消毒供应中心 central sterile supply department，CSSD

医院内承担各科室所有重复使用诊疗器械、器具和物品清洗、消毒、灭菌以及无菌物品供应的部门。

3.2　CSSD集中管理 central management

CSSD面积满足需求，重复使用的诊疗器械、器具和物品回收至CSSD集中进行清洗、消毒或灭菌的管理方式；如院区分散、CSSD分别设置，或现有CSSD面积受限，已在手术室设置清洗消毒区域的医院，其清洗、消毒或灭菌工作集中由CSSD统一管理，依据WS 310.1～WS 310.3进行规范处置的也属集中管理。

3.3　去污区 decontamination area

CSSD内对重复使用的诊疗器械、器具和物品，进行回收、分类、清洗、消毒（包括运送器具的清洗消毒等）的区域，为污染区域。

3.4　检查包装及灭菌区 inspection，packing and sterilization area

CSSD 内对去污后的诊疗器械、器具和物品，进行检查、装配、包装及灭菌（包括敷料制作等）的区域，为清洁区域。

3.5　无菌物品存放区 sterile storage area

CSSD 内存放、保管、发放无菌物品的区域，为清洁区域。

3.6　去污 decontamination

去除被处理物品上的有机物、无机物和微生物的过程。

3.7　植入物 implant

放置于外科操作形成的或者生理存在的体腔中，留存时间为 30d 或者以上的可植入性医疗器械。

注：本标准特指非无菌、需要医院进行清洗消毒与灭菌的植入性医疗器械。

3.8　外来医疗器械 loaner

由器械供应商租借给医院可重复使用，主要用于与植入物相关手术的器械。

4　**管理要求**

4.1　医院

4.1.1　应采取集中管理的方式，对所有需要消毒或灭菌后重复使用的诊疗器械、器具和物品由 CSSD 负责回收、清洗、消毒、灭菌和供应。

4.1.2　内镜、口腔器械的清洗消毒，可以依据国家相关标准进行处理，也可集中由 CSSD 统一清洗、消毒和（或）灭菌。

4.1.3　CSSD 应在院领导或相关职能部门的直接领导下开展工作。

4.1.4　应将 CSSD 纳入本机构的建设规划，使之与本机构的规模、任务和发展规划相适应；应将消毒供应工作管理纳入医疗质量管理，保障医疗安全。

4.1.5　宜将 CSSD 纳入本机构信息化建设规划，采用数字化信息系统对 CSSD 进行管理。CSSD 信息系统基本要求参见附录 A。

4.1.6　医院对植入物与外来医疗器械的处置及管理应符合以下要求：

a) 应以制度明确相关职能部门、临床科室、手术室、CSSD 在植入物与外来医疗器械的管理、交接和清洗、消毒、灭菌及提前放行过程中的责任。

b) 使用前应由本院 CSSD（或依据 4.1.8 规定与本院签约的消毒服务机构）遵照 WS 310.2 和 WS 310.3 的规定清洗、消毒、灭菌与监测；使用后应经 CSSD 清洗消毒方可交还。

c）应与器械供应商签订协议，要求其做到：

1）提供植入物与外来医疗器械的说明书（内容应包括清洗、消毒、包装、灭菌方法与参数）；

2）应保证足够的处置时间，择期手术最晚应于术前日 15 时前将器械送达 CSSD，急诊手术应及时送达。

d）应加强对 CSSD 人员关于植入物与外来医疗器械处置的培训。

4.1.7 鼓励符合要求并有条件医院的 CSSD 为附近医疗机构提供消毒供应服务。

4.1.8 采用其他医院或消毒服务机构提供消毒灭菌服务的医院，消毒供应管理应符合以下要求：

a）应对提供服务的医院或消毒服务机构的资质（包括具有医疗机构执业许可证或工商营业执照，并符合环保等有关部门管理规定）进行审核；

b）应对其 CSSD 分区、布局、设备设施、管理制度（含突发事件的应急预案）及诊疗器械回收、运输、清洗、消毒、灭菌操作流程等进行安全风险评估，签订协议，明确双方的职责；

c）应建立诊疗器械、器具和物品交接与质量检查及验收制度，并设专人负责；

d）应定期对其清洗、消毒、灭菌工作进行质量评价；

e）应及时向消毒服务机构反馈质量验收、评价及使用过程存在的问题，并要求落实改进措施。

4.2 相关部门管理职责与要求

4.2.1 应在主管院长领导下，在各自职权范围内，履行对 CSSD 的相应管理职责。

4.2.2 主管部门应履行以下职责：

a）会同相关部门，制定落实 CSSD 集中管理的方案与计划，研究、解决实施中的问题；

b）会同人事管理部门，根据 CSSD 的工作量合理调配工作人员；

c）负责 CSSD 清洗、消毒、包装、灭菌等工作的质量管理，制定质量指标，并进行检查与评价；

d）建立并落实对 CSSD 人员的岗位培训制度；将消毒供应专业知识、医院感染相关预防与控制知识及相关的法律、法规纳入 CSSD 人员的继续教育计划，并为其学习、交流创造条件。

4.2.3 护理管理、医院感染管理、设备及后勤管理等部门还应履行以下职责：

a）对 CSSD 清洗、消毒、灭菌工作和质量监测进行指导和监督，定期进行检查与评价。

b）发生可疑医疗器械所致的医源性感染时，组织、协调 CSSD 和相关部门进行调查分析，提出改进措施。

c）对 CSSD 新建、改建与扩建的设计方案进行卫生学审议，对清洗消毒与灭菌设备的配置与性能要求提出意见。

d）负责设备购置的审核（合格证、技术参数）；建立对厂家设备安装、检修的质量审核、验收制度；专人负责 CSSD 设备的维护和定期检修，并建立设备档案。

e）保证 CSSD 的水、电、压缩空气及蒸汽的供给和质量，定期进行设施、管道的维护和检修。

f）定期对 CSSD 所使用的各类数字仪表如压力表、温度表等进行校验，并记录备查。

4.2.4 物资供应、教育及科研等其他部门，应在 CSSD 主管院长或职能部门的协调下履行相关职责，保障 CSSD 的工作需要。

4.3 消毒供应中心

4.3.1 应建立健全岗位职责、操作规程、消毒隔离、质量管理、监测、设备管理、器械管理及职业安全防护等管理制度和突发事件的应急预案。

4.3.2 应建立植入物与外来医疗器械专岗负责制，人员应相对固定。

4.3.3 应建立质量管理追溯制度，完善质量控制过程的相关记录。

4.3.4 应定期对工作质量进行分析，落实持续改进。

4.3.5 应建立与相关科室的联系制度，并主要做好以下工作：

a）主动了解各科室专业特点、常见的医院感染及原因，掌握专用器械、用品的结构、材质特点和处理要点；

b）对科室关于灭菌物品的意见有调查、反馈、落实，并有记录。

5 **基本原则**

5.1 CSSD 的清洗消毒及监测工作应符合 WS 310.2 和 WS 310.3 的规定。

5.2 诊疗器械、器具和物品使用后应及时清洗、消毒、灭菌，再处理应符合以下要求：

a）进入人体无菌组织、器官、腔隙，或接触人体破损的皮肤和黏膜的诊疗器械、器具和物品应进行灭菌；

b）接触完整皮肤、黏膜的诊疗器械、器具和物品应进行消毒；

c）被朊病毒、气性坏疽及突发原因不明的传染病病原体污染的诊疗器械、器具和物品，应执行 WS/T 367 的规定。

6　人员要求

6.1　医院应根据 CSSD 的工作量及各岗位需求，科学、合理配置具有执业资格的护士、消毒员和其他工作人员。

6.2　CSSD 的工作人员应当接受与其岗位职责相应的岗位培训，正确掌握以下知识与技能：

a）各类诊疗器械、器具和物品的清洗、消毒、灭菌的知识与技能；

b）相关清洗消毒、灭菌设备的操作规程；

c）职业安全防护原则和方法；

d）医院感染预防与控制的相关知识；

e）相关的法律、法规、标准、规范。

6.3　应建立 CSSD 工作人员的继续教育制度，根据专业进展，开展培训，更新知识。

7　建筑要求

7.1　基本原则

医院 CSSD 的新建、扩建和改建，应遵循医院感染预防与控制的原则，遵守国家法律法规对医院建筑和职业防护的相关要求，进行充分论证。

7.2　基本要求

7.2.1　CSSD 宜接近手术室、产房和临床科室，或与手术室之间有物品直接传递专用通道，不宜建在地下室或半地下室。

7.2.2　周围环境应清洁、无污染源，区域相对独立；内部通风、采光良好。

7.2.3　建筑面积应符合医院建设方面的有关规定并与医院的规模、性质、任务相适应，兼顾未来发展规划的需要。

7.2.4　建筑布局应分为辅助区域和工作区域。辅助区域包括工作人员更衣室、值班室、办公室、休息室、卫生间等。工作区域包括去污区、检查包装及灭菌区（含独立的敷料制备或包装间）和无菌物品存放区。

7.2.5　工作区域划分应遵循以下基本原则：

a）物品由污到洁，不交叉、不逆流。

b）空气流向由洁到污；采用机械通风的，去污区保持相对负压，检查包装及灭菌区保持相对正压。

7.2.6 工作区域温度、相对湿度、机械通风的换气次数宜符合表1要求；照明宜符合表2的要求。

表1 工作区域温度、相对湿度及机械通风换气次数要求

工作区域	温度（℃）	相对湿度（％）	换气次数（次/h）
去污区	16～21	30～60	≥10
检查包装及灭菌区	20～23	30～60	≥10
无菌物品存放区	低于24	低于70	4～10

表2 工作区域照明要求

工作面/功能	最低照度（lx）	平均照度（lx）	最高照度（lx）
普通检查	500	750	1000
精细检查	1000	1500	2000
清洗池	500	750	1000
普通工作区域	200	300	500
无菌物品存放区域	200	300	500

7.2.7 工作区域中化学物质浓度应符合GBZ 2.1的要求。

7.2.8 工作区域设计与材料要求，应符合以下要求：

a）去污区、检查包装及灭菌区和无菌物品存放区之间应设实际屏障。

b）去污区与检查包装及灭菌区之间应设物品传递窗；并分别设人员出入缓冲间（带）。

c）缓冲间（带）应设洗手设施，采用非手触式水龙头开关。无菌物品存放区内不应设洗手池。

d）检查包装及灭菌区设专用洁具间的应采用封闭式设计。

e）工作区域的天花板、墙壁应无裂隙，不落尘，便于清洗和消毒；地面与墙面踢脚及所有阴角均应为弧形设计；电源插座应采用防水安全型；地面应防滑、易清洗、耐腐蚀；地漏应采用防返溢式；污水应集中至医院污水处理系统。

7.3 采用院外服务的要求

采用其他医院或消毒服务机构提供消毒灭菌服务的医院，应分别设污染器械收集暂存间及灭菌物品交接发放间。两房间应互不交叉、相对独立。

8 设备设施

8.1 清洗消毒设备及设施：医院应根据CSSD的规模、任务及工作量，

合理配置清洗消毒设备及配套设施。设备设施应符合国家相关规定。

应配有污染物回收器具、分类台、手工清洗池、压力水枪、压力气枪、超声清洗装置、干燥设备及相应清洗用品等。

应配备机械清洗消毒设备。

8.2　检查、包装设备：应配有器械检查台、包装台、器械柜、敷料柜、包装材料切割机、医用热封机、清洁物品装载设备及带光源放大镜、压力气枪、绝缘检测仪等。

8.3　灭菌设备及设施：应配有压力蒸汽灭菌器、无菌物品装、卸载设备等。根据需要配备灭菌蒸汽发生器、干热灭菌和低温灭菌及相应的监测设备。各类灭菌设备应符合国家相关标准，并设有配套的辅助设备。

8.4　应配有水处理设备。

8.5　储存、发放设施：应配备无菌物品存放设施及运送器具等。

8.6　宜在环氧乙烷、过氧化氢低温等离子、低温甲醛蒸汽灭菌等工作区域配置相应环境有害气体浓度超标报警器。

8.7　防护用品：根据工作岗位的不同需要，应配备相应的个人防护用品，包括圆帽、口罩、隔离衣或防水围裙、手套、专用鞋、护目镜、面罩等。去污区应配置洗眼装置。

9　耗材要求

9.1　医用清洗剂：应符合国家相关标准和规定。根据器械的材质、污染物种类，选择适宜的清洗剂，使用遵循厂家产品说明书。

9.2　碱性清洗剂：pH>7.5，对各种有机物有较好的去除作用，对金属腐蚀性小，不会加快返锈的现象。

9.3　中性清洗剂：pH6.5~7.5，对金属无腐蚀。

9.4　酸性清洗剂：pH<6.5，对无机固体粒子有较好的溶解去除作用，对金属物品的腐蚀性小。

9.5　酶清洗剂：含酶的清洗剂，有较强的去污能力，能快速分解蛋白质等多种有机污染物。

9.6　消毒剂：应符合国家相关标准和规定，并对器械腐蚀性较低。

9.7　医用润滑剂：应为水溶性，与人体组织有较好的相容性。不应影响灭菌介质的穿透性和器械的机械性能。

9.8　包装材料：最终灭菌医疗器械包装材料应符合GB/T 19633的要求。皱纹纸、无纺布、纺织品还应符合YY/T 0698.2的要求；纸袋还应符合YY/T 0698.4的要求；纸塑袋还应符合YY/T 0698.5的要求；硬质容器还应符合

YY/T 0698.8 的要求。

普通棉布应为非漂白织物，除四边外不应有缝线，不应缝补；初次使用前应高温洗涤，脱脂去浆。

开放式储槽不应用作无菌物品的最终灭菌包装材料。

9.9　消毒灭菌监测材料：应符合国家相关标准和规定，在有效期内使用。自制测试标准包应符合 WS/T 367 的相关要求。

10　水与蒸汽质量要求

10.1　清洗用水：应有自来水、热水、软水、经纯化的水供应。自来水水质应符合 GB 5749 的规定；终末漂洗用水的电导率应≤15μS/cm（25℃）。

10.2　灭菌蒸汽：灭菌蒸汽供给水的质量指标见附录 B 的 B.1。蒸汽冷凝物用于反映压力蒸汽灭菌器蒸汽的质量，主要指标见附录 B 的 B.2。

附录 A
（资料性附录）
CSSD 信息系统基本要求

A.1　CSSD 信息系统基本功能要求

CSSD 信息系统基本功能包括管理功能和质量追溯功能。

管理功能内容如下：

a) CSSD 人员管理功能，至少包括人员权限设置，人员培训等；

b) CSSD 物资管理功能，至少包括无菌物品预订、储存、发放管理、设备管理、手术器械管理、外来医疗器械与植入物管理等；

c) CSSD 分析统计功能，至少包括成本核算、人员绩效统计等；

d) CSSD 质量控制功能，至少包括预警功能等。

CSSD 质量可追溯功能内容如下：

a) 记录复用无菌物品处理各环节的关键参数，包括回收、清洗、消毒、检查包装、灭菌、储存发放、使用等信息，实现可追溯；

b) 追溯功能通过记录监测过程和结果（监测内容参照 WS 310.3），对结果进行判断，提示预警或干预后续相关处理流程。

A.2　CSSD 信息系统技术要求

A.2.1　对追溯的复用无菌用品设置唯一性编码。

A.2.2　在各追溯流程点（工作操作岗位）设置数据采集终端，进行数据采集形成闭环记录。

A.2.3 追溯记录应客观、真实、及时，错误录入更正需有权限并留有痕迹。

A.2.4 记录关键信息内容包括：操作人、操作流程、操作时间、操作内容等。

A.2.5 手术器械包的标识随可追溯物品回到CSSD。

A.2.6 追溯信息至少能保留3年。

A.2.7 系统具有和医院相关信息系统对接的功能。

A.2.8 系统记录清洗、消毒、灭菌关键设备运行参数。

A.2.9 系统具有备份防灾机制。

附录 B
（资料性附录）
压力蒸汽灭菌器蒸汽供给水与蒸汽冷凝物质量指标

B.1 压力蒸汽灭菌器供给水质量指标参见表B.1。

表B.1 压力蒸汽灭菌器供给水的质量指标

项目	指标
蒸发残留	≤10mg/L
氧化硅（SiO_2）	≤1mg/L
铁	≤0.2mg/L
镉	≤0.005mg/L
铅	≤0.05mg/L
除铁、镉、铅以外的其他重金属	≤0.1mg/L
氯离子（Cl^-）	≤2mg/L
磷酸盐（$P_2O_5^{5-}$）	≤0.5mg/L
电导率（25℃时）	≤5μS/cm
pH值	5.0～7.5
外观	无色、洁净、无沉淀
硬度（碱性金属离子的总量）	≤0.02mmol/L

B.2 压力蒸汽灭菌器蒸汽冷凝物质量指标参见表B.2。

表 B.2 蒸汽冷凝物的质量指标

项目	指标
氧化硅（SiO_2）	≤0.1mg/L
铁	≤0.1mg/L
镉	≤0.005mg/L
铅	≤0.05mg/L
除铁、镉、铅以外的重金属	≤0.1mg/L
氯离子（Cl^-）	≤0.1mg/L
磷酸盐（$P_2O_5{}^{5-}$）	≤0.1mg/L
电导率（25℃时）	≤3μS/cm
pH 值	5~7
外观	无色、洁净、无沉淀
硬度（碱性金属离子的总量）	≤0.02mmol/L

附件2 医院消毒供应中心
第2部分：清洗消毒及灭菌技术操作
规范（WS 310.2—2016）

前　言

本部分 5.5.1、5.5.2、5.5.3、5.7.5、5.7.7、5.7.8、5.8.1.4、5.8.1.8. b) 2)、5.8.1.8. b) 5)、5.9.5. a)、5.9.5. c) 为推荐性条款，其余为强制性条款。

根据《中华人民共和国传染病防治法》和《医院感染管理办法》制定本标准。

WS 310《医院消毒供应中心》是从诊疗器械相关医院感染预防与控制的角度，对医院消毒供应中心的管理、操作、监测予以规范的标准，由以下三个部分组成：

——第1部分：管理规范；

——第2部分：清洗消毒及灭菌技术操作规范；

——第3部分：清洗消毒及灭菌效果监测标准。

本部分为 WS 310 的第2部分。

本部分按照 GB/T 1.1—2009 给出的规则起草。

本部分代替 WS 310.2－2009。除编辑性修改外主要技术变化如下：

——在适用范围中，删除了"暂未实行消毒供应工作集中管理的医院，其手术部（室）的消毒供应工作应执行本标准"和"已采取污水集中处理的其他医疗机构可参照使用"的要求；

——调整了术语，植入物从本标准调整至 WS 310.1，A₀值和管腔器械从 WS 310.3 调整至本标准，增加了 3.14 湿包和 3.15 精密器械的定义；

——删除了第 6 章"被朊病毒、气性坏疽及突发原因不明的传染病病原体污染的诊疗器械、器具和物品的处理流程",改为"应遵循 WS/T 367 的规定进行处理"(见 4.1);

——增加了外来医疗器械及植入物的交接、运送及包装、清洗方法、使用后清洗消毒等要求(见 4.7);

——增加了精密器械保护措施、使用后的处理的要求(见 5.1.1、5.1.2);

——增加了湿热消毒用水的要求(见 5.4.2),调整了湿热消毒的温度与时间(见 5.4.3);

——增加了管腔器械内残留水迹的干燥处理方法(见 5.5.3);

——修改了压力蒸汽灭菌器压力参数范围(见 5.8.1.6);

——删除了干热灭菌、环氧乙烷灭菌、过氧化氢低温等离子体灭菌、低温甲醛蒸气灭菌程序、参数及注意事项的具体要求,改为符合 WS/T 367 的规定,并应遵循生产厂家使用说明书;

——调整了灭菌物品储存架或柜放置要求(见 5.9.2);

——增加了植入物放行要求(见 5.10.2);

——增加了管腔器械内腔清洗的要求(见附录 B 的 B.1);

——细化了清洗消毒器设备运行前准备、检查、装载、设备操作运行和注意事项(见附录 B 的 B.3);

——增加了规范性附录硬质容器的使用与操作要求(见附录 D);

——调整了附录 D 压力蒸汽灭菌器蒸汽和水质量到 WS 310.1。

本部分清洗、消毒、灭菌流程的技术操作部分参照了国际标准:美国 ANSI/AAMI ST79 医疗护理机构压力蒸汽灭菌和无菌保证综合指南(ANSI/AAMI ST79 Comprehensive guide to steam sterilization and sterility assurance in health care facilities)。

本部分主要起草单位:北京大学第一医院、国家卫生计生委医院管理研究所、上海瑞金医院、广州市第一人民医院、北京协和医院、中国疾病预防控制中心、浙江省疾病预防控制中心、四川大学华西医院、浙江大学邵逸夫医院、北京大学第三医院、北京大学口腔医院、泰达国际心血管病医院、广东省中山市小榄人民医院、黑龙江疾病预防控制中心、北京积水潭医院、北京市卫生监督所、北京朝阳医院。

本部分主要起草人:任伍爱、巩玉秀、钱黎明、冯秀兰、李六亿、张青、张流波、李新武、付强、张宇、周彬、么莉、黄靖雄、胡国庆、黄浩、王亚娟、袁晓宁、刘翠梅、赵云呈、姜华、林玲、陈辉、裴红生、李保华。

本部分所代替标准历次版本发布情况为：

——WS 310.2—2009。

医院消毒供应中心
第 2 部分：清洗消毒及灭菌技术操作规范

1　范围

WS 310 的本部分规定了医院消毒供应中心（central sterile supply department，CSSD）的诊疗器械、器具和物品处理的基本要求、操作流程。

本部分适用于医院和为医院提供消毒灭菌服务的消毒服务机构。

2　规范性引用文件

下列文件对于本文件的应用是必不可少的。凡是注日期的引用文件，仅注日期的版本适用于本文件。凡是不注日期的引用文件，其最新版本（包括所有的修改单）适用于本文件。

GB/T 5750.5　生活饮用水检验标准方法　无机非金属指标

GB/T 19633　最终灭菌医疗器械的包装

WS 310.1　医院消毒供应中心　第 1 部分：管理规范

WS 310.3　医院消毒供应中心　第 3 部分：清洗消毒及灭菌效果监测标准

WS/T 367　医疗机构消毒技术规范

3　术语和定义

WS 310.1、WS 310.3 界定的以及下列术语和定义适用于本文件。

3.1　清洗　cleaning

去除医疗器械、器具和物品上污染物的全过程，流程包括冲洗、洗涤、漂洗和终末漂洗。

3.2　冲洗　flushing

使用流动水去除器械、器具和物品表面污染物的过程。

3.3　洗涤　washing

使用含有化学清洗剂的清洗用水，去除器械、器具和物品污染物的过程。

3.4　漂洗　rinsing

用流动水冲洗洗涤后器械、器具和物品上残留物的过程。

3.5 终末漂洗 final rinsing

用经纯化的水对漂洗后的器械、器具和物品进行最终的处理过程。

3.6 超声波清洗器 ultrasonic cleaner

利用超声波在水中振荡产生"空化效应"进行清洗的设备。

3.7 清洗消毒器 washer-disinfector

用于清洗消毒诊疗器械、器具和物品的设备。

3.8 闭合 closure

用于关闭包装而没有形成密封的方法。例如反复折叠，以形成一弯曲路径。

3.9 密封 sealing

包装层间连接的结果。

注：密封可以采用诸如粘合剂或热熔法。

3.10 闭合完好性 closure integrity

闭合条件能确保该闭合至少与包装上的其他部分具有相同的阻碍微生物进入的程度。

3.11 包装完好性 package integrity

包装未受到物理损坏的状态。

3.12 湿热消毒 moist heat disinfection

利用湿热使菌体蛋白质变性或凝固，酶失去活性，代谢发生障碍，致使细胞死亡。包括煮沸消毒法、巴斯德消毒法和低温蒸汽消毒法。

3.13 A_0值 A_0 value

评价湿热消毒效果的指标，指当以 Z 值表示的微生物杀灭效果为 10K 时，温度相当于 80℃的时间（秒）。

3.14 湿包 wet pack

经灭菌和冷却后，肉眼可见包内或包外存在潮湿、水珠等现象的灭菌包。

3.15 精密器械 delicate instruments

结构精细、复杂、易损，对清洗、消毒、灭菌处理有特殊方法和技术要求的医疗器械。

3.16 管腔器械 hollow device

含有管腔，其直径≥2mm，且其腔体中的任何一点距其与外界相通的开口处的距离≤其内直径的 1500 倍的器械。

4 诊疗器械、器具和物品处理的基本要求

4.1 通常情况下应遵循先清洗后消毒的处理程序。被朊病毒、气性坏疽

及突发原因不明的传染病病原体污染的诊疗器械、器具和物品应遵循 WS/T
367 的规定进行处理。

4.2　应根据 WS 310.1 的规定，选择清洗、消毒或灭菌处理方法。

4.3　清洗、消毒、灭菌效果的监测应符合 WS 310.3 的规定。

4.4　耐湿、耐热的器械、器具和物品，应首选热力消毒或灭菌方法。

4.5　应遵循标准预防的原则进行清洗、消毒、灭菌，CSSD 人员防护着
装要求应符合附录 A 的规定。

4.6　设备、器械、物品及耗材使用应遵循生产厂家的使用说明或指导
手册。

4.7　外来医疗器械及植入物的处置应符合以下要求：

a）CSSD 应根据手术通知单接收外来医疗器械及植入物；依据器械供应
商提供的器械清单，双方共同清点核查、确认、签名，记录应保存备查。

b）应要求器械供应商送达的外来医疗器械、植入物及盛装容器清洁。

c）应遵循器械供应商提供的外来医疗器械与植入物的清洗、消毒、包装、
灭菌方法和参数。急诊手术器械应及时处理。

d）使用后的外来医疗器械，应由 CSSD 清洗消毒后方可交器械供应商。

5　诊疗器械、器具和物品处理的操作流程

5.1　回收

5.1.1　使用者应将重复使用的诊疗器械、器具和物品与一次性使用物品
分开放置；重复使用的诊疗器械、器具和物品直接置于封闭的容器中，精密器
械应采用保护措施，由 CSSD 集中回收处理；被朊病毒、气性坏疽及突发原因
不明的传染病病原体污染的诊疗器械、器具和物品，使用者应双层封闭包装并
标明感染性疾病名称，由 CSSD 单独回收处理。

5.1.2　使用者应在使用后及时去除诊疗器械、器具和物品上的明显污染
物，根据需要做保湿处理。

5.1.3　不应在诊疗场所对污染的诊疗器械、器具和物品进行清点，应采
用封闭方式回收，避免反复装卸。

5.1.4　回收工具每次使用后应清洗、消毒，干燥备用。

5.2　分类

5.2.1　应在 CSSD 的去污区进行诊疗器械、器具和物品的清点、核查。

5.2.2　应根据器械物品材质、精密程度等进行分类处理。

5.3　清洗

5.3.1　清洗方法包括机械清洗、手工清洗。

5.3.2　机械清洗适用于大部分常规器械的清洗。手工清洗适用于精密、复杂器械的清洗和有机物污染较重器械的初步处理。

5.3.3　清洗步骤包括冲洗、洗涤、漂洗、终末漂洗。清洗操作及注意事项应符合附录 B 的要求。

5.3.4　精密器械的清洗，应遵循生产厂家提供的使用说明或指导手册。

5.4　消毒

5.4.1　清洗后的器械、器具和物品应进行消毒处理。方法首选机械湿热消毒，也可采用 75％乙醇、酸性氧化电位水或其他消毒剂进行消毒。

5.4.2　湿热消毒应采用经纯化的水，电导率≤15μS/cm（25℃）。

5.4.3　湿热消毒方法的温度、时间应符合表 1 的要求。消毒后直接使用的诊疗器械、器具和物品，湿热消毒温度应≥90℃，时间≥5min，或 A_0 值≥3000；消毒后继续灭菌处理的，其湿热消毒温度应≥90℃，时间≥1min，或 A_0 值≥600。

表 1　湿热消毒的温度与时间

湿热消毒方法	温度/℃	最短消毒时间/min
消毒后直接使用	93	2.5
	90	5
消毒后继续灭菌处理	90	1
	80	10
	75	30
	70	100

5.4.4　酸性氧化电位水的应用见附录 C；其他消毒剂的应用遵循产品说明书。

5.5　干燥

5.5.1　宜首选干燥设备进行干燥处理。根据器械的材质选择适宜的干燥温度，金属类干燥温度 70℃～90℃；塑胶类干燥温度 65℃～75℃。

5.5.2　不耐热器械、器具和物品可使用消毒的低纤维絮擦布、压力气枪或≥95％乙醇进行干燥处理。

5.5.3　管腔器械内的残留水迹，可用压力气枪等进行干燥处理。

5.5.4　不应使用自然干燥方法进行干燥。

5.6　器械检查与保养

5.6.1　应采用目测或使用带光源放大镜对干燥后的每件器械、器具和物品进行检查。器械表面及其关节、齿牙处应光洁，无血渍、污渍、水垢等残留物质和锈斑；功能完好，无损毁。

5.6.2　清洗质量不合格的，应重新处理；器械功能损毁或锈蚀严重，应及时维修或报废。

5.6.3　带电源器械应进行绝缘性能等安全性检查。

5.6.4　应使用医用润滑剂进行器械保养。不应使用石蜡油等非水溶性的产品作为润滑剂。

5.7　包装

5.7.1　包装应符合 GB/T 19633 的要求。

5.7.2　包装包括装配、包装、封包、注明标识等步骤。器械与敷料应分室包装。

5.7.3　包装前应依据器械装配的技术规程或图示，核对器械的种类、规格和数量。

5.7.4　手术器械应摆放在篮筐或有孔的托盘中进行配套包装。

5.7.5　手术所用盘、盆、碗等器皿，宜与手术器械分开包装。

5.7.6　剪刀和血管钳等轴节类器械不应完全锁扣。有盖的器皿应开盖，摆放的器皿间应用吸湿布、纱布或医用吸水纸隔开，包内容器开口朝向一致；管腔类物品应盘绕放置，保持管腔通畅；精细器械、锐器等应采取保护措施。

5.7.7　压力蒸汽灭菌包重量要求：器械包重量不宜超过 7kg，敷料包重量不宜超过 5kg。

5.7.8　压力蒸汽灭菌包体积要求：下排气压力蒸汽灭菌器不宜超过 30cm×30cm×25cm；预真空压力蒸汽灭菌器不宜超过 30cm×30cm×50cm。

5.7.9　包装方法及要求：灭菌物品包装分为闭合式包装和密封式包装。包装方法和要求如下：

a）手术器械若采用闭合式包装方法，应由 2 层包装材料分 2 次包装。

b）密封式包装方法应采用纸袋、纸塑袋等材料。

c）硬质容器的使用与操作，应遵循生产厂家的使用说明或指导手册，并符合附录 D 的要求。每次使用后应清洗、消毒和干燥。

d）普通棉布包装材料应一用一清洗，无污渍，灯光检查无破损。

5.7.10　封包要求如下：

a）包外应设有灭菌化学指示物。高度危险性物品灭菌包内还应放置包内化学指示物；如果透过包装材料可直接观察包内灭菌化学指示物的颜色变化，则不必放置包外灭菌化学指示物。

b）闭合式包装应使用专用胶带，胶带长度应与灭菌包体积、重量相适宜，松紧适度。封包应严密，保持闭合完好性。

c）纸塑袋、纸袋等密封包装其密封宽度应≥6mm，包内器械距包装袋封口处应≥2.5cm。

d）医用热封机在每日使用前应检查参数的准确性和闭合完好性。

e）硬质容器应设置安全闭锁装置，无菌屏障完整性破坏后应可识别。

f）灭菌物品包装的标识应注明物品名称、包装者等内容。灭菌前注明灭菌器编号、灭菌批次、灭菌日期和失效日期等相关信息。标识应具有可追溯性。

5.8 灭菌

5.8.1 压力蒸汽灭菌

5.8.1.1 耐湿、耐热的器械、器具和物品应首选压力蒸汽灭菌。

5.8.1.2 应根据待灭菌物品选择适宜的压力蒸汽灭菌器和灭菌程序。常规灭菌周期包括预排气、灭菌、后排汽和干燥等过程。快速压力蒸汽灭菌程序不应作为物品的常规灭菌程序，应在紧急情况下使用，使用方法应遵循 WS/T 367 的要求。

5.8.1.3 灭菌器操作方法应遵循生产厂家的使用说明或指导手册。

5.8.1.4 压力蒸汽灭菌器蒸汽和水的质量参见 WS 310.1 附录 B。

5.8.1.5 管腔器械不应使用下排气压力蒸汽灭菌方式进行灭菌。

5.8.1.6 压力蒸汽灭菌器灭菌参数见表2。

表2 压力蒸汽灭菌器灭菌参数

设备类别	物品类别	灭菌设定温度	最短灭菌时间	压力参考范围
下排气式	敷料	121℃	30min	102.8～122.9kPa
	器械		20min	
预真空式	器械、敷料	132℃	4min	184.4～210.7kPa
		134℃		201.7～229.3kPa

5.8.1.7 硬质容器和超大超重包装，应遵循厂家提供的灭菌参数。

5.8.1.8 压力蒸汽灭菌器操作程序包括灭菌前准备、灭菌物品装载、灭菌操作、无菌物品卸载和灭菌效果的监测等步骤。具体如下：

a）灭菌前准备：

1）每日设备运行前应进行安全检查，包括灭菌器压力表处在"零"的位置；记录打印装置处于备用状态；灭菌器柜门密封圈平整无损坏，柜门安全锁扣灵活、安全有效；灭菌柜内冷凝水排出口通畅，柜内壁清洁；电源、水源、蒸汽、压缩空气等运行条件符合设备要求。

2）遵循产品说明书对灭菌器进行预热。

3）大型预真空压力蒸汽灭菌器应在每日开始灭菌运行前空载进行 B-D 测试。

b）灭菌物品装载：

1）应使用专用灭菌架或篮筐装载灭菌物品，灭菌包之间应留间隙。

2）宜将同类材质的器械、器具和物品，置于同一批次进行灭菌。

3）材质不相同时，纺织类物品应放置于上层、竖放，金属器械类放置于下层。

4）手术器械包、硬质容器应平放；盆、盘、碗类物品应斜放，玻璃瓶等底部无孔的器皿类物品应倒立或侧放；纸袋、纸塑包装物品应侧放；利于蒸汽进入和冷空气排出。

5）选择下排气压力蒸汽灭菌程序时，大包宜摆放于上层，小包宜摆放于下层。

c）灭菌操作：

应观察并记录灭菌时的温度、压力和时间等灭菌参数及设备运行状况。

d）无菌物品卸载：

1）从灭菌器卸载取出的物品，冷却时间>30min；

2）应确认灭菌过程合格，结果应符合 WS 310.3 的要求；

3）应检查有无湿包，湿包不应储存与发放，分析原因并改进；

4）无菌包掉落地上或误放到不洁处应视为被污染。

e）灭菌效果的监测：

灭菌过程的监测应符合 WS 310.3 中相关规定。

5.8.2   干热灭菌

适用于耐热、不耐湿，蒸汽或气体不能穿透物品的灭菌，如玻璃、油脂、粉剂等物品的灭菌。灭菌程序、参数及注意事项应符合 WS/T 367 的规定，并应遵循生产厂家使用说明书。

5.8.3   低温灭菌

5.8.3.1   常用低温灭菌方法主要包括：环氧乙烷灭菌、过氧化氢低温等离子体灭菌、低温甲醛蒸气灭菌。

5.8.3.2   低温灭菌适用于不耐热、不耐湿的器械、器具和物品的灭菌。

5.8.3.3   应符合以下基本要求：

a) 灭菌的器械、物品应清洗干净，并充分干燥；

b) 灭菌程序、参数及注意事项符合 WS/T 367 的规定，并应遵循生产厂家使用说明书；

c) 灭菌装载应利于灭菌介质穿透。

5.9　储存

5.9.1　灭菌后物品应分类、分架存放在无菌物品存放区。一次性使用无菌物品应去除外包装后，进入无菌物品存放区。

5.9.2　物品存放架或柜应距地面高度≥20cm，距离墙≥5cm，距天花板≥50cm。

5.9.3　物品放置应固定位置，设置标识。接触无菌物品前应洗手或手消毒。

5.9.4　消毒后直接使用的物品应干燥、包装后专架存放。

5.9.5　无菌物品存放要求如下：

a) 无菌物品存放区环境的温度、湿度达到 WS 310.1 的规定时，使用普通棉布材料包装的无菌物品有效期宜为 14d。

b) 未达到环境标准时，使用普通棉布材料包装的无菌物品有效期不应超过 7d。

c) 医用一次性纸袋包装的无菌物品，有效期宜为 30d；使用一次性医用皱纹纸、医用无纺布包装的无菌物品，有效期宜为 180d；使用一次性纸塑袋包装的无菌物品，有效期宜为 180d。硬质容器包装的无菌物品，有效期宜为 180d。

5.10　无菌物品发放

5.10.1　无菌物品发放时，应遵循先进先出的原则。

5.10.2　发放时应确认无菌物品的有效性和包装完好性。植入物应在生物监测合格后，方可发放。紧急情况灭菌植入物时，使用含第 5 类化学指示物的生物 PCD 进行监测，化学指示物合格可提前放行，生物监测的结果应及时通报使用部门。

5.10.3　应记录无菌物品发放日期、名称、数量、物品领用科室、灭菌日期等。

5.10.4　运送无菌物品的器具使用后，应清洁处理，干燥存放。

附录 A

（规范性附录）

CSSD 人员防护及着装要求

CSSD 人员防护及着装要求见表 A.1。

表 A.1 CSSD 人员防护及着装要求

区域	操作	防护着装					
		圆帽	口罩	防护服/防水围裙	专用鞋	手套	护目镜/面罩
诊疗场所	污染物品回收	√	△			√	
去污区	污染器械分类、核对、机械清洗装载	√	√	√	√	√	△
	手工清洗器械和用具	√	√	√	√	√	√
检查、包装及灭菌区	器械检查、包装	√	△		√	△	
	灭菌物品装载	√			√		
	无菌物品卸载	√			√	△，#	
无菌物品存放区	无菌物品发放	√			√		

注 1："√"表示应使用。
注 2："△"表示可使用。
注 3：♯表示具有防烫功能的手套。

附录 B

（规范性附录）

器械、器具和物品的清洗操作方法

B.1 手工清洗

B.1.1 操作程序

B.1.1.1 冲洗：将器械、器具和物品置于流动水下冲洗，初步去除污染物。

B.1.1.2 洗涤：冲洗后，应使用医用清洗剂浸泡后刷洗、擦洗。

B.1.1.3　漂洗：洗涤后，再用流动水冲洗或刷洗。

B.1.1.4　终末漂洗：应采用电导率≤15μS/cm（25℃）的水进行漂洗。

B.1.2　注意事项

B.1.2.1　手工清洗时水温宜为15℃～30℃。

B.1.2.2　去除干涸的污渍应先用医用清洗剂浸泡，再刷洗或擦洗。有锈迹，应除锈。

B.1.2.3　刷洗操作应在水面下进行，防止产生气溶胶。

B.1.2.4　器械可拆卸的部分应拆开后清洗。

B.1.2.5　管腔器械宜先选用合适的清洗刷清洗内腔，再用压力水枪冲洗。

B.1.2.6　不应使用研磨型清洗材料和用具用于器械处理，应选用与器械材质相匹配的刷洗用具和用品。

B.2　超声波清洗器的操作方法

B.2.1　操作程序

B.2.1.1　清洗器内注入清洗用水，并添加医用清洗剂。水温应<45℃。

B.2.1.2　冲洗：于流动水下冲洗器械，初步去除污染物。

B.2.1.3　洗涤：应将器械放入篮筐中，浸没在水面下，管腔内注满水。

B.2.1.4　超声清洗操作，应遵循器械和设备生产厂家的使用说明或指导手册。

B.2.2　注意事项

B.2.2.1　超声清洗可作为手工清洗或机械清洗的预清洗手段。

B.2.2.2　清洗时应盖好超声清洗机盖子，防止产生气溶胶。

B.2.2.3　应根据器械的不同材质选择相匹配的超声频率。

B.2.2.4　清洗时间不宜超过10min。

B.3　清洗消毒器的操作方法

B.3.1　每日设备运行前检查

B.3.1.1　应确认水、电、蒸汽、压缩空气达到设备工作条件，医用清洗剂的储量充足。

B.3.1.2　舱门开启应达到设定位置，密封圈完整；清洗的旋转喷洒臂转动灵活；喷淋孔无堵塞；清洗架进出轨道无阻碍。

B.3.1.3　应检查设备清洁状况，包括设备的内舱壁、排水网筛、排水槽、清洗架和清洗旋转喷洒臂等。

B.3.2 清洗物品装载

B.3.2.1 清洗物品应充分接触水流；器械轴节应充分打开；可拆卸的部分应拆卸后清洗；容器应开口朝下或倾斜摆放；根据器械类型使用专用清洗架和配件。

B.3.2.2 精密器械和锐利器械的装载应使用固定保护装置。

B.3.2.3 每次装载结束应检查清洗旋转臂，其转动情况，不应受到器械、器具和物品的阻碍。

B.3.3 设备操作运行

B.3.3.1 各类器械、器具和物品清洗程序的设置应遵循生产厂家的使用说明或指导手册。

B.3.3.2 应观察设备运行中的状态，其清洗旋转臂工作应正常，排水应通畅。

B.3.3.3 设备运行结束，应对设备物理参数进行确认，应符合设定程序的各项参数指标，并将其记录。

B.3.3.4 每日清洗结束时，应检查舱内是否有杂物。

B.3.4 注意事项

B.3.4.1 冲洗、洗涤、漂洗时应使用软水。冲洗阶段水温应<45℃。

B.3.4.2 终末漂洗、消毒用水电导率应≤15μS/cm（25℃）。

B.3.4.3 终末漂洗程序中宜对需要润滑的器械使用医用润滑剂。

B.3.4.4 应根据清洗需要选择适宜的医用清洗剂，定期检查清洗剂用量是否准确。

B.3.4.5 每日清洗结束时，应清理舱内杂物，并做清洁处理。应定期做好清洗消毒器的保养。

附录 C
（规范性附录）
酸性氧化电位水应用指标与方法

C.1 使用范围

可用于手工清洗后不锈钢和其他非金属材质器械、器具和物品灭菌前的消毒。

C.2 主要有效成分指标要求

C.2.1 有效氯含量为 60mg/L±10mg/L。

C.2.2 pH 范围 2.0～3.0。

C.2.3 氧化还原电位（ORP）≥1100mV。

C.2.4 残留氯离子＜1000mg/L。

C.3 使用方法

手工清洗后的待消毒物品，使用酸性氧化电位水流动冲洗或浸泡消毒 2min，净水冲洗 30s，再按 5.5～5.8 进行处理。

C.4 注意事项

C.4.1 应先彻底清除器械、器具和物品上的有机物，再进行消毒处理。

C.4.2 酸性氧化电位水对光敏感，有效氯浓度随时间延长而下降，宜现制备现用。

C.4.3 储存应选用避光、密闭、硬质聚氯乙烯材质制成的容器。室温下贮存不超过 3d。

C.4.4 每次使用前，应在使用现场酸性氧化电位水出水口处，分别检测 pH 和有效氯浓度。检测数值应符合指标要求。

C.4.5 对铜、铝等非不锈钢的金属器械、器具和物品有一定的腐蚀作用，应慎用。

C.4.6 不得将酸性氧化电位水和其他药剂混合使用。

C.4.7 皮肤过敏人员操作时应戴手套。

C.4.8 酸性氧化电位水长时间排放可造成排水管路的腐蚀，故应每次排放后再排放少量碱性还原电位水或自来水。

C.5 酸性氧化电位水有效指标的检测

C.5.1 有效氯含量试纸检测方法：应使用精密有效氯检测试纸，其有效氯范围应与酸性氧化电位水的有效氯含量接近，具体使用方法见试纸使用说明书。

C.5.2 pH 试纸检测方法：应使用精密 pH 检测试纸，其 pH 范围应与酸性氧化电位水的 pH 接近，具体使用方法见 pH 试纸使用说明书。

C.5.3 氧化还原电位（ORP）的检测方法：开启酸性氧化电位水生成器，待出水稳定后，用 100mL 小烧杯接取酸性氧化电位水，立即进行检测。氧化还原电位检测可采用铂电极，在酸度计"mV"档上直接检测读数。具体使用方法见使用说明书。

C.5.4 氯离子检测方法：按使用说明书的要求开启酸性氧化电位水生成

器，待出水稳定后，用250mL磨口瓶取酸性氧化电位水至瓶满后，立即盖好瓶盖，送实验室进行检测。采用硝酸银容量法或离子色谱法，详细方法见GB/T 5750.5。

附录 D
（规范性附录）
硬质容器的使用与操作要求

D.1　硬质容器的组成

应由盖子、底座、手柄、灭菌标识卡槽、垫圈和灭菌剂孔组成。盖子应有可通过灭菌介质的阀门或过滤部件，并应具有无菌屏障功能。

D.2　使用原则

D.2.1　使用方法应遵循生产厂家说明书和提供的灭菌参数。

D.2.2　首次使用应进行灭菌过程有效性的测试，包括物理监测、化学监测、生物监测，并对器械干燥时间进行评估，检查有无湿包。

D.2.3　每次使用应进行清洗、消毒、干燥处理。

D.2.4　包装前应检查硬质容器的完整性：

a）盒盖、底座的边缘无变形，对合紧密。

b）盒盖垫圈平整、无脱落。

c）若通气系统使用滤纸和固定架，应检查固定架的稳定性，一次性滤纸应每次更换，重复使用的滤纸应检查有无破损，保持清洁；若通气系统使用阀门，应遵循生产厂家说明书检查阀门，包括通气阀、疏水阀。

d）闭锁装置完好，放置一次性锁扣（锁卡）封包。

附件 3　医院消毒供应中心
第 3 部分：清洗消毒及灭菌效果监测标准
（WS 310.3—2016）

前　言

　　本部分 4.2.1.3、4.2.2.2.1、4.4.1.7、4.4.4.3.2 为推荐性条款，其余均为强制性条款。

　　根据《中华人民共和国传染病防治法》和《医院感染管理办法》制定本标准。

　　WS 310《医院消毒供应中心》是从诊疗器械相关医院感染预防与控制的角度，对医院消毒供应中心的管理、操作、监测予以规范的标准，由以下三个部分组成：

　　——第 1 部分：管理规范；

　　——第 2 部分：清洗消毒及灭菌技术操作规范；

　　——第 3 部分：清洗消毒及灭菌效果监测标准。

本部分为 WS 310 的第 3 部分。

本部分按照 GB/T 1.1—2009 给出的规则起草。

本部分代替 WS 310.3—2009。除编辑性修改外主要技术变化如下：

　　——在适用范围中，删除了"暂未实行消毒供应工作集中管理的医院，其手术部（室）的消毒供应工作应执行本标准"和"已采取污水集中处理的其他医疗机构可参照使用"的要求；

　　——在规范性引用文件中，增加了 WS/T 367《医疗机构消毒技术规范》和 GB/T 30690《小型压力蒸汽灭菌器灭菌效果监测方法和评价要求》；

　　——调整术语和定义中的 A_0 值和管腔器械至 WS 310.2，增加大修的定义

（见 3.4）；

　　——修改了监测材料、自制测试标准包的要求（见 4.1.3）；

　　——增加了对压力蒸汽灭菌器温度、压力和时间的检测要求［见 4.1.5.b)］；

　　——增加了对清洗质量可定期进行定量检测的要求（见 4.2.1.3）；

　　——增加了使用特定灭菌程序时对灭菌质量监测的要求（见 4.4.1.6），增加了外来医疗器械、植入物、硬质容器、超大超重包首次灭菌进行灭菌参数和有效性测试的要求（见 4.4.1.8）；

　　——增加了对压力蒸汽灭菌每年监测温度、压力和时间等参数的要求（见 4.4.2.1.2）；

　　——增加了对采用信息系统手术器械包用后有关标识的要求［见 5.4.c)］，增加了定期对监测资料进行总结分析，持续改进的要求（见 5.6）；

　　——增加了附录 D 过氧化氢低温等离子灭菌的生物监测方法和附录 E 低温蒸汽甲醛灭菌的生物监测方法。

　　本部分主要起草单位：北京大学第一医院、国家卫生计生委医院管理研究所、北京协和医院、中国疾病预防控制中心环境与健康产品安全所、上海瑞金医院、广州市第一人民医院、江苏省南京市卫生局、浙江省疾病预防控制中心、解放军总医院、四川大学华西医院、浙江大学邵逸夫医院、北京大学第三医院、北京大学口腔医院、泰达国际心血管病医院、广东省中山市小榄人民医院、黑龙江疾病预防控制中心、北京积水潭医院、北京市卫生监督所、北京朝阳医院。

　　本部分主要起草人：李六亿、巩玉秀、付强、任伍爱、张青、张流波、李新武、钱黎明、冯秀兰、王易非、张宇、周彬、么莉、黄靖雄、胡国庆、刘运喜、黄浩、王亚娟、袁晓宁、刘翠梅、赵云呈、姜华、林玲、陈辉、裴红生、李保华。

　　本部分所代替标准历次版本发布情况为：

　　——WS310.3－2009。

医院消毒供应中心
第 3 部分：清洗消毒及灭菌效果监测标准

1　范围

WS 310 的本部分规定了医院消毒供应中心（central sterile supply

department，CSSD）消毒与灭菌效果监测的要求、方法、质量控制过程的记录与可追溯要求。

本部分适用于医院和为医院提供消毒灭菌服务的消毒服务机构。

2 规范性引用文件

下列文件对于本文件的应用是必不可少的。凡是注日期的引用文件，仅注日期的版本适用于本文件。凡是不注日期的引用文件，其最新版本（包括所有的修改单）适用于本文件。

GB 15982 医院消毒卫生标准

GB/T 20367 医疗保健产品灭菌 医疗保健机构湿热灭菌的确认和常规控制要求

GB/T 30690 小型压力蒸汽灭菌器灭菌效果监测方法和评价要求

WS 310.1 医院消毒供应中心 第1部分：管理规范

WS 310.2 医院消毒供应中心 第2部分：清洗消毒及灭菌技术操作规范

WS/T 367 医疗机构消毒技术规范

3 术语和定义

WS 310.1、WS 310.2 界定的以及下列术语和定义适用于本文件。

3.1 可追溯 traceability

对影响灭菌过程和结果的关键要素进行记录，保存备查，实现可追踪。

3.2 灭菌过程验证装置 process challenge device，PCD

对灭菌过程具有特定抗力的装置，用于评价灭菌过程的有效性。

3.3 清洗效果测试物 test soil

用于测试清洗效果的产品。

3.4 大修 major repair

超出该设备常规维护保养范围，显著影响该设备性能的维修操作。

示例1：压力蒸汽灭菌器大修如更换真空泵、与腔体相连的阀门、大型供汽管道、控制系统等。

示例2：清洗消毒器大修如更换水泵、清洗剂供给系统、加热系统、控制系统等。

3.5 小型蒸汽灭菌器 small steam sterilizer

体积小于60L的压力蒸汽灭菌器。

3.6 快速压力蒸汽灭菌 flash sterilization

专门用于处理立即使用物品的压力蒸汽灭菌过程。

4　监测要求及方法

4.1　通用要求

4.1.1　应专人负责质量监测工作。

4.1.2　应定期对医用清洗剂、消毒剂、清洗用水、医用润滑剂、包装材料等进行质量检查，检查结果应符合 WS 310.1 的要求。

4.1.3　应进行监测材料卫生安全评价报告及有效期等的检查，检查结果应符合要求。自制测试标准包应符合 WS/T 367 的有关要求。

4.1.4　应遵循设备生产厂家的使用说明或指导手册对清洗消毒器、封口机、灭菌器定期进行预防性维护与保养、日常清洁和检查。

4.1.5　应按照以下要求进行设备的检测：

a）清洗消毒器应遵循生产厂家的使用说明或指导手册进行检测；

b）压力蒸汽灭菌器应每年对灭菌程序的温度、压力和时间进行检测；

c）压力蒸汽灭菌器应定期对压力表和安全阀进行检测；

d）干热灭菌器应每年用多点温度检测仪对灭菌器各层内、中、外各点的温度进行检测；

e）低温灭菌器应每年定期遵循生产厂家的使用说明或指导手册进行检测；

f）封口机应每年定期遵循生产厂家的使用说明或指导手册进行检测。

4.2　清洗质量的监测

4.2.1　器械、器具和物品清洗质量的监测

4.2.1.1　日常监测

在检查包装时进行，应目测和（或）借助带光源放大镜检查。清洗后的器械表面及其关节、齿牙应光洁，无血渍、污渍、水垢等残留物质和锈斑。

4.2.1.2　定期抽查

每月应至少随机抽查 3～5 个待灭菌包内全部物品的清洗质量，检查的内容同日常监测，并记录监测结果。

4.2.1.3　清洗效果评价

可定期采用定量检测的方法，对诊疗器械、器具和物品的清洗效果进行评价。

4.2.2　清洗消毒器及其质量的监测

4.2.2.1　日常监测

应每批次监测清洗消毒器的物理参数及运转情况，并记录。

4.2.2.2　定期监测

4.2.2.2.1　对清洗消毒器的清洗效果可每年采用清洗效果测试物进行监

测。当清洗物品或清洗程序发生改变时，也可采用清洗效果测试指示物进行清洗效果的监测。

4.2.2.2.2　清洗效果测试物的监测方法应遵循生产厂家的使用说明或指导手册。

4.2.2.3　注意事项

清洗消毒器新安装、更新、大修、更换清洗剂、改变消毒参数或装载方法等时，应遵循生产厂家的使用说明或指导手册进行检测，清洗消毒质量检测合格后，清洗消毒器方可使用。

4.3　消毒质量的监测

4.3.1　湿热消毒

应监测、记录每次消毒的温度与时间或 A_0 值。监测结果应符合 WS 310.2 的要求。应每年检测清洗消毒器的温度、时间等主要性能参数。结果应符合生产厂家的使用说明或指导手册的要求。

4.3.2　化学消毒

应根据消毒剂的种类特点，定期监测消毒剂的浓度、消毒时间和消毒时的温度，并记录，结果应符合该消毒剂的规定。

4.3.3　消毒效果监测

消毒后直接使用物品应每季度进行监测，监测方法及监测结果应符合 GB 15982 的要求。每次检测 3~5 件有代表性的物品。

4.4　灭菌质量的监测

4.4.1　原则

4.4.1.1　对灭菌质量采用物理监测法、化学监测法和生物监测法进行，监测结果应符合本标准的要求。

4.4.1.2　物理监测不合格的灭菌物品不得发放，并应分析原因进行改进，直至监测结果符合要求。

4.4.1.3　包外化学监测不合格的灭菌物品不得发放，包内化学监测不合格的灭菌物品和湿包不得使用。并应分析原因进行改进，直至监测结果符合要求。

4.4.1.4　生物监测不合格时，应尽快召回上次生物监测合格以来所有尚未使用的灭菌物品，重新处理；并应分析不合格的原因，改进后，生物监测连续三次合格后方可使用。

4.4.1.5　植入物的灭菌应每批次进行生物监测。生物监测合格后，方可发放。

4.4.1.6　使用特定的灭菌程序灭菌时，应使用相应的指示物进行监测。

4.4.1.7　按照灭菌装载物品的种类，可选择具有代表性的 PCD 进行灭菌效果的监测。

4.4.1.8　灭菌外来医疗器械、植入物、硬质容器、超大超重包，应遵循厂家提供的灭菌参数，首次灭菌时对灭菌参数和有效性进行测试，并进行湿包检查。

4.4.2　压力蒸汽灭菌的监测

4.4.2.1　物理监测法

4.4.2.1.1　日常监测：每次灭菌应连续监测并记录灭菌时的温度、压力和时间等灭菌参数。灭菌温度波动范围在 +3℃ 内，时间满足最低灭菌时间的要求，同时应记录所有临界点的时间、温度与压力值，结果应符合灭菌的要求。

4.4.2.1.2　定期监测：应每年用温度压力检测仪监测温度、压力和时间等参数，检测仪探头放置于最难灭菌部位。

4.4.2.2　化学监测法

4.4.2.2.1　应进行包外、包内化学指示物监测。具体要求为灭菌包包外应有化学指示物，高度危险性物品包内应放置包内化学指示物，置于最难灭菌的部位。如果透过包装材料可直接观察包内化学指示物的颜色变化，则不必放置包外化学指示物。根据化学指示物颜色或形态等变化，判定是否达到灭菌合格要求。

4.4.2.2.2　采用快速程序灭菌时，也应进行化学监测。直接将一片包内化学指示物置于待灭菌物品旁边进行化学监测。

4.4.2.3　生物监测法

4.4.2.3.1　应至少每周监测一次，监测方法遵循附录 A 的要求。

4.4.2.3.2　紧急情况灭菌植入物时，使用含第 5 类化学指示物的生物 PCD 进行监测，化学指示物合格可提前放行，生物监测的结果应及时通报使用部门。

4.4.2.3.3　采用新的包装材料和方法进行灭菌时应进行生物监测。

4.4.2.3.4　小型压力蒸汽灭菌器因一般无标准生物监测包，应选择灭菌器常用的、有代表性的灭菌物品制作生物测试包或生物 PCD，置于灭菌器最难灭菌的部位，且灭菌器应处于满载状态。生物测试包或生物 PCD 应侧放，体积大时可平放。

4.4.2.3.5　采用快速程序灭菌时，应直接将一支生物指示物，置于空载的灭菌器内，经一个灭菌周期后取出，规定条件下培养，观察结果。

4.4.2.3.6 生物监测不合格时，应遵循 4.4.1.4 的规定。

4.4.2.4 B-D 试验

预真空（包括脉动真空）压力蒸气灭菌器应每日开始灭菌运行前空载进行 B-D 测试，B-D 测试合格后，灭菌器方可使用。B-D 测试失败，应及时查找原因进行改进，监测合格后，灭菌器方可使用。小型压力蒸汽灭菌器的 B-D 试验应参照 GB/T 30690。

4.4.2.5 灭菌器新安装、移位和大修后的监测

应进行物理监测、化学监测和生物监测。物理监测、化学监测通过后，生物监测应空载连续监测三次，合格后灭菌器方可使用，监测方法应符合 GB/T 20367 的有关要求。对于小型压力蒸汽灭菌器，生物监测应满载连续监测三次，合格后灭菌器方可使用。预真空（包括脉动真空）压力蒸汽灭菌器应进行 B-D 测试并重复三次，连续监测合格后，灭菌器方可使用。

4.4.3 干热灭菌的监测

4.4.3.1 物理监测法：每灭菌批次应进行物理监测。监测方法包括记录温度与持续时间。温度在设定时间内均达到预置温度，则物理监测合格。

4.4.3.2 化学监测法：每一灭菌包外应使用包外化学指示物，每一灭菌包内应使用包内化学指示物，并置于最难灭菌的部位。对于未打包的物品，应使用一个或者多个包内化学指示物，放在待灭菌物品附近进行监测。经过一个灭菌周期后取出，据其颜色或形态的改变判断是否达到灭菌要求。

4.4.3.3 生物监测法：应每周监测一次，监测方法遵循附录 B 的要求。

4.4.3.4 新安装、移位和大修后的监测：应进行物理监测法、化学监测法和生物监测法监测（重复三次），监测合格后，灭菌器方可使用。

4.4.4 低温灭菌的监测

4.4.4.1 原则

低温灭菌器新安装、移位、大修、灭菌失败、包装材料或被灭菌物品改变，应对灭菌效果进行重新评价，包括采用物理监测法、化学监测法和生物监测法进行监测（重复三次），监测合格后，灭菌器方可使用。

4.4.4.2 环氧乙烷灭菌的监测

4.4.4.2.1 物理监测法：每次灭菌应监测并记录灭菌时的温度、压力、时间和相对湿度等灭菌参数。灭菌参数应符合灭菌器的使用说明或操作手册的要求。

4.4.4.2.2 化学监测法：每个灭菌物品包外应使用包外化学指示物，作

为灭菌过程的标志，每包内最难灭菌位置放置包内化学指示物，通过观察其颜色变化，判定其是否达到灭菌合格要求。

4.4.4.2.3 生物监测法：每灭菌批次应进行生物监测，监测方法遵循附录 C 的要求。

4.4.4.3 过氧化氢低温等离子灭菌的监测

4.4.4.3.1 物理监测法：每次灭菌应连续监测并记录每个灭菌周期的临界参数如舱内压、温度、等离子体电源输出功率和灭菌时间等灭菌参数。灭菌参数应符合灭菌器的使用说明或操作手册的要求。

4.4.4.3.2 可对过氧化氢浓度进行监测。

4.4.4.3.3 化学监测法：每个灭菌物品包外应使用包外化学指示物，作为灭菌过程的标志；每包内最难灭菌位置应放置包内化学指示物，通过观察其颜色变化，判定其是否达到灭菌合格要求。

4.4.4.3.4 生物监测法：每日使用时应至少进行一次灭菌循环的生物监测，监测方法遵循附录 D 的要求。

4.4.4.4 低温蒸汽甲醛灭菌的监测

4.4.4.4.1 物理监测法：每灭菌批次应进行物理监测。详细记录灭菌过程的参数，包括灭菌温度、相对湿度、压力与时间。灭菌参数应符合灭菌器的使用说明或操作手册的要求。

4.4.4.4.2 化学监测法：每个灭菌物品包外应使用包外化学指示物，作为灭菌过程的标志；每包内最难灭菌位置应放置包内化学指示物，通过观察其颜色变化，判定其是否达到灭菌合格要求。

4.4.4.4.3 生物监测法：应每周监测一次，监测方法遵循附录 E 的要求。

4.4.4.5 其他低温灭菌方法的监测

要求及方法应符合国家有关标准的规定。

5 质量控制过程的记录与可追溯要求

5.1 应建立清洗、消毒、灭菌操作的过程记录，内容包括：

a）应留存清洗消毒器和灭菌器运行参数打印资料或记录。

b）应记录灭菌器每次运行情况，包括灭菌日期、灭菌器编号、批次号、装载的主要物品、灭菌程序号、主要运行参数、操作员签名或代号，及灭菌质量的监测结果等，并存档。

5.2 应对清洗、消毒、灭菌质量的日常监测和定期监测进行记录。

5.3 记录应具有可追溯性，清洗、消毒监测资料和记录的保存期应≥6

个月，灭菌质量监测资料和记录的保留期应≥3年。

5.4　灭菌标识的要求如下：

a）灭菌包外应有标识，内容包括物品名称、检查打包者姓名或代号、灭菌器编号、批次号、灭菌日期和失效日期；或含有上述内容的信息标识。

b）使用者应检查并确认包内化学指示物是否合格、器械干燥、洁净等，合格方可使用。同时将手术器械包的包外标识留存或记录于手术护理记录单上。

c）如采用信息系统，手术器械包的标识使用后应随器械回到 CSSD 进行追溯记录。

5.5　应建立持续质量改进制度及措施，发现问题及时处理，并应建立灭菌物品召回制度如下：

a）生物监测不合格时，应通知使用部门停止使用，并召回上次监测合格以来尚未使用的所有灭菌物品。同时应书面报告相关管理部门，说明召回的原因。

b）相关管理部门应通知使用部门对已使用该期间无菌物品的患者进行密切观察。

c）应检查灭菌过程的各个环节，查找灭菌失败的可能原因，并采取相应的改进措施后，重新进行生物监测 3 次，合格后该灭菌器方可正常使用。

d）应对该事件的处理情况进行总结，并向相关管理部门汇报。

5.6　应定期对监测资料进行总结分析，做到持续质量改进。

附录 A
（规范性附录）
压力蒸汽灭菌器的生物监测方法

A.1　标准生物测试包的制作方法

按照 WS/T 367 的规定，将嗜热脂肪杆菌芽孢生物指示物置于标准测试包的中心部位，生物指示物应符合国家相关管理要求。标准测试包由 16 条 41cm×66cm 的全棉手术巾制成，即每条手术巾的长边先折成 3 层，短边折成 2 层，然后叠放，制成 23cm×23cm×15cm、1.5kg 的标准测试包。

A.2　监测方法

按照 WS/T 367 的规定，将标准生物测试包或生物 PCD（含一次性标准生物测试包），对满载灭菌器的灭菌质量进行生物监测。标准生物监测包或生物 PCD 置于灭菌器排气口的上方或生产厂家建议的灭菌器内最难灭菌的部位，经过一个灭菌周期后，自含式生物指示物遵循产品说明书进行培养；如使用芽孢菌片，应在无菌条件下将芽孢菌片接种到含 10mL 溴甲酚紫葡萄糖蛋白胨水培养基的无菌试管中，经 56℃±2℃培养 7d，检测时以培养基作为阴性对照（自含式生物指示物不用设阴性对照），以加入芽孢菌片的培养基作为阳性对照；观察培养结果。如果一天内进行多次生物监测，且生物指示物为同一批号，则只需设一次阳性对照。

A.3　结果判定

阳性对照组培养阳性，阴性对照组培养阴性，试验组培养阴性，判定为灭菌合格。阳性对照组培养阳性，阴性对照组培养阴性，试验组培养阳性，则灭菌不合格；同时应进一步鉴定试验组阳性的细菌是否为指示菌或是污染所致。

附录 B
（规范性附录）
干热灭菌的生物监测方法

B.1　标准生物测试管的制作方法

按照 WS/T 367 的规定，将枯草杆菌黑色变种芽孢菌片装入无菌试管内（1 片/管），制成标准生物测试管。生物指示物应符合国家相关管理要求。

B.2　监测方法

将标准生物测试管置于灭菌器与每层门把手对角线内、外角处，每个位置放置 2 个标准生物测试管，试管帽置于试管旁，关好柜门，经一个灭菌周期后，待温度降至 80℃左右时，加盖试管帽后取出试管。在无菌条件下，每管加入 5mL 胰蛋白胨大豆肉汤培养基（TSB），36℃±1℃培养 48h，观察初步结果，无菌生长管继续培养至第 7 日。检测时以培养基作为阴性对照，以加入芽孢菌片的培养基作为阳性对照。

B.3　结果判定

阳性对照组培养阳性，阴性对照组培养阴性，若每个测试管的肉汤培养均澄清，判为灭菌合格；若阳性对照组培养阳性，阴性对照组培养阴性，而只要有一个测试管的肉汤培养混浊，判为不合格；对难以判定的测试管肉汤培养结果，取 0.1mL 肉汤培养物接种于营养琼脂平板，用灭菌 L 棒或接种环涂匀，置

36℃±1℃培养 48h，观察菌落形态，并做涂片染色镜检，判断是否有指示菌生长，若有指示菌生长，判为灭菌不合格；若无指示菌生长，判为灭菌合格。

附录 C
（规范性附录）
环氧乙烷灭菌的生物监测方法

C.1　常规生物测试包的制备

取一个 20mL 无菌注射器，去掉针头，拔出针栓，将枯草杆菌黑色变种芽孢生物指示物放入针筒内，带孔的塑料帽应朝向针头处，再将注射器的针栓插回针筒（注意不要碰及生物指示物），之后用一条全棉小毛巾两层包裹，置于纸塑包装袋中，封装。生物指示物应符合国家相关管理要求。

C.2　监测方法

将常规生物测试包置于灭菌器最难灭菌的部位（所有装载灭菌包的中心部位）。灭菌周期完成后应立即将生物测试包从被灭菌物品中取出。自含式生物指示物遵循产品说明书进行培养；如使用芽孢菌片的，应在无菌条件下将芽孢菌片接种到含 5mL 胰蛋白胨大豆肉汤培养基（TSB）的无菌试管中，36℃±1℃培养 48h，观察初步结果，无菌生长管继续培养至第 7 日。检测时以培养基作为阴性对照（自含式生物指示物不用设阴性对照），以加入芽孢菌片的培养基作为阳性对照。

C.3　结果判定

阳性对照组培养阳性，阴性对照组培养阴性，试验组培养阴性，判定为灭菌合格。阳性对照组培养阳性，阴性对照组培养阴性，试验组培养阳性，则灭菌不合格；同时应进一步鉴定试验组阳性的细菌是否为指示菌或是污染所致。

附录 D
（规范性附录）
过氧化氢低温等离子灭菌的生物监测方法

D.1　管腔生物 PCD 或非管腔生物监测包的制作
采用嗜热脂肪杆菌芽孢生物指示物制作管腔生物 PCD 或非管腔生物监测

包；生物指示物的载体应对过氧化氢无吸附作用，每一载体上的菌量应达到 $1×10^6$ CFU，所用芽孢对过氧化氢气体的抗力应稳定并鉴定合格；所用产品应符合国家相关管理要求。

D. 2 管腔生物 PCD 的监测方法

灭菌管腔器械时，可使用管腔生物 PCD 进行监测，应将管腔生物 PCD 放置于灭菌器内最难灭菌的部位（按照生产厂家说明书建议，远离过氧化氢注入口，如灭菌舱下层器械搁架的后方）。灭菌周期完成后立即将管腔生物 PCD 从灭菌器中取出，生物指示物应放置 $56℃±2℃$ 培养 7d（或遵循产品说明书），观察培养结果。并设阳性对照和阴性对照（自含式生物指示物不用设阴性对照）。

D. 3 非管腔生物监测包的监测方法

灭菌非管腔器械时，应使用非管腔生物监测包进行监测，应将生物指示物置于特卫强材料的包装袋内，密封式包装后，放置于灭菌器内最难灭菌的部位（按照生产厂家说明书建议，远离过氧化氢注入口，如灭菌舱下层器械搁架的后方）。灭菌周期完成后立即将非管腔生物监测包从灭菌器中取出，生物指示物应放置 $56℃±2℃$ 培养 7d（或遵循产品说明书），观察培养结果。并设阳性对照和阴性对照（自含式生物指示物不用设阴性对照）。

D. 4 结果判定

阳性对照组培养阳性，阴性对照组培养阴性，实验组培养阴性，判定为灭菌合格。阳性对照组培养阳性，阴性对照组培养阴性，实验组培养阳性，判定为灭菌失败；同时应进一步鉴定实验组阳性的细菌是否为指示菌或是污染所致。

附录 E （规范性附录）
低温蒸汽甲醛灭菌的生物监测方法

E. 1 管腔生物 PCD 或非管腔生物监测包的制作

采用嗜热脂肪杆菌芽孢生物指示物制作管腔生物 PCD 或非管腔生物监测包；生物指示物的载体应对甲醛无吸附作用，每一载体上的菌量应达到 $1×10^6$ CFU，所用芽孢对甲醛的抗力应稳定并鉴定合格，所用产品应符合国家相关管理要求。

E. 2 管腔生物 PCD 的监测方法

灭菌管腔器械时，可使用管腔生物 PCD 进行监测，应将管腔生物 PCD 放置于灭菌器内最难灭菌的部位（按照生产厂家说明书建议，远离甲醛注入口），灭菌周期完成后立即将管腔生物 PCD 从灭菌器中取出，生物指示物应放置 56℃±2℃ 培养 7d（或遵循产品说明书），观察培养结果。并设阳性对照和阴性对照（自含式生物指示物不用设阴性对照）。

E.3　非管腔生物监测包的监测方法

灭菌非管腔器械时，应使用非管腔生物监测包进行监测，应将生物指示物置于纸塑包装袋内，密封式包装后，放置于灭菌器内最难灭菌的部位（按照生产厂家说明书建议，远离甲醛注入口）。灭菌周期完成后立即将非管腔生物监测包从灭菌器中取出，生物指示物应放置 56℃±2℃ 培养 7d（或遵循产品说明书），观察培养结果。并设阳性对照和阴性对照（自含式生物指示物不用设阴性对照）。

E.4　结果判定

阳性对照组培养阳性，阴性对照组培养阴性，实验组培养阴性，判定为灭菌合格。阳性对照组培养阳性，阴性对照组培养阴性，实验组培养阳性，判定为灭菌失败；同时应进一步鉴定实验组阳性的细菌是否为指示菌或是污染所致。

参考文献

［1］王旭，徐恒，金志军. 大型压力蒸汽灭菌器质量控制指南［M］. 成都：四川大学出版社，2021.

［2］黄浩，朱红. 临床护理管理标准化手册［M］. 成都：四川科学技术出版社，2020.

［3］任伍爱，张青. 硬式内镜清洗消毒及灭菌技术操作指南［M］. 北京：北京科学技术出版社，2012.

［4］黄浩，成翼娟. 医院消毒供应中心实用手册［M］. 北京：人民卫生出版社，2009.

［5］黄浩，周晓丽，陈慧. 医院消毒供应中心管理指南［M］. 北京：研究出版社，2019.

［6］黄浩，李卡，秦年. 消毒供应中心护理手册［M］. 2 版. 北京：科学出版社，2015.

［7］张先庚，黄浩. 医疗消毒供应概论［M］. 北京：人民卫生出版社，2021.

［8］黄浩，成翼娟，何小燕. 消毒供应中心护理手册［M］. 北京：科学出版社，2011.

［9］刘玉村，梁铭会. 医院消毒供应中心岗位培训教程［M］. 北京：人民军医出版社，2013.

［10］黄浩，张青，李卡. 医院消毒供应中心操作常规［M］. 北京：科学出版社，2014.

［11］李凡，刘晶星. 医学微生物学［M］. 7 版. 北京：人民卫生出版社，2008.